验方奇方系列丛书（第四辑）

知柏地黄丸

总主编　巩昌镇　马晓北

编　著　李楠　刘伟

中国医药科技出版社

内 容 提 要

本书为难病奇方系列丛书（第四辑）之一。详尽地介绍、解读了中医学治疗阴虚火旺证最常用的方剂——知柏地黄丸。全书分理论研究、临床应用和实验研究3大部分，从知柏地黄丸的来源、组成、用法、古今医家论述等理论研究开篇，博古通今，广征博引，全面综述了知柏地黄丸在现代临床极其广泛的应用，及对其中单味药和整个方剂的实验研究进展。本书适合广大中西医临床医生、中医院校学生及中医文献工作者阅读与参考。

图书在版编目（CIP）数据

知柏地黄丸/李楠，刘伟编著.—北京：中国医药科技出版社，2013.1

（难病奇方系列丛书. 第4辑）

ISBN 978 - 7 - 5067 - 5768 - 3

Ⅰ. ①知… Ⅱ. ①李… ②刘… Ⅲ. ①六味地黄丸 – 研究 Ⅳ. ①R286

中国版本图书馆 CIP 数据核字（2012）第 262808 号

美术编辑　陈君杞
版式设计　郭小平

出版　**中国医药科技出版社**
地址　北京市海淀区文慧园北路甲 22 号
邮编　100082
电话　发行：010 - 62227427　邮购：010 - 62236938
网址　www. cmstp. com
规格　958×650mm ¹⁄₁₆
印张　18
字数　274 千字
版次　2013 年 1 月第 1 版
印次　2021 年 5 月第 3 次印刷
印刷　北京市密东印刷有限公司
经销　全国各地新华书店
书号　ISBN 978 - 7 - 5067 - 5768 - 3
定价　54.00 元
本社图书如存在印装质量问题请与本社联系调换

《难病奇方系列丛书》(第四辑)编委会

总 主 编 巩昌镇　马晓北

副总主编 刘　伟　姜　文

编　　委 (按姓氏笔画排列)

王　福	王玉贤	王国为	王国利
王建辉	王莹莹	王景尚	王佳兴
韦　云	古　励	代媛媛	巩昌靖
巩昌镇	刘　伟	刘　灿	刘一凡
刘晓谦	孙　鹏	杜　辉	杨　莉
李宏红	李　楠	吴峻艳	何　萍
何新蓉	余志勇	闵　妍	迟　程
张　硕	张　晨	陈冰俊	陈　红
林伟刚	罗成贵	罗良涛	周庆兵
周劲草	赵玉雪	姜　文	高占华
高　杰	唐代屹	唐　杰	黄　凤

董继鹏　韩　曼　韩淑花　储　芹

路玉滨　薛　媛

分册编著

酸枣仁汤	杜　辉	刘　伟
普济消毒饮	周庆兵	巩昌靖
三仁汤	罗良涛	刘　伟
当归四逆汤	韩　曼	巩昌靖
真武汤	林伟刚	巩昌镇
知柏地黄丸	李　楠	刘　伟
青蒿鳖甲汤	周劲草	姜　文
增液汤	王玉贤	巩昌靖
香砂六君子汤	黄　凤	刘　伟
镇肝熄风汤	唐　杰	姜　文
炙甘草汤	罗成贵	刘　伟
膈下逐瘀汤	王佳兴	刘　伟
生化汤	代媛媛	姜　文
甘露消毒丹	韩淑花	巩昌靖
四逆汤	高占华	巩昌靖
独活寄生汤	闵　妍	刘　伟
右归丸	王景尚	巩昌镇
当归芍药散	王建辉	张　硕
导赤散	王　福	巩昌靖

身痛逐瘀汤	刘 灿	刘 伟
失笑散	陈冰俊	姜 文
半夏泻心汤	董继鹏	刘 伟
左归丸	王国为	巩昌镇
通窍活血汤	余志勇	姜 文
苓桂术甘汤	李宏红	刘 伟
一贯煎	何 萍	巩昌靖
平胃散	韦 云	巩昌靖
少腹逐瘀汤	王莹莹	杨 莉
小建中汤	刘晓谦	姜 文
麻杏石甘汤	张 晨	刘 伟
仙方活命饮	高 杰	赵玉雪

《难病奇方系列丛书》第四辑

前　言

《难病奇方系列丛书》新的一辑——第四辑又和大家见面了。

中医药是中华文明的一份宝贵遗产。在这份遗产中，中药方剂是一串串夺目璀璨的明珠，而那些百炼千锤、结构严谨、疗效可靠的经典名方则更是奇珍异宝。

几千年来，经典方剂跨越时代，帮助中华民族健康生息、祛病延寿。它们并未因时代的变迁而消失，也未因社会的发展而萎谢，更未因西医学的创新而被抛弃。恰恰相反，它们应时而进，历久弥新。一代一代的学者丰富了经典方剂的理论内涵，一代一代的医生扩展了经典方剂的应用外延，面对西医学的飞速发展，经典方剂依然表现出无限的生命力和宽广的适用性。

今天，经典方剂又跨越空间，走向世界，帮助全人类防病治病。在加拿大的中医诊所里，摆满了张仲景的《四逆汤》《金匮肾气丸》，王清任的《血府逐瘀汤》《少腹逐瘀汤》。走进英国的中医诊所，到处可见宋代《局方》的《四物汤》和《四君子汤》，张介宾的《左归丸》和《右归丸》。在美国的近两万家针灸和中医诊所里，各种各样的中医经典方剂，如《小柴胡汤》《六味地黄丸》《补中益气汤》和《逍遥散》等等，都是针灸师、中医师的囊中宝物。经典方剂已经成为世界各国中医临床医生的良师益友。他们学习应用这些方剂，疗效彰显，福至病家。

中医方剂的走向世界，也进一步使中医方剂的研究走进了西方的研究机构。中医中药的研究在澳大利亚悉尼大学的中澳中医研究中心已经展开。在英国剑桥大学中医中药实验室里，樊台平教授带领的团队对传统中医复方情有独钟。特别值得一提的是，在美国耶鲁大学医学院的实验室里，郑永齐教授的研究团队把黄芩汤应用到治疗肝癌、胰腺癌、直肠癌等疾病上。这个团队在临床前试验、一期临床试验、二期临床试验、三期临床试验方面步步推进，并对用黄芩汤与传统化疗药物结合以降低化疗药物的毒副作用和提高临床效果进行了周密的研究。这些研究证实了黄芩汤的经典应用，拓广了黄芩汤的现代应用范围，用西医学方法为这一经典方剂填补了一个丰富的注脚。他们十多年的精心临床研究结果广泛发表在美国《临床肿瘤学杂志》《传统药物杂志》《色谱学杂志》《临床大肠癌杂志》《国际化疗生物学杂志》《抗癌研究杂志》《转译医学杂志》《生物医学进展》《胰腺杂志》和英国《医学基因组学杂志》等主流医学杂志上。有关黄芩汤的大幅报道甚至出现在美国最主流的报纸《华尔街日报》上。

中国医药科技出版社出版的这套《难病奇方系列丛书》，爬罗剔抉，补苴罅漏，广泛收集了经典方剂的实验研究成果与临床应用经验，是名方奇方的集大成者。

丛书迄今已经出版了三辑，共收四十三个经典方剂。每一经典方剂自成一册，内容包括理论研究、临床应用、实验研究三部分。理论研究部分探讨药方的组成、用法、功效、适应证、应用范围、组方原理及特点、古今医家评述、方剂的现代理论研究。临床应用部分重点介绍现代科学研究者对该方的系统性临床观察以及大量临床医家的医案病例和经验总结。实验研究部分探讨方剂中的每一味中药的现代药理作用，并以此为基础研究该方治疗各系统疾病的作用机制。

沿着同一思路，《难病奇方系列丛书》第四辑继续挖掘先贤始创而在现代临床上仍被广泛使用的经典方剂，并汇有大量临床经验和最新研究成果，以飨中医临床医生、中医研究者、中医学生以及所有的中医爱好者。

美国中医学院儒医研究所

巩昌镇 博士

2012 年秋于美国

上篇 理论研究

中篇　临床应用

目录

目录

目

录

下篇　实验研究

目录

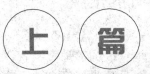

上 篇

理论研究

第一章

概　述

第一节　知柏地黄丸的来源

汉·张仲景在其《金匮要略》中记载了"金匮肾气丸"，宋·钱乙在此基础上化裁，去附子、桂枝，并将干地黄改为熟地黄，名"地黄丸"，今称"六味地黄丸"。"知柏地黄丸"系后世医家在"六味地黄丸"的基础上加入知母、黄柏而成，为六味地黄丸的衍生方。

对于"知柏地黄丸"的出处，《实用中医内科学》《简明中医辞典》等均标注为《医宗金鉴·删补名医方论》。而湖北汉川县人民医院的李明权[1]提出了知柏地黄丸最早是以"滋阴八味丸"的名称出现于明代张介宾所著的《景岳全书·新方八阵》的观点。近年，上海中医药大学叶显纯[2]教授考证认为"知柏地黄丸"出自《医方考》。七版《方剂学》教材（中国中医药出版社，2003 年 1 月第 1 版）亦将其出处标注为《医方考》。

据叶氏所考，《医方考》卷三"虚损劳瘵门第十八"载"六味地黄丸加黄柏知母方"，记载内容与同时代龚廷贤所撰的《万病回春》内容一致。然《医方考》成书于 1584 年，而《万病回春》刊于 1587 年，张介宾所撰《景岳全书》则成书于 1624 年，均早于《医宗金鉴》（1742 年），而以《医方考》成书最早。故依据现有文献，将本方来源暂定为《医方考》可从。

但应当注意以下几点：

第一，就现有材料看，有关知柏地黄丸的记载虽最早见于《医方考》，但书中只称"六味地黄丸加黄柏知母方"，并未出现"知柏地黄丸"的名称。而正式以"知柏地黄丸"作为方名的记载，应最早见于明·秦景明的《症因脉治》。《症因脉治》成书于 1706 年，书中多次提及"知柏地黄丸"，如《症因脉治·卷一·腰痛总论·内伤腰痛》："内伤腰痛之治，……阴虚火旺者，知柏天地煎、知柏地黄丸。加玄武胶为丸。"[3]

第二，《景岳全书》"新方八略引"中说："第以余观之（注：指所选古方），若夫犹有未尽，因复制新方八阵，此其中有心得焉，有经验焉，有补古之未备焉……".[4]据书中说法，知柏地黄丸当系张景岳所创，但《景岳全书》成书晚《医方考》40 年，因而该方不可能为张景岳首创。出现这种现象，可能由于张氏在创作《景岳全书》的时候并未见到有关"知柏地黄丸"的记载。

第三，吴崑在《医方考·序》中说："取古昔良医之方七百余首，揆之于经，酌以心见，订之于证，发其微义，编为六卷".[5]可见书中收录诸方并非出自吴崑之手，然原书并未标注所论诸方的具体出处。但可以推测知柏地黄丸应当记载在更早期的著作当中。而就现有文献来看，尚难确定其真正的源头。

因此，笔者认为，"知柏地黄丸"的出现当不晚于1584 年。但究竟出自何时、何人之手，有待进一步考证。

第二节　知柏地黄丸的组成及用法

知柏地黄丸系在六味地黄丸的基础上加知母、黄柏而成，为滋阴降火的代表方剂之一。关于本方的组成与用法，古今记载略有不同，今择要陈述以备考。

一、古代文献中关于本方的组成及用法的记载

（1）《医方考》：熟地黄八两，山茱萸（去核，炙）、山药各四两，泽泻、牡丹皮（去木）、白茯苓各三两，黄柏（盐炒）、知母（盐炒）各二两。

（2）《景岳全书》：山药四两，丹皮三两，白茯苓三两，山茱萸（肉）四两，泽泻三两，黄柏（盐水炒）三两，熟地黄八两（蒸捣），知母（盐水炒）三两。加炼蜜捣丸，梧桐子大，或空心或午前用滚白汤或淡盐汤送下百余丸。

二、现代用法

熟地黄24g，山萸肉、山药各12g，泽泻、茯苓、牡丹皮各9g，黄柏、知母各6g。

以上八味，粉碎成细粉，过筛，混匀。每100g 粉末用炼蜜35～50g加适量的水泛丸，干燥，制成水蜜丸；或加炼蜜80～110g 制成小蜜丸或大蜜丸，即得。每服6g，一日2～3 次。

本方有市售成药，临床当中亦多改为汤剂，水煎服。

第三节　知柏地黄丸的功效与主治

一、方中药物的功效与主治

（一）熟地黄

始载于《本草拾遗》，是由玄参科植物地黄的块根，经加工炮制而成。通常以酒、砂仁、陈皮等为辅料反复蒸晒。味甘、性温。归肝、肾经。

[功效] 补血滋阴，益精填髓。

[主治]

（1）血虚诸证：熟地能补血滋阴而养肝益肾，治疗血虚萎黄及血虚阴亏、肝肾不足之眩晕，均可应用。补血常与当归、白芍等同用；补肝肾常与山茱萸等同用。此外，如配党参、酸枣仁、茯苓等品，可用于血不养心之心悸、失眠；配当归、白芍、川芎、香附等药，可用治血虚月经不调；配阿胶、当归、白芍等，可用于崩漏。

（2）肝肾阴虚诸证：用于肾阴不足，骨蒸潮热，盗汗，遗精及消渴等证。本品滋肾益阴，如用于肾阴不足所引起的各种病证，常与山茱萸、丹皮等配伍应用；如属阴虚火旺、骨蒸潮热等证，可与龟板、知母、黄柏等同用。

[历代医家论述]

（1）《本草衍义》：《经》只言干生二种，不言熟者。如血虚劳热，产后虚热，老人中虚燥热，须地黄者，生与生干常虑大寒，如此之类，故后世改用熟者。

（2）《本草衍义补遗》：气寒味苦，阴中之阳，入手少阴厥阴。一名芐，一名苣。大补，血衰者须用之。又能填骨髓，长肌肉，男子五劳七伤，女子伤中，胞漏下血，破恶血溺血。初采得以水浸，有浮者名天黄，不堪用。半沉者名人黄，为次。其沉者名地黄，最佳也。其花，即地髓花。可单服，延年。凡蒸，以木甑砂锅，不可犯铁器。令人肾消，男子损荣，女损卫。

（3）《景岳全书》：味甘微苦，味厚气薄，沉也，阴中有阳。《本草》言其入手足厥、少阴经，大补血衰，滋培肾水，填骨髓，益真阴，专补肾中元气，兼疗藏血之经。此虽泛得其概，亦岂足以尽是之妙。夫地黄产于中州沃土之乡，得土气之最厚者也。其色黄，土之色也；其味甘，土之味也。得土之气，而曰非太阴、阳明之药，吾弗信也。惟是生者性凉，脾胃喜暖，故脾阳不足者，所当慎用；至若熟则性平，禀至阴之德，气味纯静，故能补五脏之真阴，而又于多血之脏为最要，得非脾胃经药耶？

且夫人之所以有生者，气与血耳。气主阳而动，血主阴而静。补气以人参为主，而芪术但可为之佐；补血以熟地为主，而芎归但可为之佐。然在芪、术、芎、归，则又有所当避，而人参、熟地，则气血之必不可无。故凡诸经之阳气虚者，非人参不可；诸经之阴血虚者，非熟地不可。人参有健运之功，熟地禀静顺之德。此熟地之与人参，一阴一阳，相为表里，一形一气，互主生成，性味中正，无逾于此，诚有不可假借而更代者矣。

凡诸真阴亏损者，有为发热，为头疼，为焦渴，为喉痹，为嗽痰，为喘气；或脾肾寒逆为呕吐，或虚火载血于口鼻，或水泛于皮肤，或阴虚而泄利，或阳浮而狂躁，或阴脱而仆地。阴虚而神散者，非熟地之守不足以聚之；阴虚而火升者，非熟地之重不足以降之；阴虚而躁动者，非熟地之静不足以镇之；阴虚而刚急者，非熟地之甘不足以缓之。阴虚而水邪泛滥者，舍熟地何以自制？阴虚而真气散失者，舍熟地何以归源？阴虚而精血俱损，脂膏残薄者，舍熟地何以厚肠胃？

且犹有最玄最妙者，则熟地兼散剂方能发汗，何也？以汗化于血，而无阴不作汗也。熟地兼温剂始能回阳，何也？以阳生于下，而无复不成乾也。然而阳性速，故人参少用亦可成功；阴性缓，熟地非多难以奏效。而今人有畏其滞腻者，则崔氏何以用肾气丸而治痰浮？有畏其滑湿者，则仲景何以用八味丸而医肾泄？有谓阳能生阴，阴不能生阳者，则阴阳之理，原自互根，彼此相须，缺一不可，无阳则阴无以生，无阴则阳无以化，故《内经》曰：精化为气，得非阴亦生阳乎？孰谓阳之能生，而阴之不能长也。

又若制用之法，有用姜汁拌炒者，则必有中寒兼呕而后可；有用砂仁制者，则必有胀满不行而后可；有用酒拌炒者，则必有经络壅滞而后可。使无此数者，而必欲强用制法，是不知用熟地者正欲用其静重之妙，而反为散动以乱其性，何异画蛇而添足？

今之人即欲用之补阴，而必兼以渗利，则焉知补阴不利水，利水不补阴，而补阴之法不宜渗？即有用之补血，而复疑其滞腻，则焉知血虚如燥土，旱极望云霓，而枯竭之阳极喜滋。设不明此，则少用之尚欲兼之以利，又孰敢单用之而任之以多？单用而多且不敢，又孰敢再助以甘而尽其所长？是又何异因噎而废食也？嗟！嗟！熟地之功，其不申于时用者久矣，其有不可以笔楮尽者尚多也，予今特表而出之，尚祈明者之自悟焉。

按：张景岳一生最擅用熟地黄，有"张熟地"之雅称。又，景岳以熟地黄、人参、大黄、附子为药中四维。故景岳之论最为高屋建瓴，今悉录之，必有益临证。

（二）山茱萸

山茱萸为山茱萸科植物山茱萸除去果核的果肉。始载于《神农本草经》："味酸，平。主治心下邪气，寒热，温中，逐寒湿痹，去三虫。"味酸，性温。归肝、肾经。

[功效] 补益肝肾，收敛固涩。

[主治]

（1）肝肾不足，头晕目眩，耳鸣，腰酸等症。山茱萸功能补肝益肾，凡肝肾不足所致的眩晕、腰酸等症，常与熟地、枸杞子、菟丝子、杜仲等配伍同用。

（2）遗精，遗尿，小便频数及虚汗不止等症。山茱萸酸涩收敛，能益肾固精。对肾阳不足引起的遗精、尿频均可应用，常配合熟地、菟丝子、沙苑蒺藜、补骨脂等同用；对于虚汗不止，本品又有敛汗作用，可与龙骨、牡蛎等同用。

（3）固经止血，用治妇女体虚、月经过多等症，可与熟地、当归、白芍等配伍应用。

[历代医家论述]

（1）《本草经疏》：山茱萸感天地春生之气，兼得木之酸味，《神农》气平。《别录》微温。总言其得春气之正耳。岐伯、甄权加辛。然尝其味，必是酸多辛少。入足厥阴、足少阴经。阳中之阴，降也。其治心下邪气寒热，肠胃风邪寒热，头风风气去来，鼻塞，面疱者，皆肝肾二经所主，二经虚热，故见前证。肝为风木之位，《经》曰：诸风掉眩，属肝木。此药温能通行，辛能走散，酸能入肝而敛虚热，风邪散则心下肠胃寒热自除，头目亦清利，而鼻塞、面疱悉愈也。逐寒湿痹者，《经》曰：邪之所凑，其气必虚。总借其辛温散结，行而能补也。至于三虫，亦肠胃湿热所生，湿去则虫自除。能温中则气自下，汗自出矣。凡四时之令，春气暖而生，秋气凉而杀，万物之性，喜温而恶寒，人身精气亦赖阳气温暖而后充足，况肝肾在下，居至阴之位，非得温暖之气则孤阴无以生。此药正入二经，气温而主补，味酸而主敛，故精气益而阴强也。精益则五脏自安，九窍自利。又肾与膀胱为表里，膀胱虚寒则小便不禁；耳为肾之外窍，肾虚则耳聋。肝开窍于目，肝虚则邪热客之而目黄。二经受寒邪则为疝瘕，二脏得补则诸证无不瘳矣。简误：命门火炽，强阳不痿者忌之。膀胱热结，小便不利者，法当清利，此药味酸主敛，不宜用。阴虚血热不宜用，即用当与黄柏同加。

（2）《本草崇原》：山茱萸色紫赤而味酸平，禀厥阴少阳木火气化。手厥阴属心包，故治心下之邪气寒热。心下乃厥阴心包之部也。手少阳属三焦，故温中。中，中焦也。中焦取汁，奉心化赤而为血，血生于心，藏于肝。足厥阴肝主之血，充肤热肉，故逐周身之寒湿痹。木火气盛，则三焦通畅，故去三虫。愚按：仲祖八味丸用山茱萸，后人去桂、附，改为六味丸，以山茱萸为固精补肾之药。此外并无他用。皆因安于苟简，不深探讨故也。今详观《本经》山茱萸之功能主治如此，学者能于《本经》之内会悟，而广其用，庶无拘隘之弊。

（3）《医学衷中参西录》：山萸肉：味酸性温。大能收敛元气，振作精神，固涩滑脱。因得木气最厚，收涩之中兼具条畅之性，故又通利九窍，流通血脉，治肝虚自汗，肝虚胁疼腰疼，肝虚内风萌动，且敛正气而不敛邪气，与他酸敛之药不同，是以《神农本草经》谓其逐寒湿痹也。其核与肉之性相反，用时务须将核去净，近阅医报有言核味涩，性亦主收敛，服之恒使小便不利，椎破尝之，果有涩味者，其说或可信。山茱萸得木气得厚，酸收之中，大具开通之力，以木性喜条达故也。《神农本草经》谓主寒湿痹，诸家本草，多谓其能通利九窍，其性不但补肝，而兼能利通气血可知，若但视为收涩之品，则浅之乎视山茱萸矣。

（三）山药

本品为薯蓣科植物山药的根茎。始载于《神农本草经》："味甘，温。主治伤中，补虚羸，除寒热邪气，补中，益气力，长肌肉。"味甘，性平。归脾、肺、肾经。

[功效] 补脾养胃，生津益肺，补肾涩精。

[主治]

（1）脾胃虚弱，食少体倦，泄泻及妇女白带等症。山药性平不燥，作用和缓，为一味平补脾胃的药品，故不论脾阳亏或胃阴虚，皆可应用。临床上用治食少倦怠或脾虚泄泻，常与党参、白术、扁豆等补脾胃之品配伍；治妇女白带，常与芡实、白术、茯苓等同用。

（2）肺虚久咳，肾虚梦遗精滑，小便频数等症。山药益肺气，养肺阴，故可用于肺虚痰嗽久咳之症，如有肺阴不足症状者，可与沙参、麦冬等同用；本品又能益肾涩精，如肾亏遗精，则可与熟地、山萸肉、龙骨等配伍应用；如小便频数，则可配益智仁、桑螵蛸等同用。

（3）用于消渴，可与生地、黄芪等配伍。

[历代医家论述]

（1）《本草纲目》：吴绶云：山药入手、足太阴二经，补其不足，清其虚热。瑕《溯洄集》：山药虽入乎太阴，然肺为肾之上源，源既有滋，流岂无益，此八味丸所以用其强阴也。

（2）《本草蒙筌》：薯蓣即山药，又名山芋。味甘，气温、平。无毒。性恶甘遂，共剂不宜。使天麦门冬紫芝，入手足太阴两脏，治诸虚百损，疗五劳七伤。益气力润泽皮肤，长肌肉坚强筋骨。除寒热邪气，烦热兼除；却头面游风，风眩总却。羸瘦堪补，肿硬能消。开心孔聪明，涩精管泄滑。理脾伤止泻，参苓白术散频加；逐腰痛强阴，六味地黄丸当用，捣筛为粉，作糊甚黏。

（3）《本草新编》：味甘，气温、平。无毒。入手足太阴二脏，亦能入脾、胃。治诸症百损，益气力，开心窍，益智慧，尤善止梦遗，健脾开胃，止泻生精。山药可君可臣，用之无不宜者也，多用受益，少用亦受益，古今颇无异议，而余独有微辞者，以其过于健脾也。夫人苦脾之不健，健脾，则大肠必坚牢，胃气必强旺而善饭，何故独取而贬之？不知脾胃之气太弱，必须用山药以健之，脾胃之气太旺，而亦用山药，则过于强旺，反能动火。世人往往有胸腹饱闷，服山药而更甚者，正助脾胃之旺也。人不知是山药之过，而归咎于他药，此皆不明药性之理也。盖山药入心，引脾胃之邪，亦易入心。山药补虚，而亦能补实，所以能添饱闷也。因世人皆信山药有功而无过，特为指出，非贬山药也。山药舍此之外，别无可议矣。

（四）泽泻

为泽泻科沼生植物泽泻的块茎。始载于《神农本草经》："味甘，寒。主治风寒湿痹，乳难，消水，养五脏，益气力，肥健。"味甘，性寒。归肾、膀胱经。

[功效] 利小便、清湿热。

[主治]

（1）小便不利，水肿，泄泻，淋浊，带下，痰饮停聚等症。泽泻甘淡渗湿，利水作用与茯苓相似，亦为利水渗湿常用之品，且药性寒凉，能泄肾与膀胱之热，故对水湿偏热者，尤为适宜。治小便不利、水肿、淋浊、带下等症，常与茯苓、猪苓、车前子等配伍；治泄泻及痰饮所致的眩晕，可与白术配伍。

（2）肾阴不足、虚火亢盛等症，配地黄、山茱萸等同用，有泻泄相火作用。

[历代医家论述]

（1）《本草衍义》：其功尤长于行水。张仲景曰：水搐渴烦，小便不利，或吐或泻，五苓散主之。方用泽泻，故知其用长于行水。《本经》又引扁鹊云"多服，病患眼"，诚为行去其水。张仲景八味丸用之者，亦不过引接桂、附等归就肾经，别无他意。凡服泽泻散人，未有不小便多者，小便既多，肾气焉得复实？今人止泄精，多不敢用。

（2）《本草经疏》：泽泻禀地之燥气，天之冬气以生，故味甘寒。《别录》益之以咸。肾与膀胱为表里，咸能入肾，甘能入脾，寒能去热，盖淡渗利窍之药也。其曰：主风寒湿痹，乳难，消水，养五脏，皆以利水燥湿则脾得所养，脾得所养则五脏皆得所养。益气力肥健者，皆水利则湿去，湿去则脾强之功效也。又云：主腹痞满淋沥，逐膀胱三焦停水，其能利水祛湿益无疑矣。泄精者，湿热下流客肾与膀胱，是民火扇君火也，故精摇而泄，病在脾胃，湿热尽则泄精自止矣。止消渴者，单指湿热侵脾，脾为邪所干则不能致津液也。总之，其性利水除湿，则因湿热所生之病，靡不除矣。

（3）《本草思辨录》：猪苓、茯苓、泽泻，三者皆淡渗之物，其用全在利水。仲圣五苓散猪苓汤，三物并用而不嫌于复，此其故愚盖得之《本经》与《内经》矣，《本经》猪苓利水道，茯苓利小便，泽泻消水。《内经》三焦为水道，膀胱为水府，肾为三焦膀胱之主。合二者观之，得非猪苓利三焦水，茯苓利膀胱水，泽泻利肾水乎？猪苓者，枫之余气所结，胱水，泽泻利肾水乎？猪苓者，枫之余气所结，枫至秋杪，叶赤如火，其无风自动，天雨则止，遇暴雨则暗长二三尺，作用与少阳相火正复无异。膀胱藏津液，非气化不出，茯苓色白入肺，能行肺气以化之。凡水草石草皆属肾，泽泻生浅水而味咸，入肾何疑？三物利水，有一气输泻之妙。水与热结之证，如五苓散猪苓汤，若非三物并投，水未必去，水不去则热不除，热不除则渴不止，小便不通，其能一举而收全效哉。

消渴上中焦皆有之，或阴虚津亏而渴，或津被热烁而渴，或热与水结而渴。三物第利水以除热，何尝如人参瓜蒌根有生津补阴之能。李氏谓淡渗之物，其能去水，必先上行而后下降，以仲圣用三物稽之，正不必过高其论也。

虽然，于三物中求止渴，惟泽泻其庶几耳。何则？《本经》无泽泻起阴气之文，而《别录》固有之。泽泻起阴，虽不及葛根挹胃汁以注心肺，而得气化于水，独茎直上，即能以生气朝于极上，仲圣又不啻明告我矣。凡眩悸颠眩，多归功于茯苓，而泽泻汤治冒眩，偏无茯苓。冒眩者，支饮格于心下，下之阴不得济其上之阳，于是阳淫于上如复冒而眩以生。泽泻不特逐饮，且能起阴气以召上冒之阳复返于本。白术崇土，第以资臂助耳。《大明》之主头旋耳鸣，殆得仲圣此旨也。又肾气丸治消渴皆肾药，虽用茯苓，亦只借以协桂附化肾阳。萸地益阴而不能升阴。肾阴不周于胸，则渴犹不止，此猪苓可不加，而泽泻不得不加。故曰止渴，惟泽泻为庶几也。

（五）牡丹皮

本品为毛茛科植物牡丹的根皮。始载于《神农本草经》："主治寒热，中风，瘛疭，痉，惊痫，邪气，除癥坚，瘀血留舍肠胃，安五脏，治痈疮。"味苦、辛，微寒。归心、肝、肾经。

[功效] 清热凉血、活血化瘀。牡丹皮炭凉血止血。

[主治]

（1）温热病热入营血，如高热、舌绛、身发斑疹，血热妄行，如吐血、衄血、尿血，以及阴虚发热等症。牡丹皮清营血之实热，同时还能治阴虚发热。清血分实热，常与鲜生地、赤芍等同用；疗虚热，常与大生地、知母、青蒿、鳖甲等药相配伍；治血热妄行，常与鲜茅根、侧柏叶、山栀等同用。

（2）经闭、跌仆损伤、疮痈肿毒、肠痈等症。经闭、损伤，皆有气血瘀滞，由于络道瘀阻，常发生疼痛。丹皮能活血散瘀，使瘀滞散而气血流畅，疼痛得解，常和当归、赤芍、桃仁、红花等同用。对于疮痈肿毒、肠痈等症，本品也是常用的药物。疗疮痈可配合清热解毒药，如银花、连翘、地丁草之类；治肠痈初起未能成脓者可和大黄、芒硝、桃仁、冬瓜子等同用；已成脓者合红藤、连翘、败酱草之类应用。

[历代医家论述]

（1）《本草经疏》：牡丹皮禀季春之气，而兼得乎木之性，阴中微阳，其味苦而微辛，其气寒而无毒，其色赤而象火，故入手少阴、厥阴，足厥阴，亦入足少阴经。辛以散结聚，苦寒除血热，入血分凉血热之要药也。寒热者，阴虚血热之候也。中风瘛疭，痉惊痫，皆因阴虚内热，荣血不足之故。热去则血凉，凉则新血生阴气复，阴气复则火不炎，而无热生风之证矣，故悉主之。痈疮者，热壅血瘀而成也，凉血行血，故疗痈疮。辛能行血，苦能泄热，故能除血分邪气，及癥坚瘀血留舍肠胃，脏属阴而藏精，喜清而恶热，热除则五脏自安矣。《别录》并主时气头痛，客热五劳，劳气头腰痛者，泄热凉血之功也。甄权又主经脉不通，血沥腰痛，此皆血因热而枯之候也。血中伏火非此不除，故治骨蒸无汗，及小儿天行痘疮血热。东垣谓心虚肠胃积热，心火炽甚，心气不足者，以牡丹皮为君，亦此意也。忌胡荽。赤花者利，白花者补。

（2）《神农本草经读》：丹皮气寒，秉水气而入肾；味辛无毒，得金味而入肺。心火俱炎上之性，火郁则寒，火发则热，凡皮秉水气而制火，所以主之。肝为风脏，中风而言其筋，则为瘈疭；中风而乱其魄，则为惊痫，丹皮得金味以平肝，所以主之。邪气者，风火之邪也，邪气动血，留舍肠胃，瘀积瘕坚，丹皮之寒能清热，辛能散结，可以除之。肺为五脏之长，肺安而五脏俱安。痈疮皆属心火，心火除而痈疮可疗。

（3）《本草新编》：或问仲景张公制八味丸，经吾子之阐发奇矣，不知更有异闻乎？曰：医道何尽，请于前论而再穷其义。夫火有上、下之分。下火非补不能归，其在上之火，非凉不能息。补其在下之火，则火安而上不炎；凉其在上之火，则火静而下亦戢。虽然牡丹皮补肾水，而不补肾火，似乎下火之炎上，不能使其归于下也。然而牡丹皮虽不能补肾中之火，实能补肾中之水，补水之不足，即能制火之有余。有火所制，自然不敢沸腾，然后用附子、肉桂，引其下伏，则火藏于至阴之肾矣。牡丹皮亦补肾以益心，而不能补肾以克心者也，似乎上火趋下，不能使其静于上也。然牡丹皮虽不能补肾水克心，实能补肾水以益心气之不足。即能制心气之有余，必有所养，自然常能宁定。然后用附子、肉桂导其上通，则暗交于至阳之心矣。此前论所未及者，而阐发其奇又如此矣。

或又问仲景张公八味丸，已发异论，不识六味丸亦有异论乎？曰：六味丸中，别有微义也。牡丹皮用之于六味丸中，岂独凉骨中之髓，以生阴水哉。夫独阴不生，独阳不长。六味丸中，乃纯阴之药也，苟不用阴中微阳之药，入于群阴之内，虽以水济火，似亦为阴虚者之所喜，然而孤药，入于肾经，但性带微阳，入于六味丸，使阳气通于阴之中，而性亦微寒，但助阴以生水，而不助阳以动火。此仲景夫子立方之本意，铎实有以窥其微而尽发之也。

或问牡丹皮阴中微阳，又入于群阴之内，恐阳气更微，虽各药亦有兼于阳者，毕竟阴重而阳微也。不知他药如茯苓、泽泻、山药之类，入于群阴之中，全忘乎其为阳矣。惟牡丹皮虽在阴药之中，而阳之气不绝。子试将六味丸嗅之，牡丹皮之气未尝全消，不可以悟其微阳之独存，不为群阴所夺之明验乎。惟牡丹皮于群阴之中，独全其微，且能使茯苓、泽泻、山茱萸、熟地、山药之阳气不散，以助其生阴之速。故牡丹皮用之于地黄丸中，尤非无意也。

或问牡丹皮能退骨蒸之虚热，是亦地骨皮之流亚也，乃先生誉地骨皮之解骨蒸，而不及牡丹皮，岂别有意欤？夫牡丹皮之解骨蒸，虽同于地骨皮而微有异者，非解有汗与无汗也。牡丹皮之解骨蒸，解骨中之髓热也；地骨皮之解骨蒸，解骨中之血热也。骨中不止髓，髓之外必有血以裹之。骨中之髓热，必耗其骨中之血矣；骨外之血热，必烁其骨中之髓矣。故治骨蒸者，二味必须兼用，不可以有汗用地骨皮、无汗用牡丹皮也。此等论，实前人所未谈，言之必惊世人，然予实闻之吾师，非凿空而论也。髓中有血，斯亦何奇？余尝见人骨折者，骨中流血，与髓俱出，非明验乎？独是地骨皮凉骨中之血，牡丹皮凉骨中之髓，无人证吾言耳。

（六）茯苓

本品为多孔菌科真菌茯苓菌核的白色部分。始载于《神农本草经》："主胸胁逆气。忧恚，惊邪恐悸，心下结痛，寒热，烦满，咳逆，止口焦舌干，利小便。久服安魂魄养神。"味甘、淡，性平。归心、肺、脾、肾经。

[功效] 利水渗湿，健脾宁心。

[主治]

（1）小便不利，水肿等症。茯苓药性平和，利水而不伤正气，为利水渗湿要药。凡小便不利、水湿停滞的证候，不论偏于寒湿，或偏于湿热，或属于脾虚湿聚，均可配合应用。如偏于寒湿者，可与桂枝、白术等配伍；偏于湿热者，可与猪苓、泽泻等配伍；属于脾气虚者，可与党参、黄芪、白术等配伍；属虚寒者，还可配附子、白术等同用。

（2）脾虚泄泻，带下。茯苓既能健脾，又能渗湿，对于脾虚运化失常所致泄泻、带下，应用茯苓有标本兼顾之效，常与党参、白术、山药等配伍。也可用为补肺脾，治气虚之辅佐药。

（3）痰饮咳嗽，痰湿入络，肩背酸痛。茯苓既能利水渗湿，又具健脾作用，对于脾虚不能运化水湿，停聚化生痰饮之症，具有治疗作用，可与半夏、陈皮同用，也可配桂枝、白术同用。治痰湿入络、肩酸背痛，可配半夏、枳壳同用。

（4）心悸，失眠等症。茯苓能养心安神，故可用于心神不安、心悸、失眠等症，常与人参、远志、酸枣仁等配伍。

[历代医家论述]

（1）《本草衍义》：此物行水之功多，益心脾不可阙也。

（2）《本草纲目》：茯苓，《本草》言利小便，伐肾邪。至东垣、王海藏乃言小便多者能止，涩者能通，同朱砂能秘真元，而丹溪又言阴虚者不宜。义似相反，何哉？茯苓气味淡而渗，其性上行，生津液开腠理，滋水之源而下降，利小便。故洁古谓其属阳，浮而升，言其性也；东垣谓其为阳中之阴，降而下，言其功也。《素》云：饮食入胃，游溢精气，上输于肺，通调水道，下输膀胱。观此，则知淡渗之药，俱皆上行而后下降，非直下行也。小便多，其源亦异。《素》云：肺气盛则便数而欠；虚则欠咳，小便遗数。心虚则少气遗溺。下焦虚则遗溺。膀胱不利为癃，不约为遗。厥阴病则遗溺，闭癃。所谓肺气盛者，实热也，其人必气壮脉强，宜用茯苓甘淡以渗其热，故曰：小便多者能止也。若夫肺虚，心虚、胞热、厥阴病者，皆虚热也，其人必上热下寒，脉虚而弱，法当用升阳之药，以升水降火。膀胱不约、下焦虚者，乃火投于水，水泉不藏，脱阳之证，其人必肢冷脉迟，法当用温热之药，峻补其下，交济坎离。二证皆非茯苓辈淡渗之药可治。故曰：阴虚者不可用也。仙家虽有服食之法，亦当因人而用焉。其赤者，泻心、小肠、膀胱湿热，利窍行水。

（3）《医学衷中参西录》：气味俱淡，性平。善理脾胃，因脾胃属土，土之味原淡（土味淡之理，徐灵胎曾详论之），以是《内经》谓淡气归胃，而《慎柔五书》上述《内经》之旨，亦谓味淡能养脾阴。盖其性能化胃中痰饮为水液，引之输于脾而达于肺，复下循三焦水道以归膀胱，为渗湿利痰之主药。然其性纯良，泻中有补，虽为渗利之品，实能培土生金，有益于脾胃及肺。且以其得松根有余之气，伏藏地中不外透生苗，故又善敛心气之浮越以安魂定魄，兼能泻心下之水饮以除惊悸，又为心经要药。且其伏藏之性，又能敛抑外越之水气转而下注，不使作汗透出，兼为止汗之要药也。其抱根而生者为茯神，养心之力，较胜于茯苓。茯苓若入煎剂，其切作块者，终日煎之不透，必须切薄片，或捣为末，方能煎透。

（七）黄柏

本品为芸香科植物黄檗（关黄柏）和黄皮树（川黄柏）除去栓皮的树皮。始载于《神农本草经》："味苦，寒。主治五脏肠胃中结气热，黄疸，肠痔，止泄痢、女子漏下赤白，阴伤蚀疮。"味苦，性寒。归肾、膀胱经。

［功效］清热燥湿，泻火除蒸，解毒疗疮。

［主治］

（1）湿热泻痢、湿热黄疸，以及小便淋沥涩痛、赤白带下、阴部肿痛、足膝肿痛、萎软无力等症。黄柏清热燥湿之力，与黄芩、黄连相似，但以除下焦之湿热为佳。治泻痢合黄芩、黄连；疗黄疸合栀子、茵陈；如配苍术、牛膝，可用于足膝肿痛、下肢萎软无力；配合知母、生地、竹叶、木通，可用于小便淋涩热痛；配合白芷、龙胆草，可用于带下、阴肿。

（2）热毒疮疡，湿疹等症。黄柏燥湿泻火解毒的功效颇好，用治湿热疮疡、湿疹之症。既可内服，又可外用。内服配黄芩、栀子等药同用，外用可配大黄、滑石等研末撒敷。

（3）阴虚发热，梦遗滑精等症。黄柏除清实热外，尚能清虚热以疗潮热骨蒸，泻肾火以疗梦遗滑精，常合知母、地黄等同用。

［历代医家论述］

（1）《本草纲目》：古书言黄柏佐知母，滋阴降火，有金水相生义。黄柏无知母，犹水母之无虾也。故洁古、东垣、丹溪皆以为滋阴降火为要药，上古所未言也。盖气为阳，血为阴。邪火煎熬，则阴血渐涸，故阴虚火动之病须之。然必少壮气盛能食者，用之相宜。若中气不足而邪火炽甚者，久服则有寒中之变。近时虚损，及纵欲求嗣之人，用补阴药，往往以此二味为君，日日服耳。降令太过，脾胃受伤，真阳暗损，精气不暖，致生他病。盖不知此物，苦寒而滑渗，且苦味久服，有反从火化之害。故叶氏《医学统旨》有"四物加知柏，久服伤胃，不能生阴"之说。

（2）《本草经疏》：黄柏禀至阴之气而得清寒之性者也，其味苦，其气寒，其性无毒，故应主五脏肠胃中结热。盖阴不足则热始结于肠胃。黄疸虽由湿热，然必发于真阴不足之人，肠澼痔漏，亦皆湿热伤血所致。泄痢者，滞下也，亦湿热干犯肠胃之病。女子漏下赤白，阴伤蚀疮，皆湿热乘阴虚流客下部而成。肤热赤起，目热赤痛，口疮，皆阴虚血热所生病也。以至阴之气，补至阴之不足，虚则补之，以类相从，故阴回热解湿燥而诸证自除矣。乃足少阴肾经之要药，专治阴虚生内热诸证，功烈甚伟，非常工药可比也。洁古用以泻膀胱相火，补肾水不足，坚肾壮骨髓，疗下焦虚，诸痿瘫痪，利下窍除热。东垣用以泻伏火，救肾水，治冲脉气逆，不渴而小便不通，诸疮痛不可忍。丹溪谓：得知母滋阴降火，得苍术除湿清热，为治痿要药。得细辛泻膀胱火，治口舌生疮。

（3）《本草思辨录》：黄柏为五脏肠胃清湿热之药，表里上下俱到。表有热可治，表不热而里热亦可治。色黄入肠胃，皮入肺，微辛亦入肺，气味俱厚，性寒而沉入肝肾，入胃则亦入脾，入肾则亦入心。《本经》所以主五脏肠胃中结热也。性寒已热，燥则除湿，故《本经》所列黄疸、肠痔、泄痢、女子漏下赤白、阴伤蚀疮，皆属湿热之疴。《别录》又补出惊气在皮间、肌肤热赤起、目热赤痛、口疮，则所谓五脏肠胃者悉备矣。大抵湿下溜而火上出，《别录》所主虽不属湿，而其因未始非湿。观仲圣栀子柏皮汤、大黄硝石汤治黄疸，为阳明病。白头翁汤治热痢，乌梅丸治呕吐久痢，为阳明兼厥阴病。《外台》大黄汤，更治天行壮热，黄柏一味，实赅五脏肠胃，故其用颇广。若以治少阴与英地知母为伍，则肾中不必有湿，否则如其分以施之，必得如二妙散为当。盖苦燥之物，无不劫阴，以黄柏为滋阴之剂者非也。

（八）知母

本品为百合科植物知母的根茎。始载于《神农本草经》："味苦，寒。主治消渴，热中，除邪气，肢体浮肿，下水，补不足，益气。"味苦、甘，性寒。归肺、胃、肾经。

[功效] 清热泻火，滋阴润燥。

[主治]

（1）温热病、高热烦燥、口渴、脉洪大等肺胃实热之症及肺热喘咳、痰黄而稠。知母苦寒，上能清肺热，中能清胃火，故适用于肺胃有实热的病证。本品常和石膏同用，可以增强石膏的清热泻火作用。

（2）阴虚发热、虚劳咳嗽及消渴等症。知母能泻肺火而滋肾，故不仅能清实热，且可清虚热。在临床上多与黄柏同用，配入滋阴药中，如知柏地黄丸，治阴虚火旺、潮热骨蒸等症。又本品配养阴润肺药如沙参、麦冬、川贝等品，可用于肺虚燥咳；配清热生津药如天花粉、麦冬、粉葛根等品，可用治消渴。

[历代医家论述]

（1）《本草经疏》：知母禀天地至阴之气，故味苦气寒而无毒。《药性论》兼平，《日华子》兼甘，皆应有之。入手太阴、足少阴经。苦寒能除烦热，至阴能入骨，故主消渴热中，除邪气。脾肾俱虚则湿热客之，而成肢体浮肿，肺为水之上源，肾属水，清热滋肺金，益水脏，则水自下矣。补不足者，清热以滋金水之阴，故补不足。热散阴生，故益气。苦寒至阴之性，烦热得之即解，故疗伤寒，久疟烦热及胁下邪气。凡言邪者，皆热也。膈中恶，即邪恶之气中于膈中也。风汗者，热则生风，而汗自出也。内疸者，即女劳色疸也。热火既散，阴气即生，故主上来诸证也。多服令人泄者，阴寒之物，其味复苦，则必伤脾胃生发之气，故作泄也。简误：阳痿，及易举易痿，泄泻脾弱，饮食不消化，胃虚不思食，肾虚溏泄等证，法并禁用。

（2）《本草求真》：知母专入肺、兼入肾。辛苦微滑，能佐黄柏以治膀胱热邪。缘人水肿癃闭，本有属血属气之分，肺伏热邪，不能生水，膀胱绝其化源，便秘而渴，此当清肺以利水者也。热结膀胱，真阴干涸，阳无以化，便秘不渴，此当清膀胱以导湿者也。黄柏气味纯寒，虽能下行以除膀胱湿热，但肺金不肃，则化源无滋，又安能上达于肺而得气分俱肃乎？知母味辛而苦，沉中有浮，降中有升，既能下佐黄柏以泄肾水，复能上行以润心肺，汪昂曰：黄柏入二经血分，故二药必相须而行。俾气清肺肃，而湿热得解。是以昔人有云：黄柏无知母，犹水母之无虾。诚以见其金水同源，子母一义，不可或离之义。震亨曰：小便不通，有热有湿有气结于下，宜清宜燥宜升，又有隔二隔三之治。如肺不燥但膀胱热，宜泻膀胱，此正治；如因肺热不能生水，则清肺，此隔二之治；如因脾湿不运而津不上升，故肺不能生水，则燥胃健脾，此隔三之治。泻膀胱黄柏、知母之类，清肺车前、茯苓之类，燥脾二术之类。故书皆言此在上则能清肺止渴，却头痛，润心肺，解虚烦喘嗽，吐血衄血，去喉中腥臭；在中则能退胃火，平消瘅；在下则能利小水，润大肠，去膀胱肝肾湿热，腰脚肿痛，并治痨瘵内热，阴火热淋崩渴等症，若谓力能补阴，则大谬参矣。补阴惟地黄为首。景岳谓此性最沉寒，本无生气，用以清火则可，用以补阴，则何补之有？第其阴柔巽顺，似乎有德，犹之小人在朝，国家元气受其剥削，而有阴移而莫之觉者，是不可不见之真而辨之早也。读此可为妄用知母、黄柏一箴。

（3）《本草新编》：知母，味苦、辛，气大寒，沉而降，阴也，无毒。入足少阴、阳明，又入手太阴。最善泻胃、肾二经之火，解渴止热，亦治久疟。此物止可暂用，而不可久服。丹溪加入六味丸中，亦教人暂服，以泻肾中浮游之火，非教人长服也。近世竟加知母、黄柏，谓是退阴虚火热之圣方，令人经年长用，以致脾胃虚寒，不能饮食，成痨成瘵者，不知几千万人矣。幸薛立斋、赵养葵论知母过寒，切戒久食，实见到之语，有功于世。总之，此物暂用，以泻胃中之火，实可夺命；久用，以补肾中之水，亦能促命。谓知母竟可杀人，固非立论之纯，谓知母全可活人，亦非持说之正也。

（4）《医学衷中参西录》：味苦，性寒，液浓而滑。其色在黄、白之间，故能入胃以清外感之热，伍以石膏可名白虎（二药再加甘草、粳米和之，名白虎汤，治伤寒温病热入阳明）。入肺以润肺金之燥，而肺为肾之上源，伍以黄柏兼能滋肾（二药少加肉桂向导，名滋肾丸），治阴虚不能化阳，小便不利。为其寒而多液故能壮水以制火，治骨蒸劳热，目病胬肉遮掩白睛。为其液寒而滑，有流通之性，故能消疮疡热毒肿疼。《神农本草经》谓主消渴者，以其滋阴壮水而渴自止也；谓其主肢体浮肿者，以其寒滑能通利水道而肿自消也；谓其益气者，以其能除食气之壮火而气自得其益也。

知母原不甚寒，亦不甚苦，尝以之与黄芪等分并用，即分毫不觉凉热，其性非大寒可知。又以知母一两加甘草二钱煮饮之，即甘胜于苦，其味非大苦可知。寒苦皆非甚大，而又多液是以能滋阴也。有谓知母但能退热，不能滋阴者，犹浅之乎视知母也。是以愚治热实脉数之证，必用知母，若用黄芪补气之方，恐其有热不受者，亦恒辅以知母，惟有液滑能通大便，其人大便不实者忌之。

二、知柏地黄丸的功效与主治

《医方考》：肾劳，背难俯仰，小便不利，有余沥，囊湿生疮，小腹里急，便赤黄者，此方主之。《景岳全书·新方八阵·寒阵》卷五十一：滋阴八味丸（十七）治阴虚火盛、下焦湿热等证。此方变丸为汤，即名滋阴八味煎。《医宗金鉴·删补名医方论》：治两尺脉旺，阴虚火动，午热骨痿。

［功用］滋阴降火。

［主治］肝肾阴虚，虚火上炎证。头目昏眩，耳鸣耳聋，虚火牙痛，五心烦热，腰膝酸痛，血淋尿痛，遗精梦泄，骨蒸潮热，盗汗颧红，咽干口燥，舌质红，脉细数。

第四节　知柏地黄丸的临床应用

知柏地黄丸作为滋阴降火的基本方，临床应用范围极广。对于肾阴虚损、阴虚火旺引起的神经衰弱、甲状腺功能亢进、糖尿病、眩晕、高血压、男性不育、不射精、反复发作性血精、肾病综合征、尿路感染、前列腺炎、更年期综合征、氨基甙类药物引起的耳毒性症状、顽固性盗汗等病证，均有明显的治疗和改善症状作用。对于服用类固醇激素类药物所出现的阴虚火旺症状也有减轻作用。

下面对知柏地黄丸在临床各科当中的运用作简要的梳理，详细情况将在本书中篇展开讨论。

一、内科应用

知柏地黄丸为滋肾阴、降虚火的基础方，对于内科各系统疾病均可化裁使用。

（一）呼吸系统疾病

知柏地黄丸主要用于嗽、喘等疾病的治疗。肺与肾关系密切，肺属金，肾属水，金水相生，疾病最易互传，子母相感。肾主纳气，有助于保持呼吸深度。肺系疾患，病久多会影响到肾。故有"肾不伤，不久咳"，"虚喘在肾"之说。因而在治疗呼吸系统疾患，特别是某些慢性病时应当考虑到肾的因素。知柏地黄丸所治之咳、喘多具有以下特点：喘、咳无力，痰少而黏，或无痰，每伴有潮热、手足心热，舌红少苔，脉细而数。

（二）循环系统疾病

从目前临床报道看，主要用于高血压病的治疗。心、肾为水火之脏，水火既济，而能保持健康。若肾水不足，不能上济心阴，则心火亢于上，而罹患各种疾病。应当注意的是，中医学所说的"心"不是简单的解剖学的"心脏"，中医学的"心"包括了主血脉与主神志两方面功能。因而除了血液循环方面的问题，其他如失眠、烦躁等各种精神疾患，皆可由于心主神志功能失调而引起。这当中很大一部分，均由心肾不交所致。此外，汗为心之液，各种汗证均可参照辨治。

（三）消化系统疾病

主要用于便秘、慢性肝炎等慢性疾病。对于消化系统疾病，应当从脏腑角度整体考虑。在消化过程中，除了脾胃纳运之协同作用外，如肺之通调水道，肝之疏泄，肾之闭藏，皆起到了重要作用。知柏地黄丸所适用之消化系统疾病，除脾胃失调见证外，多伴有肾阴不足的表现。

（四）泌尿系统疾病

肾主水，司膀胱之开阖，因而与泌尿系统关系最为密切。临床中如各种尿路感染、慢性肾炎、肾病综合征、慢性肾功能衰竭、IgA 肾病、各种继发性肾脏疾病等均有应用之范例，涉及到中医的水肿、淋证、癃闭、腰痛、尿浊、血尿等病。此类病证，凡属慢性迁延不愈者，多要考虑到肾虚的因素。属于阴虚者，自可用知柏地黄丸治疗，属于阳虚者，亦可在此基础上化裁，取"阴中求阳"之意。因而其运用变化也最为复杂，应当结合临床部分仔细体会。

（五）其他

血液及造血系统、内分泌系统、免疫系统、神经系统等疾病，如血小板减少性紫癜、糖尿病、尿崩症、干燥综合征、强直性脊柱炎、类风湿性关节炎、痛风性关节炎、系统性红斑狼疮、白塞病、三叉神经痛、神经官能症等均有用知柏地黄丸治疗的相关临床报道。肾主一身之阴阳，因而在调节人体的免疫及内分泌功能方面具有重要作用。同时阴阳失调亦可引起气血失调，若阳气不足，不能固摄血液，则可引起血液运行与分布的失常，阳气过盛化火，亦可迫血妄行，同样引起血分疾病。因而在临床当中见到某些出血，内分泌失调或免疫系统异常之类的疾病，均可从调节肾之阴阳入手加以治疗。

二、外科、皮肤科及五官科的应用

心在五行属火。《素问·至真要大论》："诸痛痒疮，皆属于心。"故许多外科疮疡，出现痛、痒等表现者，多为心火所致。其中属于实证者可用苦寒直折或辛寒透散之法治之。若为虚火，则要采用滋补肾阴，滋阴降火的方法。所谓"壮水之主，以制阳光"。知柏地黄丸于外科当中较多地运用于泌尿外科疾患以及各种因虚火引起的疮疡。常见的有乳糜尿、尿路结石、前列腺炎、前列腺增生、前列腺癌等；皮肤科之湿疹、痤疮、黄水疮、牛皮癣、色斑；口腔科之口腔溃疡等。肾开窍于耳，故常用于慢性中耳炎、耳鸣、耳聋等。又《灵枢·经脉》曰："肾足少阴之脉，……其直者，从肾上贯肝膈，入肺中，循喉咙，挟舌本。"肾有经脉与肺及咽喉相连，肺开窍于鼻，故虚火上炎则可见鼻衄、鼻槁、慢性咽炎、慢性扁桃体炎等。本方于眼科当中应用颇为广泛，如周期性球结膜下溢血、翼状胬肉、蚕食性角膜溃疡、闭角型青光眼、色素膜炎、视网膜上皮炎、交感型眼炎、玻璃体积血、视网膜周围静脉炎、中心性浆液性脉络膜视网膜病变、急性视神经炎、眼底出血等均有相关报道。

三、妇科应用

肾中精气充盈与否，与天癸及月经关系密切，肾阴不足则每见月经异常之疾。又肾主生殖，故女性生殖系统各方面疾病均与肾脏密切关系。临床报道的运用知柏地黄丸所治疗的妇科疾病涉及围绝经期综合征、经间期出血、倒经、行经头痛、行经口唇青紫、行经口糜、霉菌性阴道炎、老年性阴道炎、女性尿道综合征、免疫性不孕、高泌乳素血症、女性性欲亢进、阴道干涩、女阴白色病变、阴门瘙痒等，包括了月经病、带下病及妇科杂病，但并未涉及妊娠及产后病证。并非说妊娠期及产后妇女不适宜使用知柏地黄丸，如果辨证准确，妊娠病与产后病同样可以使用知柏地黄丸治疗。《内经》："有故无殒"。强调只要辨证准确，即使在妊娠期，亦可使用药力峻猛，甚至有毒的药物。但前提在于辨证准确。

四、儿科应用

小儿脏腑娇嫩，肾气不充。钱乙创立六味地黄丸，原为小儿而设。故知柏地黄丸同样可以广泛地运用于儿科病证当中。常见的适应症有哮喘合并心肌炎、肾病综合征、小儿遗尿、儿童性早熟、多动障碍症、多发性抽动症、小儿情感交叉症、儿童白塞病、小儿口疮等。

五、男科应用

肾藏精，主生殖，男科各病证多与肾有密切关系。常见适应证如男性不育、遗精、滑精、阳痿、早泄、阳强、阴缩、不射精症、充血性精睾炎等。通常有"肾无实证"或"肾病多虚"的说法，但这并不意味着男科病证皆当从肾入手、皆为虚证。一方面五脏六腑功能失调皆可导致男科病证，另一方面即使是肾本身的问题，也不完全为虚证。临床还应辨证论治，不可盲目补肾。使用知柏地黄丸的时候也要灵活化裁。

六、各种疑难杂证的应用

中医历来是采用病证结合，辨证为主的诊疗模式。临证之中凡证属肝肾阴虚，虚火上炎者，皆可应用本方。肾主一身之阴阳，故欲调全身之阴阳，多可从肾入手。临床中疾病千差万别，而医者阅历有限，不可能识别所有的疾病，往往会遇到不知病名，找不到病因的疑难杂证。此时，就需要靠医生扎实的临床和理论功底，根据这些复杂疾病的临床表现特点，综合运用中医知识，辨证分析，抓住疾病的病机关键，找到相对有效的治疗方法。

通常情况下，肝肾阴虚火旺之证，多见腰膝酸软、头晕耳鸣、口干消瘦、潮热盗汗、五心烦热、心烦失眠、两目干涩、舌红少苔、脉细而数等症。但在临床实际中，这些表现并不一定同时出现，或是以变化后的形式出现，这就需要考验医生的分析能力，以及对于中医证候的理解是否深刻。例如本书中篇所列举的"黑苔"案：该患者舌生黑苔，但口干欲裂，晨起用牙刷刮去黑苔以求缓解。这就说明这个黑苔是假苔，乃是阴虚至极，火热亢盛所致，是少苔发展到较为严重阶段而出现的。所以，这里虽然有苔，但较少苔病情更为严重。这就是病证变化后的形式，医生应该能够分辨出来。类似这样的情况还有很多，可参考临床部分加以理解。

对于疑难杂证的诊疗，最能体现医生的医疗水平，也最能体现中医辨证论治的特色与优势。因而除了掌握知柏地黄丸的基本适应证特点，更应掌握其证候的本质，临证之时仔细辨别，找到其中的蛛丝马迹。

七、关于知柏地黄丸的负面报道

患者，女，36 岁。因来月经前几天面部反复出现痤疮半年。皮肤科医生诊治为内分泌紊乱，给予：知柏地黄丸，1 次 6g，2 次/天；加用维生素 C 片，1 次 2 片，2 次/天。2 个月后，突然停经，来我院妇产科检查，患者自述服药之前月经一直正常且从未服用其他药物，身体状况良好。自从服用知柏地黄丸合维生素 C 后，面部痤疮不再出现，但突然停经。经同位素科化验激素六项，基本接近正常水平，B 超检查，宫体正常、卵巢及输卵管也无异常。嘱其服用活血化瘀药也无意义，后又服用倍美力 0.625g/次，1 次/天，连服 10 天后加服安宫黄体酮片 30 mg/次，1 次/天，服至第 21 天停药，停药后第 2 天，来月经，月经持续 3 天，经量不多，连续 2 个月后，因担心长期服用激素会引起癌变而停药，后来随访几个月，仍无月经周期。[3]

在临床报道当中，有许多研究是将知柏地黄丸作为对照组的，在这些研究当中，知柏地黄丸的临床疗效相对较差。但如本案所报道的，由于服用知柏地黄丸而出现副作用者，并不多见。关于本案例，患者的临床证候描述不很清楚，因而无从判断患者服用知柏地黄丸之前的病证。临床当中的确有妄用补益之品，而致壅滞不通，出现闭经的情况。但病例报告者认为闭经可能为知柏地黄丸的副作用的观点，略显武断。若该患者的痤疮本为实证，而医以知柏地黄丸补之，犯实实之戒，实为误治，则这里的闭经就是误治引发的变证，而非药物副作用。

同样的，很多临床应用以知柏地黄丸作为对照组时，存在着其治疗的疾病是否属于中医阴虚火旺证的范畴，是否根据患者的具体情况作了相应的加减的问题，如果没有做好这方面的工作，没有按照中医的理论运用知柏地黄丸，无法取得临床疗效是可想而知的。

在临床应用这一小节的最后，提出有关知柏地黄丸的负面报道，意在提示：中医有其独特的理论体系，辨证论治是中医的重要特色，临床当中只有真正掌握其精髓，真正运用中医思维思考问题，真正运用中医理论指导临床，方能取得疗效。如果一切按照中医的理法方药体系严格操作，依然发现有不良反应，当然应当客观地看待，中医药的古籍文献当中，就记载了大量的有关方药毒副作用的内容，这说明中医本身不回避自身的问题。但是也不应该将由于医疗水平的差异，或是实际操作不当，理论理解偏颇造成的负面后果，归结为中医的问题。这样的观念，才是不科学的！

第五节　知柏地黄丸的衍生方

现存方剂中直接由知柏地黄丸衍生而来的方剂并不多见，但在知柏地黄丸背后，却有着一个庞大的地黄丸系列方。地黄丸系列方剂源远流长，种类繁多，其源流可以追溯到汉·张仲景所创的金匮肾气丸。金匮肾气丸是以温肾阳为主的方剂，而宋·钱乙在金匮肾气丸的基础上，去附子、桂枝，改生地黄为熟地黄，命名"地黄丸"（俗称"六味地黄丸"），从而改变了方剂的格局，成为滋补肾阴的代表方剂。知柏地黄丸便是在六味地黄丸基础上衍生而来的。

临床上肾虚证候繁复，虽可以阴阳归类，而具体表现则千变万化。肾气丸、地黄丸两方作为温肾阳、补肾阴的基础方，备受关注。历代医家在其基础上，根据临床具体需要加以化裁，探索出许多配伍精当，疗效确切的方剂。

本节着重介绍地黄丸系列方剂中临床运用广泛，疗效显著，受到历代医家重视的代表性方剂。主要目的并不在于罗列地黄丸系列方剂，而是希望通过这些代表性的方剂，能够帮助读者从中找到规律，摸索出地黄丸系列方剂的配伍变化要点，从而更好地运用到临床复杂的情况当中。

一、金匮肾气丸

【方源】《金匮要略》

【组成】干地黄八两，薯蓣、山茱萸各四两，泽泻、茯苓、牡丹皮各三两，桂枝、附子（炮）各一两。

【用法】上为细末，炼蜜为丸，如梧桐子大，酒下十五丸，日再服。

【主治】肾阳不足证。腰痛脚软，身半以下常有冷感，少腹拘急，小便不利，或小便反多，入夜尤甚，阳痿早泄，舌淡而胖，脉虚弱，尺部沉细，以及痰饮，水肿，消渴，脚气，转胞等。

二、崔氏八味丸

【方源】《张氏医通》

【组成】 熟地黄八两，山茱萸（肉）、干山药（微焙）各四两，牡丹皮、白茯苓（去皮）、白泽泻（去毛）各三两，附子（童便浸煮，去皮脐，切）、肉桂（去粗皮，勿见火）各一两。

【用法】 上八味，为末，炼白蜜丸，梧子大。每服五七十丸。空心淡盐汤。临卧时温酒下。以美膳压之。

【主治】 肾脏真阳不足。火不归原。

三、加味肾气丸

【方源】《济生方》

【组成】 附子（炮）二枚，白茯苓（去皮）、泽泻、山茱萸（取肉）、山药（炒）、车前子（酒蒸）、牡丹皮（去木）各一两，官桂（不见火）、川牛膝（去芦，酒浸）、熟地黄各半两。

【用法】 上为细末，炼蜜为丸，如梧桐子大，每服七十丸，空心米饮送下。

【主治】 肾阳虚水肿。腰重脚肿，小便不利。

四、十补丸

【方源】《济生方》

【组成】 附子（炮）、五味子（去皮、脐）各二两，山茱萸（取肉）、山药（锉，炒）、牡丹皮（去木）各二两，鹿茸（去毛，酒蒸），一钱，熟地黄（洗，酒蒸），二两，肉桂（去皮，不见火）一钱，白茯苓（去皮）、泽泻各一两。

【用法】 上为细末，炼蜜为丸，如梧桐子大，每服七十丸，空心盐酒、盐汤任下。

【主治】 肾阳虚损，精血不足证。面色黧黑，足冷足肿，耳鸣耳聋，肢体羸瘦，足膝软弱，小便不利，腰脊疼痛。

五、调元肾气丸

【方源】《外科正宗》

【组成】 怀生地（酒煮，捣膏）四两，山萸肉、山药、牡丹皮、白茯苓各二两，人参、当归身、泽泻、麦门冬（捣膏）、龙骨、地骨皮各一两，木香、砂仁各三钱，黄柏（盐水炒）、知母（童便炒）各五钱。

【用法】　上药为末，鹿角胶四两，老酒溶化，加蜜四两同煎，滴水成珠，和药为丸，如梧桐子大。每服八十丸，空腹时温酒送下。忌白萝卜、火酒、房事。

【主治】　房欲劳伤，忧恐损肾，致肾气弱而骨失荣养，遂生骨瘤，其患坚硬如石，形色或紫或不紫，推之不移，坚贴于骨，形体日渐衰瘦，气血不荣，皮肤枯槁，甚者寒热交作，饮食无味，举动艰辛，脚膝无力者。

六、河车八味丸

【方源】　《幼幼集成》

【组成】　紫河车（头生男者，用白矾煎汤揉洗极净，用姜汁同酒煮烂）一具，大地黄（姜汁、砂仁同酒煮烂）三两，净枣皮（炒干）一两，粉丹皮（酒炒）五钱，宣泽泻（盐水炒干）五钱，嫩鹿茸（切片，炒干）二两，白云苓（乳汁蒸，晒）一两五钱，怀山药（酒炒）五两五钱，川熟附（切，焙干燥）、青化桂（去心，糯米拌炒）各七钱五分，北五味（去梗，炒干）二两，大麦冬（去心，糯米拌炒）一两。

【用法】　上为细末，炼蜜为丸，如龙眼核大。每早1丸，用淡盐汤化服，以饮食压之；午及临卧，各用定痫丸一服。

【主治】　小儿痫证，年深日远，肝肾已亏，脾肺不足，心血耗散，证候不时举发。

七、六味地黄丸

【方源】　《小儿药证直诀》

【组成】　熟地黄八钱，山萸肉、干山药各四钱，泽泻、牡丹皮、茯苓去皮，各三钱。

【用法】　上为末，炼蜜为丸，如梧桐子大。空心温水化下三丸（现代用法：亦可水煎服）。

【主治】　肝肾阴虚证。腰膝酸软，头晕目眩，耳鸣耳聋，盗汗，遗精，消渴，骨蒸潮热，手足心热，口燥咽干，牙齿动摇，足跟作痛，小便淋沥，小儿囟门不合，舌红少苔，脉沉细数。

八、耳聋左慈丸

【方源】　《重订广温热论》

【组成】　熟地黄八两，山萸肉、淮山药各四两，丹皮、建泽泻、浙茯苓各三两，煅磁石二两，石菖蒲一两半，北五味五钱。

　　【用法】　炼蜜为丸，每服三钱，淡盐汤送下。

　　【主治】　肝肾阴虚证。耳鸣耳聋，头晕目眩，视物昏花，口舌干燥等。

九、杞菊地黄丸

　　【方源】　《麻疹全书》

　　【组成】　六味地黄丸加枸杞子、菊花各三钱。

　　【用法】　上为细末，炼蜜为丸，如梧桐子大，每服三钱，空腹服。

　　【主治】　肝肾阴虚证。两目昏花，视物模糊，或眼睛干涩，迎风流泪等。

十、麦味地黄丸

　　【方源】　《医部全录》引《体仁汇编》，又名八仙长寿丸。

　　【组成】　六味地黄丸加麦冬五钱，五味子五钱。

　　【用法】　上为细末，炼蜜为丸，如梧桐子大，每服三钱，空腹时白汤送下。

　　【主治】　肺肾阴虚证。虚烦劳热，咳嗽吐血，潮热盗汗。

十一、都气丸

　　【方源】　《症因脉治》

　　【组成】　六味地黄丸加五味子二钱。

　　【用法】　上为细末，炼蜜为丸，如梧桐子大，每服三钱，空腹服。

　　【主治】　肺肾两虚，肾不纳气证。咳嗽气喘，呃逆，遗精滑泄，腰痛。

十二、明目地黄丸

　　【方源】　《医略六书》

　　【组成】　熟地五两，萸肉二两，泽泻一两，丹皮一两半，茯神（去木）二两，山药（炒）三两，当归、川芎各一两，麦冬（去心）三两，石斛三两。

　　【用法】　上为末，炼蜜为丸。每服三钱，滚水送下。

　　【主治】　肝肾不足证。两目昏暗，脉虚。

十三、龟柏地黄丸

　　【方源】　《重订通俗伤寒论》

【组成】 生龟板（杵）四钱，生白芍三钱，大熟地（砂仁三分拌捣）五钱，生川柏六分（醋炒），粉丹皮一钱半，萸肉一钱，淮山药（杵）三钱，辰茯神三钱，青盐陈皮八分。

【功用】 清肝益肾，潜阳育阴。

【宜忌】 此惟胃气尚强，能运药力者，始为相宜。若胃气已弱者，必先养胃建中，复其胃气为首要，此方亦勿轻投。

十四、加味六味地黄丸

【方源】 《医宗金鉴》

【组成】 怀生地（如法制）八两，怀山药四两，白茯苓（坚白者，人乳拌，晒干又拌，多多更妙）四两，山茱萸四两（去核），牡丹皮三两，麦门冬六两（去心），泽泻（目病减半）三两，甘菊花（苦者不用）六两，真甘枸杞（去蒂）六两，北五味（去枯者）六两，白蒺藜（炒去刺）五两。

【用法】 共为细末，炼蜜丸，如梧桐子大。大儿每服 6 克，小儿 4.5 克，盐汤送下。

【主治】 小儿素禀气血虚弱，先天不足，以致生下筋骨软弱，行步艰难，齿不速长，头发疏薄，身坐不稳，语言迟者。

十五、归芍地黄汤

【方源】 《症因脉治》

【组成】 当归，白芍，生地，丹皮，茯苓，山药，山茱萸，泽泻。

【用法】 水煎服。

【主治】 外感吐血，失血太多，脉芤而涩者。肝肾真阴不足，不能滋养荣卫，眼花耳鸣，口燥舌干，津液枯竭。

十六、补肾地黄丸

【方源】 《丹溪心法附余》

【组成】 生地黄（酒浸二日，蒸烂研膏与柏拌，晒干）半斤，鼠苓（酒炒）一两，白茯苓四两，黄柏（锉，同地黄晒干）一斤，当归（酒洗）、枳壳（去瓤）、麦门冬（去心）各一两，熟地黄（酒浸）二两，天门冬（去心）二两，拣参二两，甘菊花二两，生苓一两。

【用法】 上为末，滴水为丸，如梧桐子大。每服七十丸，空心盐酒送下。

【主治】 降心火，益肾水，除骨蒸，壮筋骨，明目。

十七、参芪地黄汤

【方源】《证治宝鉴》

【组成】 人参，黄芪，茯苓，熟地，山药，丹皮，山萸，生姜，大枣。

【主治】 肠痈。气血大亏，溃后疼痛反增，淋漓不已。

十八、芦柏地黄汤

【方源】《疡医大全》

【组成】 熟地五两，丹皮三钱，白茯苓三钱，山萸肉四两，怀山药四两，泽泻三两，黄柏一两，芦荟五钱。

【用法】 上药共研为末，炼蜜为丸，如梧桐子大。每服三钱，白汤送下。

【主治】 八角虱（又名阴虱疮），瘙痒难忍，抓破色红，中含紫点。现用于外阴炎、外阴溃疡。

十九、滋阴地黄汤

【方源】《万病回春》

【组成】 熟地黄一钱六分，山药八分，山茱萸（去核）八分，牡丹皮、泽泻、白茯苓、黄柏（酒炒）、石菖蒲、知母（酒炒）各六分，远志（去心）六分，当归（酒炒）八分，川芎八分，白芍（煨）八分。

【用法】 上锉1剂。水煎，空心服。如作丸，用炼蜜为丸，如梧桐子大。每服100丸，空心盐汤送下，酒亦可。

【主治】 右耳聋，色欲动相火及大病后耳聋。

参考文献

[1] 李明权. 知柏地黄丸源流考. 中医研究，1997，10（5）：56.

[2] 叶显纯. 方源刍议. 上海中医药大学学报，2006，20（4）：30－33.

[3] 崔冬雪. 知柏地黄丸加维生素 C 引起闭经 1 例. 中国误诊学杂志，2006，6（2）：208.

第二章

古今医家的论述

一、古今医家对金匮肾气丸的论述

1. 吴崑：肾间水火俱虚者，此方主之。君子观象于坎，而知肾俱水火之道焉。故曰：七节之旁，中有小心，小心少火也。又曰：肾有两枚，左为肾，右为命门，命门相火也，相火即少火耳，夫一阳居于二阴为坎，水火并而为肾，此人生与天地相似也。今人入房盛而阳事愈举者，阳虚火动也。阳事先痿者，命门火衰也。真水竭，则隆冬不寒，真火息，则盛夏不热。故人乐有药饵焉。是方也，熟地、山萸、丹皮、泽泻、山药、茯苓，前之地黄丸也，所以益少阴肾水。肉桂、附子辛热物也，所以益命门相火。水火得其养，则二肾复其天矣。

2. 喻嘉言：《金匮》用八味丸，治脚气上入少腹不仁者。脚气即阴气，少腹不仁即攻心之渐，故用之以驱逐阴邪也。其虚劳腰痛，少腹拘急，小便不利，则因过劳其肾，阴气逆于少腹，阻遏膀胱之气化，小便不能通利，故用之温养下焦，以收肾气也。其短气有微饮者，饮，亦阴类，阻其胸中之阳，自致短气，故用之引饮邪下出，以安胸中也。消渴病，饮水一斗，小便亦一斗，此肾气不能摄水，小便恣出，源泉有立竭之势，故急用以逆蛰护封藏，蒸动水气，舍此曷从治哉！后人谓八味丸为治消渴之圣药，得其旨矣。

3. 张璐：《金匮》八味肾气丸治虚劳不足，水火不交，下元亏损之首方。专用桂附蒸发津气于上；地黄滋培阴血于下；萸肉啬肝肾之精；山药补黄庭之气；丹皮散不归经之血；茯苓守五脏之气；泽泻通膀胱之气化。原夫此方《金匮》本诸崔氏，而《千金》又本诸南阳，心心相印，世世相承，洵为资生之至宝，固本诸神丹，阴阳水火各得其平，而无偏胜之虑也。

4. 高鼓峰：此方主治在化元，取润下之性，补下治下制以急。茯苓、泽泻之渗泻，正所以急之使直达于下也。夫肾阴失守，炀燎于上，欲纳之复归于宅，非借降泄之势，不能收摄宁静。故用茯苓之淡泄，以降阴中之阳；用泽泻之咸泻，以降阴中之阴，犹之补中益气汤用柴胡以升阳中之阴，用升麻以升阳中之阳也。升降者天地之气交。知仲景之茯苓、泽泻，即东垣之升麻、柴胡，则可与言立方之旨矣。

5. 王子接：肾气丸者，纳气归肾也。地黄、萸肉、山药补足三阴经，泽泻、丹皮、茯苓补足三阳经。脏者，藏精气而不泄，以填塞浊阴为补；腑者，如府库之出入，以通利清阳为补。复以肉桂从少阳纳气归肝，复以附子从太阳纳气归肾。

6. 唐容川：肾为水脏，而其中一点真阳，便是呼吸之母。水足阳秘，则呼吸细而津液调。如真阳不秘，水泛火逆，则用苓泽以行水饮，用地黄以滋水阴，用淮药入脾，以输水于肾。用丹皮入心，以清火安肾，得六味以滋肾，而肾水足矣。然水中一点真阳，又恐其不能生化也，故用附子、肉桂以补之。

7. 费伯雄：桂附八味，为治命肾虚寒之正药，亦导龙归海之妙法，然虚阳上浮，火无所附者，必于脉象细参。或脉洪大，而重按甚弱，或寸关洪大，而两尺独虚细者宜之，否则抱薪救火，必成燎原之势矣。

8. 张山雷：仲师八味，全为肾气不充，不能鼓舞真阳，而小水不利者设法。故以桂附温煦肾阳，地黄滋养阴液，萸肉收敛耗散，而即以丹皮泄导湿热，茯苓、泽泻渗利膀胱，其用山药者，实脾以堤水也。立方大旨，无一味不从利水着想。方名肾气，所重者在一气字。故桂附极轻，不过借其和煦，吹嘘肾中真阳，使溺道得以畅遂。

9. 蔡陆仙：此方以熟地、山药滋肾脏之阴。山萸、附子壮肾脏之阳。桂枝化腑气。茯苓行水道。丹皮、泽泻，以排除血液中毒质。使肾脏之机能健，则小便之多者能少，秘者可通，肾脏之精血充，则虚损可除，而腰痛可止矣。

10. 刘友樑：温燥与柔润合用，除了发挥其各自的效用外，同时还取其在药性上能互相调和而共济之。如肾气丸，以六味地黄滋补肾阴，配附子、桂枝温补肾阳，具有阴阳两补之作用，但补阳之桂附性辛热，易燥伤肾阴，故合用熟地、萸肉等柔润滋阴之药以济之，而且还可共奏阳生阴长之妙。

11. 张淑敏：肾气丸中重用地黄滋补肾的阴精作为全方的主药。取地黄滋补肾阴，益髓填精的作用，使得肾气化生有源。肝与肾同源，重补肾阴的同时，还要顾护肝阴。所以辅药中配伍山萸肉补肝肾，涩精气，以增强地黄补肾填精的效果。同时，肾的阴精充沛又需要后天营养物质的不断补充。故辅药中又以山药健脾益肾，培补后天以助先天。主辅配合肝、脾、肾三脏并补，侧重在滋补肾阴。在生理常态下，肾阴只有在肾阳的作用下，才能产生肾气，因而在辅药中又配伍少量附子、桂枝温化肾气，也就是说附子、桂枝并不是直接补益肾阳，而是通过助阳以蒸化肾阴而产生肾气，肾气充足肾阳自旺，这也就是"少火生气"之意。以附子、桂枝微微生火，温暖肾脏，以助少火，充分发挥其蒸精化气的作用，促使肾气逐渐充盛。肾气充盛，气化功能自然能正常发挥作用，正如柯韵伯所说："此肾气丸纳桂、附滋阴剂中十倍之一，意不在补火，而在微微生火，即生肾气也。"主辅协作，温助肾气。所以在佐药中用泽泻、茯苓渗利水湿，水湿去有出路，有利于补益之品更好地发挥作用，达到渗利而不伤正的目的。同时佐以丹皮，以辛苦微寒之性，监制附子、桂枝辛燥之弊。全方八味药物，以滋阴补精为主。益阴助阳，使肾气不断生化，也就是"阴中求阳"的方法。由此可见，阴阳调协，肾气才能不断产生，气化功能才能正常，水液代谢才能维持相对的平衡。通过分析《金匮要略》中关于肾气丸主治证的本意、肾气丸的组方原理，肾气丸应属于阴阳并补，重在补益肾气的代表方剂，应列入方剂学中补益剂的补气类。将肾气丸列为补阳剂，并作为代表方剂是不合适的。

二、古今医家对六味地黄丸的论述

1. 薛己：此壮水制火之剂。夫人之生，以肾为主。人之病，多由肾虚而致者。此方乃天一生水之剂。无不可用。……凡肝经不足之证，尤当用之。盖水能生木故也。此水泛为痰之圣药，血虚发热之神剂。又治肝肾精血不足虚热，不能起床，即八味丸去附子、肉桂。

2. 傅仁宇：肾者水脏也。水衰则龙雷之火无畏而亢上。故王启玄曰：壮水之主，以制阳光也。即《经》所谓求其属而衰之。地黄味厚，为阴中之阴，专主补肾填精，故以为君。山茱萸味酸归肝，乙癸同治之义，且肾主闭藏，而酸敛之性，正与之宜也；山药味甘归脾，安水之仇，故用二味为臣。丹皮亦入肝，其用主宣通，所以佐茱萸之涩也；茯苓亦入脾，其用主通利，所以佐山药之滞也。且色白属金，能培肺部，又有虚则补其母之义。至于泽泻有三功：一曰利小便，以泄相火；二曰行地黄之滞，引诸药速达肾经；三曰有补有泻，诸药无畏恶增气之虞，故用以为使。此方为益肾之圣药，而味者薄，其功缓，乃用药者，有四失也：一则地黄非怀庆则力浅；一则地黄非自制则不工，且有犯铁之弊；一则疑地黄之滞而减少之，则君主力弱；一则恶泽泻之渗而减之，则使力微。自蹈四失，而反咎药之无功，毋乃冤乎？

3. 吴崑：肾非独水也，命门之火并焉。肾不虚则水足以制火，虚则火无所制，而热证生矣，名曰之阴虚火动。河间氏所谓肾虚则热是也。今人足心热，阴股热，腰脊痛，率是此证。老人得之为顺，少年得之为逆，乃咳血之渐也。熟地黄、山茱萸，味厚者也，《经》曰："味厚为阴中之阴"，故能滋少阴，补肾水；泽泻味甘咸寒，甘从湿化，咸从水化，寒从阴化，故能入水脏而泻水中之火；丹皮气寒味苦辛，寒能胜热，苦能入血，辛能生水，故能益少阴，平虚热；山药、茯苓，味甘者也，甘从土化，土能防水，故用之以制水脏之邪，且益脾胃而培万物之母也。

4. 汪昂：此足少阴厥阴药也。熟地滋阴补肾，生血生精；山茱萸温肝逐风，涩精秘气；牡丹泻君相之伏火，凉血退蒸；山药清虚热于肺脾，补脾固肾；茯苓渗脾中湿热，而通肾交心；泽泻泻膀胱水邪，而聪耳明目。六经备治，而功专肾肝，寒燥不偏，而补兼气血。苟能常服，其功未易殚述也。

5. 柯琴：肾虚不能藏精，坎宫之火无所附而妄行，下无以奉肝木升生之令，上绝其肺金生化之源，地黄禀甘寒之性，制熟则味厚，是精不足者补之以味也，用以大滋肾阴。填精补髓，壮水之主，以泽泻为使，世或恶其泻肾而去之，不知一阴一阳者天地之道，一开一阖者动静之机。精者属癸，阴水也，静而不走，为肾之体；溺者属壬，阳水也，动而不居，为肾之用。是以肾主五液，若阴水不守，则真水不足，阳水不流，则邪水泛行，故君地黄。以密封蛰之本，即佐泽泻以疏水道之滞也，然肾虚不补其母，不导其上源，亦无以固封蛰之用，山药凉补以培癸水之上源，茯苓淡渗以导壬水之上源，加以茱萸之酸温，藉以收少阳之火，以滋厥阴之火，还以奉少阳之气也，滋化源，奉生气，天癸居其所矣，壮水制火，特其一端耳。

6. 张秉成：此方大补肝、脾、肾三脏，真阴不足精血亏损等证。古人用补，必兼泻邪，邪去则补乃得力。故以熟地大补肾脏之精血为君，必以泽泻分导肾与膀胱之邪浊为佐；山萸之补肝固精，即以丹皮能清泄厥阴、少阴血分相火者继之；山药养脾阴，茯苓渗脾湿，相和相济，不燥不寒，乃王道之方也。

7. 费伯雄：此方非但治肝肾不足，实三阴并治之剂。有熟地之腻补肾水，即有泽泻之宣泄肾浊以济之；有萸肉之温涩肝经，即有丹皮之清泻肝火以佐之；有山药收摄脾经，即有茯苓之淡渗脾温以和之。药止六味而大开大合，三阴并治，洵补方之正鹄也。

8. 秦伯未：六味地黄丸主要是治肾阴亏损引起的瘦弱腰痛等证。虽然书上说治肝肾不足，也有说三阴并治，并谓自汗盗汗、水泛为痰、遗精便血、喉痛、牙痛，……都能治疗，毕竟要认清主因、主脏、主证，根据具体病情而加减。假如认为阴虚证都能通治，对所有阴虚证都用六味地黄丸，肯定疗效不高的。

9. 陈菊生：由父母先天之气相传所致的胎儿畸形及其他遗传病，对其父母用扶正祛邪，调理先天，使其阴阳以平为期而达到优生的目的。补肾法及六味地黄丸能调理胎儿之阴阳消长及维持五脏六腑的生克平衡，达到有病即治，无病能防，以强先天滋补后天的作用。六味地黄丸将对人类优生优育、先天智力的开发带来可喜的佳音。

三、古今医家对知柏地黄丸的论述

1. 吴崑：熟地、山萸，味厚者也，味厚为阴中之阴，故足以补肾间之阴血；山药、茯苓，甘淡者也，甘能制湿，淡能渗湿，故足以去肾间之阴湿；泽泻、丹皮，咸寒者也，咸能润下，寒能胜热，故足以去肾间之湿热；黄柏、知母，苦润者也，润能滋阴，苦能泻火，故足以服龙雷之相火。夫去其灼阴之火，滋其济火之水。则肾间之精血日生矣。王冰曰：壮水之主，以制阳光。此之谓也。

2. 汪昂：治阴虚火动，骨痿髓枯，王冰所谓壮水之主，以制阳光也，尺脉旺者宜之。朱丹溪曰：君火者，心火也，人火也，可以水灭，可以直折，黄连之属可以制之；相火者，天火也，龙雷之火也，阴火也，不可以水湿折之，当从其类而伏之，惟黄柏之属可以降之。按知柏八味丸与桂附八味丸寒热相反，而服之者皆能有功，缘人之气禀不同，故补阴补阳，各有攸当，药者，原为补偏救弊而设也。《医贯》曰：左尺脉虚细数者，是肾之真阴不足，宜六味丸以补阴；右尺脉沉细数者，是命之相火不足，宜八味丸以补阳；至于两尺微弱，是阴阳俱虚，宜十补丸。此皆滋先天化源，自世之补阴者率用知柏反戕脾胃，多致不起，不能无憾，故特表而出之。又曰：王节斋云，凡酒色过度，损伤肺肾真阴者，不可过服参芪，服多者死，盖恐阳旺而阴消也。自此说行而世之治阴虚咳嗽者，视参芪如砒鸩，以知柏为灵丹，使患此证者，百无一生，良可悲也。盖起病于房劳，真阴亏损，阴虚火上故咳，当先以六味丸之类补其真阴，使水升火降，随以参芪救肺之品，补肾之母，使金水相生，则病易愈矣。世之用寒凉者，固不足齿，间有知用参芪者，不知先壮水以制火，而遂投参芪以补阳，反使阳火旺而金益受伤，此不知先后之著者也。

3. 张秉承：治命门真水不足，相火炎炽等证。以知、柏加入六味方中，便能资助阴中之阴，王冰所谓壮水之主，以制阳光也。

4. 费伯雄：知柏八味虽云壮水制火，究竟苦寒太过，徒伤胃气，水亦无以滋生，不如用介类潜阳生精益髓之法为妥。或肾有邪火，强阳不痿等症，可以暂用。

按：古今医家论述当中，涉及知柏地黄丸者甚少，纵有论述，多附于六味地黄丸后，简略带过。一方面，由于知柏地黄丸成方时间较短；另一方面，知柏地黄丸是由六味地黄丸加味而来，就其结构看，并未完全脱离六味地黄丸。因而，在理解本方的时候，应当详细研究有关六味地黄丸的相关论述，比较其不同，方能得出正确的看法。

本方在六味地黄丸的基础上加入知母、黄柏两味药物，应当将方中的知母、黄柏看作一个药物单元，或者用中医的术语，称之为"药对"。"药对"是将几味药物配伍，通过配伍可以提高原有药物功效，或产生新的功效，或降低某些药物的毒副作用，在临床处方当中，将这样的固定配伍，作为一个单元进行组合。这些配伍是从历代医家长期的临床实践当中总结出来的，通常能够取得超过单味中药的疗效。由于这些配伍当中，绝大部分是两味药物组成，因而称之为"药对"。这种"药对"的使用，早在仲景之《伤寒论》中，就有记载，如桂枝配芍药用以调和营卫；柴胡配黄芩以和解少阳；干姜、细辛、五味子温化寒饮等。掌握"药对"的配伍功效，是有效理解复方的重要环节。

知母、黄柏配伍应用出自何时、何人之手尚无考证，但该配伍于金元时期已逐渐为医家所认识。金代李杲的《兰室秘藏·小便淋闭门》中记载了"通关丸，一名滋肾丸。治不渴而小便闭，热在下焦血分也。"方用知母、黄柏、肉桂三味。并说"热在下焦，填塞不便，须用感北方寒水之化，气味俱阴之药以除其热，泄其闭塞。"《丹溪心法》："大补丸，降阴火，补肾水。"方用知母、黄柏、熟地、龟板。又书中许多方剂如补阴丸、虎潜丸当中皆有知母、黄柏的配伍组合。

知母功能清热泻火，滋阴润燥；黄柏清热燥湿、泻火除蒸。两药配伍，滋阴清热，泻火解毒，为退虚热的常用组合。朱丹溪对于阴虚火旺患者，主张采用滋阴降火的方法治疗，即养阴药与降火药同用。滋阴为治本，有利于降火，所谓"补阴即火自降"。同时，泻火的目的也为滋阴，故有"泻火为补阴之功"的说法。在临床当中，判断阴虚与火旺两者何者为本，何者为标，何者为缓，何者为急是决定滋阴、降火二法侧重之关键。因火热而伤阴者，当降火为主，兼以养阴；由阴虚而火旺者，则当以知柏地黄丸一类的方剂，滋阴以降火。

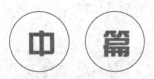

中 篇

临床应用

第一章

内 科 疾 病

第一节 呼吸系统疾病

一、肺炎

肺炎是由细菌或病毒引起的急性肺部（肺气泡）发炎。临床表现有高热，呼吸急促，持久干咳，可能有单边胸痛，深呼吸和咳嗽时胸痛，可有小量痰或大量痰，或含有血丝。

中医"肺炎"病名出自《麻疹活人全书》，为内、儿科常见病之一，又名"肺闭喘咳"、"肺风痰喘"，以发热、咳嗽、痰多、喘憋等为特征。古代与现代所说的肺炎尚不一致，但说明这种热性病是麻疹最易出现的合并证。治疗宜疏风宣闭、祛痰平喘、清热解毒、生津止渴。用麻杏石甘汤加银花、连翘、黄芩、板蓝根、鱼腥草等。重症用三黄石膏汤加减。热极伤阴，心烦气短，可加用生脉散或沙参麦冬汤加减。如肺炎病灶经治后久久不易吸收，可配合在背部拔火罐。本病发病急、变化快、合并证多，应注意鉴别诊断，并采取中西医结合疗法。

老年肺炎是指在住院期间由细菌、真菌、支原体、病毒或原虫等引起的肺部炎症。因其常缺乏明显呼吸系统症状，且症状多不典型，病情进展快，故易发生漏诊、错诊。常见有吸入性肺炎、革兰氏阴性杆菌肺炎、支原体肺炎、终末期肺炎、医院获得性肺炎等类型。在老年人中的发生率明显高于年轻人，主要病原菌以革兰氏阴性杆菌最多见，占68%～80%，其中又以肺炎杆菌、绿脓杆菌、肠杆菌、克雷白杆菌常见。革兰氏阳性球菌占24%，霉菌约占5%。

老年肺炎临床特点如下：①多无发热、胸痛、咯铁锈色痰等典型症状，有症状者仅占35%左右。②首发症状以非呼吸道症状突出，患者可首先表现为腹痛、腹泻、恶心、呕吐及食欲减退等消化道症状，或心悸、气促等心血管症状，或表情淡漠、嗜睡、谵妄、躁动及意识障碍等神经精神症状。高龄者常以典型的老年病五联征（尿失禁、精神恍惚、不想活动、跌倒、丧失生活能力等）之一或多项而表现之。③缺乏典型体征，极少出现典型肺炎的语颤增强，支气管呼吸音等体征。可出现脉速、呼吸快、呼吸音减弱、肺底部可闻及湿啰音，但易于与并存的慢性支气管炎、心衰等相混淆。④血常规检查白细胞总数可增高或不高，但半数以上可见核左移、C反应蛋白阳性、血沉快等炎症表现。动脉血气分析可出现动脉血氧分压下降、二氧化碳压下降，但合并慢性阻塞性肺疾病时，因肺泡换气不良可出现二氧化碳分压升高。胸片呈支气管肺炎形态者比大叶性肺炎更多见，病灶多呈斑片状、网状、条索状阴影。应注意的是老年人常因病情严重或意识障碍，难以摄出满意的吸气相胸片，从而影响病灶的显示，另外，又因肺组织弹性差、支气管张力低，肺通气不足，淋巴回流障碍等原因，致使病灶吸收缓慢，多数需4~6周才能完全吸收。

西医治疗原则：控制感染；促进排痰；纠正缺氧；防止误吸。经上述处理后，病情不改善或改善缓慢，除了重新考虑诊断外，应特别警惕并发症的发生。另外，老年人发生肺炎后，原有慢性疾病（并存病）可能恶化。因此必须重视并发症和并存病的处理。中医学认为老人素体弱，易热毒入侵，致使肺气壅遏不得宣发，肺失清肃而发病。本病与中医内科的咳嗽、哮、喘等有关。通常疾病变化较多，病程较长，不易恢复。

【临床应用】

杨曙洁等[1]以双黄连粉针剂、知柏地黄丸治疗老年人肺炎50例，与常规西医方法对照，取得良好效果。全部100例患者随机分为对照组与观察组各50例。两组病例在年龄、症状、体征等方面均无明显差异，具有可比性。对照组用常规西医方法治疗，观察组在常规治疗的基础上，加用双黄连粉针剂3.0~5.0g静点，口服知柏地黄丸（浓缩丸）。对照组予以青霉素类或先锋霉素类加甲硝唑大剂量静点，若患者出现阻塞性肺部症状，如呼吸困难、发绀、端坐呼吸症状可给予吸氧及支气管解痉剂、祛痰剂、皮质激素等，有合并症或其他慢性病时则对症治疗。观察组除应用以上疗法外，加用双黄连粉针剂3.0~5.0g，加入5%葡萄糖或生理盐水250ml静点，每日1次，10天后，口服知柏地黄丸，每日2次，每次8~10粒，服7~10天。结果：观察组治愈34例（68%），有效12例（24%），无效4例（8%），总有效率92%。对照组治愈25例（50%），有效14例（28%），无效11例（22%），总有效率78%。两组比较有显著差别，观察组明显优于对照组。

二、咳嗽

咳嗽因外感六淫或脏腑内伤，致使肺失宣降，肺气上逆而发。《素问病机气宜保命集》："咳谓无痰而有声，肺气伤，而不清也；嗽是无声而有痰，脾湿动而为痰也。咳嗽谓有痰而有声，盖因伤于肺气动于脾湿，咳而为嗽也。"明·张景岳将咳嗽归为外感、内伤两大类。《景岳全书·咳嗽》："咳嗽之要，止惟二证，何为二证？一曰外感，一曰内伤，而尽之矣。"

【常见证型】

（1）外感咳嗽：①风寒咳嗽。治法：疏风散寒，宣肺止咳。方药：三拗汤合止嗽散加减。②风热咳嗽。治法：疏风清热，宣肺化痰。方药：桑菊饮加减。③风燥咳嗽。治法：疏风清肺，润燥止咳。方药：桑杏汤加减。

（2）内伤咳嗽：①痰湿蕴肺。治法：健脾燥湿，化痰止咳。方药：二陈汤合三子养亲汤加减。②痰热郁肺。治法：清热肃肺，化痰止咳。方药：清肺化痰汤加减。③肝火犯肺。治法：清肺平肝，顺气降火。方药：泻白散合黛蛤散加减。④肺阴虚证。治法：滋阴润肺，止咳化痰。方药：沙参麦门冬汤加减。

应当说明，近代有许多学者认为咳嗽仅为一个症状，而非独立的疾病。

【病案举例】

王某，女，43岁，干部。2003年4月7日就诊。主诉：咳嗽1月余，每日清晨5时左右开始咳嗽，时而汗出，约1小时后方止。白天不咳，平素腰膝酸软，曾服消炎药、中成药均未见效。胸片显示：肺纹理增粗。血常规检查正常。舌质红、少苔，脉细略数，尺尤甚。审其脉证，属肾阴不足，虚火上炎而致咳嗽。治以滋补肾阴，清虚热为主。方选知柏地黄丸加味，处方：知母10g，黄柏10g，生地30g，山茱萸12g，山药12g，牡丹皮10g，泽泻8g，茯苓10g，桑白皮10g，炙紫菀10g，白前10g，五味子3g。水煎温服，每日1剂，早晚各服1次。上方服3剂后，咳嗽大减，守方加麦冬15g，继服3剂而愈。[2]

按：本证关键点有二：一者患者平素腰膝酸软，此系肾虚之辨证眼目；二者患者咳嗽发生在清晨，且白天不咳，清晨系阳气生发之时，患者阴虚，不能制阳，故于此时发作。方用知柏地黄丸滋阴降火，佐以桑白皮、紫菀、白前、五味子以清热润肺止咳。病证相和，故能收效。目前的中医著作很少将肾阴亏虚作为咳嗽的证型列出，但在临床当中，疾病变化多端，现有文献记载的证型意在为辨证论治作出示范，医者不可拘泥于书中所列举的证型，而应根据临床具体表现，灵活把握，辨证论治，方能提高临床疗效。

第二节　循环系统疾病

高血压病

高血压病是一种以动脉血压持续升高为主要表现的慢性疾病，常引起心、脑、肾等重要器官的病变并出现相应的后果。

世界卫生组织（WHO）建议使用的血压标准是：凡正常成人收缩压≤140mmHg，舒张压≤90mmHg。如收缩压≥140mmHg 或舒张压≥90mmHg，且持续存在，可确诊为高血压；收缩压 140～160mmHg 或/和舒张压 90～95mmHg，为临界性高血压。单纯血压升高，不合并心、脑、肾等靶器官任一的结构损害者为一期高血压；同时合并上述器官任一的结构损害者为二期高血压；出现上述器官任一的功能衰竭或失代偿者为三期高血压。对于原发性高血压的诊断应除外各种继发性高血压。

高血压病发病原因不明，与发病有关的因素有：①年龄：发病率有随年龄增长而增高的趋势，40 岁以上者发病率高。②饮食：摄入食盐多者，高血压发病率高，因而提倡低盐（≤6g/d）饮食。③体重：肥胖者发病率高。④遗传：大约半数高血压患者有家族史。⑤环境与职业：有噪音的工作环境，过度紧张的脑力劳动均易发生高血压，城市中的高血压发病率高于农村。

持续性动脉血压升高为本病最主要的表现。收缩压多超过140mmHg 或舒张压超过90mmHg；头昏、头痛、耳鸣等症状多见；本病中、晚期多合并心、脑、肾、眼底及血管壁的损害，可出现相应靶器官受损的症状与体征，如高血压性心脏病、高血压性肾病、脑血管意外等。

西医的治疗原则为：①轻型无靶器官损害者，应先行非药物治疗3～6 个月，无效则药物治疗。②抗高血压药物治疗应遵循长期、系统、个体化的原则，以期稳定、安全地控制血压。同时应高度重视对靶器官的保护和生活质量的提高。③除服降压药外，应注意不宜紧张，戒烟，限制食盐。

中医治疗高血压主要根据临床表现，辨证论治。临床常见的有肝郁化火上炎、阴虚阳亢、气虚痰浊阻滞、肝肾阴虚阳亢、肾阴阳两虚、脾肾阳虚、肝阳上亢、肝经热盛、痰浊中阻等证型。对于阴虚阳亢诸证皆可考虑选择知柏地黄丸加减治疗。

【临床应用】

俞长远[3]用知柏地黄丸治疗高血压病40例疗效满意。40例高血压患者中临界高血压患者30例，Ⅰ期高血压患者10例。阴虚阳亢型18例，肝火亢盛型22例。知柏地黄丸由长沙九芝堂制药厂生产。服药方法、疗程、疗效判断标准均遵临床应用指导原则。结果：对自觉症状的疗效：头痛30例，显效15例，有效9例，无效6例，有效率80%；眩晕38例，显效24例，有效9例，无效5例，有效率87%；头胀24例，显效13例，有效7例，无效4例，有效率83%；心悸19例，显效7例，有效4例，无效8例，有效率58%；失眠29例，显效13例，有效8例，无效8例，有效率72%；健忘15例，显效2例，有效7例，无效6例，有效率60%；口苦36例，显效19例，有效7例，无效10例，有效率72%；烦躁34例，显效27例，有效3例，无效4例，有效率88%；腰膝酸软12例，显效4例，有效3例，无效5例，有效率58%；手足心热7例，显效3例，有效2例，无效2例，有效率71%。对血压变化的影响：10例Ⅰ期高血压患者，显效4例，有效2例，无效4例，一般服药8~9周血压恢复正常；30例临界高血压患者，显效17例，有效7例，无效6例，总有效率80%，且在服药4~5周后血压即平稳正常。

【病案举例】

郑某，男，45岁。2000年1月就诊。患者有"血压高"病史3年，每遇劳累、情绪紧张、生气即复发。3天前因工作繁忙而旧疾复发，证见头晕耳鸣，腰膝酸困，夜寐不安，烦躁易怒，五心烦热，大便干结，舌质红，苔黄，脉滑数。血压160/120mmHg。诊断：眩晕，阴虚火旺证。治以养阴泻火，方用知柏地黄汤加减：知母10g，黄柏10g，白芍15g，酸枣仁10g，茯神10g，山药10g，山萸肉10g，丹皮10g，生地15g，牛膝10g，泽泻10g，五味子5g，生龙牡各10g，甘草6g，上药每日1剂，水煎分2次服。治疗1周后，患者诸症减轻，血压150/100mmHg，效不更方，上方继服1周，诸症悉平，改服六味地黄丸调理而愈。[4]

按： 本证肾阴不足，虚火上炎之象明显，用知柏地黄丸甚恰当。《素问·至真要大论》："诸风掉眩，皆属于肝"。此处头晕当是肝肾阴虚，水不涵木，虚火上扰清窍所致。患者夜寐不安，故在滋阴降火的基础上，佐以安神之酸枣仁，易茯苓为茯神，生龙牡既可安神，又可镇肝潜阳，一举两得。

第三节　消化系统疾病

一、肠易激综合征

肠易激综合征（IBS）系功能性胃肠病，指的是一组包括腹痛、腹胀、排便习惯改变和大便性状异常、黏液便等表现的临床综合征，持续存在或反复发作，经检查排除可以引起这些症状的器质性疾病。

其病因尚未明确，可能与多种因素有关，精神心理障碍是 IBS 发病的重要因素。目前认为，IBS 的病理生理学基础主要是胃肠动力学异常和内脏感觉异常，而造成这些变化的机制则尚未阐明。

IBS 最主要的临床表现是腹痛与排便习惯和粪便性状的改变。根据临床特点可分为腹泻型、便秘型、腹泻便秘交替型以及胀气型。

1986 年我国制定的 IBS 临床诊断参考标准为：①以腹痛、腹胀、腹泻或便秘为主诉，伴有全身性神经症状（症状持续或反复超过 3 个月）。②一般情况良好，无消瘦及发热。③多次粪常规及培养（至少 3 次）均阴性，粪隐血试验阴性。④X 线钡剂灌肠检查无阳性发现，或结肠有激惹征象。⑤结肠镜示部分患者肠运动亢进，无明显黏膜异常，组织学检查基本正常。⑥血、尿常规正常，血沉正常。⑦无痢疾、血吸虫等寄生虫病史，试验性治疗无效（注：甲硝唑试验治疗和停用乳制品）。符合上述标准者，一般可作出临床诊断。但要注意与一些表现隐匿或症状不典型的其他疾病鉴别，对诊断有怀疑者可选择有关的指标进一步检查。

一般治疗包括建立良好的生活习惯；饮食上避免诱发症状的食物，如产气的食物乳制品、大豆等；配合高纤维食物，有助改善便秘。药物治疗指根据患者具体情况选择胃肠解痉药、止泻药、泻药、抗抑郁药及其他肠道菌群调节药如双歧杆菌、乳酸杆菌等制剂，可纠正肠道菌群失调，对腹胀、腹泻有效，促胃肠动力药如西沙必利有助改善便秘。

中医历代有较多与 IBS 相似的记载，其临床表现与中医腹痛、便秘等疾病有关，可参照相关疾病辨证论治。明·张景岳提到："凡兼真阴不足而泻者，则多为脐下之痛，或于寅卯时为甚，或食入已久，反多不化而为呕恶溏泻，或泄不甚臭而多见完谷等证……若病在下焦，肾气微热者，宜六味地黄丸。"这是对于肾阴不足而导致本病的重要论述，在临床辨证当中，对于这种虚证所导致的腹痛、便秘应予以留意。不可一味以通腑、行气为法，犯虚虚之戒。

【临床应用】

刘维庆[5]采用知柏地黄丸加味治疗肠易激综合征23例，患者均系门诊病人，男16例，女7例。均以腹痛、腹胀、腹泻（4～6次／日），黏液便或稀水便为主，伴心烦口干，腰膝酸软，舌红少苔或光红乏津，脉细数等兼证。均采用知柏地黄丸加味进行治疗。基本方药：知柏地黄丸，每次8粒，每日3次，温开水冲服。伴里急后重者加黄连6g，当归12g，白芍20g；伴胁痛满闷者加防风12g，白术10g，陈皮9g，白芍15g。煎汤冲服。15天为一疗程，全部病例均服完1～2个疗程。严重的病例辅以西医的解痉、止痛、止泻及抗抑郁药物。结果：治愈18例，占75%；好转3例，占13%；无效2例，占11%；总有效率91.8%。

【病案举例】

王某某，男，50岁，中学教师。1998年4月28日就诊。主诉：腹胀、腹痛、腹泻反复发作2年多，查大便常规、粪便培养、肠镜检查等均无异常发现，确诊为肠易激综合征，曾服中药、西药、中成药均无效，服西药抗生素反而引起腹痛、腹泻加剧。大便呈黄色黏液便，日4～5次，伴体胖面红，心烦口干，胁肋满闷，腰膝酸软，舌红少苔，脉细数。辨证属久泻伤阴，肝肾阴亏。治以滋补肝肾，佐以和肝理气。方用知柏地黄丸，每次8粒，以防风10g、白术12g、陈皮12g、白芍20g煎汤送服，每日3次，服药1周后腹痛腹泻停止，大便成形，日1～2次，仍口干心烦，嘱继服知柏地黄丸20天，共治疗月余，诸症消失，随访至今未复发。[5]

按：医者以久泻伤阴为前提，抓住要领，又见众多阴虚火旺征象，辨证准确。而方中合用痛泻要方最善，本例患者以腹痛而泻为特点，此为肝木乘脾腹泻之辨证眼目。防风疏风止泻，白芍柔肝止痛，白术健脾，陈皮理气，合仲景"见肝之病，知肝传脾，当先实脾"之论，肝脾同治，收效甚捷。

二、习惯性便秘（附：老年便秘）

习惯性便秘，又称功能性便秘，常见于原发性肠蠕动功能异常，大便蠕动输送延缓或巨结肠等。多发于老年人。多起因于紧张，压力大，肠胃蠕动失调，或者忍便，形成恶性循环，导致习惯性便秘。但亦有学者认为习惯性便秘不仅仅限于功能性便秘，它又包括结肠性便秘与直肠性便秘。

习惯性便秘还与以下因素有一定关系：①饮食组成不良：如米面过于精细，食量过少，食用含粗纤维特别是不消化纤维的蔬菜、水果、粮食过少，油脂太缺，饮水不足等。②排便习惯不良：有便意时不及时排便，抑制便意。习惯排便时看书，不积极排便。依赖泻药排便或滥用泻药，使肠道排便敏感性降低。③生活起居无规律，每日排便无定时，睡眠不足或久睡不起。长途旅行或因工作繁忙未养成按时排便习惯等。

老年便秘的主要表现是大便次数减少，间隔时间延长或正常，但粪质干燥，排出困难，或粪质不干，排出不畅。可伴见腹胀，腹痛，食欲减退，嗳气反胃等症。常可在左下腹扪及粪块或痉挛之肠型。可分为器质性便秘与功能性便秘两种。

习惯性便秘与老年便秘两种疾病有相似之处，但概念不同。

中医学认为，便秘是大肠传导功能失常造成的。临床常见证型有：肠胃燥热型、气机郁滞型、气血不足型、脾肾阳虚型。治疗从整体出发，考虑气血津液，阴阳脏腑之间的关系，辨证论治。此外，亦可运用中医理论，采取足底推拿、自我按摩、肛前推按、穴位注射等方法治疗。

【临床应用】

张爱玲[6]运用知柏地黄丸治疗习惯性便秘94例。全部患者125例，随机分为治疗组94例，对照组31例。治疗组中男性39例，女性55例，年龄17～87岁，病程最长为42年，最短为半年，平均为10.5年。对照组中男性19例，女性12例，年龄最大为73岁，最小为10岁，平均年龄为49岁，病程最长为36年，最短为2年，平均为7.5年。治疗组用知柏地黄丸，每次8粒，每日3次，开水送服。对照组给予麻仁丸，每日45粒，于晚间睡前1次吞服，开水送下。治疗期间停服其他通便药物，疗程为2个月。结果：治疗组痊愈42例（45%），显效41例（43%），无效11例（12%），总有效率为88%；对照组痊愈12例（30%），显效9例（29%），无效10例（32%），总有效率为68%。

【病案举例】

（1）患者，女，59岁。诊断为慢性肾小球肾炎，慢性肾功能不全，尿毒症晚期。维持性血透6年，每周2次，患者3年前始一直大便干结难排，伴口苦口干、心烦，每因大便不通导致腹胀纳呆，血中肌酐、尿素氮升高而使病情加重。后服用知柏地黄丸10g/次，每日3次，间断加服黄连上清丸10g，每日2次，已服用2年余，大便一直保持通畅，1～2次/天，精神、食欲均良好，病情也较稳定，生活能完全自理，并能操持正常家务劳动。

（2）患者，男，70岁，诊断为糖尿病肾病、慢性肾功能不全。患者经常便秘，3～7天一次，每因大便不通而致腹胀难忍，心烦失眠，口干口渴，屡吃果导片及大黄粉等药无效，后改用知柏地黄丸合黄连上清丸内服，以滋肾泄浊解毒。患者服药1周后，大便日行1~2次，质软，从此一直坚持服药，维持5年余，精神、食欲均佳。[7]

（3）贾某，男，70岁。1996年7月5日初诊。患便秘20载，大便干燥，或条状或如羊矢。每4~5日一排便，甚或10日，坚涩难下，非泻药不能解。遍服中西药物，虽缓解一时，但终不能根除。平素患者兼有五心烦热，头晕耳鸣，口咽干燥，尤以夜间为甚。舌红无苔而干，脉细稍数。证属肝肾阴虚，津亏肠燥。治以滋补肝肾，生津润燥通便。加味知柏地黄汤主之。处方：知母30g，盐黄柏12g，熟地24g，山药12g，茯苓12g，山萸肉15g，泽泻10g，丹皮10g，元参20g，麦冬10g，火麻仁12g，甘草6g。水煎服，每日1剂，每剂3煎共取汁约1500ml，放暖瓶中当茶频饮。1剂服完患者自觉有便意，服药4剂能2日排便1次，大便初硬后软，守方继服30剂，大便1次/日，排出畅快，余症亦愈，20年宿疾豁然得解。随访1年未复发。[8]

按：此处3例患者，前2者系习惯性便秘，后者属老年性便秘，均有阴虚火旺见证，故当以滋阴降火为法，此为中医辨证论治之精华的体现。切不可一见大便不通，使用承气通其腑，亦或麻仁润其肠，病机不同，治法自然有异。两案并举，意在提示中医临床采用的是"辨病与辨证结合，以辨证为主"的诊疗模式，因而虽然面对不同疾病，在治疗时只要病机相同，就可以采用相同的治法，是中医"异病同治"的具体体现。需要提出的是第一例系维持性血透患者，这类患者因少尿或无尿需控制进水量，故用中成药调理。

三、病毒性肝炎

病毒性肝炎是由多种不同肝炎病毒引起的一组以肝脏损害为主的传染病。根据病原学诊断，肝炎病毒至少有5种，即甲、乙、丙、丁、戊型肝炎病毒，分别引起甲型肝炎、乙型肝炎、丙型肝炎、丁型肝炎及戊型肝炎。

甲型肝炎主要经粪-口途径传播。粪便中排出的病毒通过被污染的手、水、苍蝇和食物经口感染，以日常生活接触为主要传染方式，通常散发性发病，如水源被污染或生食污染的水产品，可导致局部地区暴发流行。通过注射或输血传播的机会很少。

乙型肝炎的传播途径包括：①输血及血制品以及使用污染的注射器或针刺等。②母婴垂直传播。③生活上的密切接触。④性接触传播。此外，尚有经吸血昆虫（蚊、臭虫、虱等）叮咬传播的可能性。

丙型肝炎的传播途径与乙型肝炎相同，以输血及血制品传播为主，但母婴传播不如乙型肝炎多见。

丁型肝炎的传播途径与乙型肝炎相同。

戊型肝炎通过粪－口途径传播，水源或食物被污染可引起暴发流行；也可经日常生活接触传播。

各型肝炎的潜伏期长短不一。甲型肝炎为 2～6 周（平均 1 个月）；乙型肝炎为 6 周～6 个月（一般约 3 个月）；丙型肝炎为 5～12 周（平均 7.8 周）。

【临床表现】

（一）急性肝炎

1. 急性黄疸型肝炎：病程可分为 3 个阶段。

（1）黄疸前期：多以发热起病，伴全身乏力、食欲不振、厌油、恶心、甚至呕吐，常有上腹部不适、腹胀、便秘或腹泻；少数病例可出现上呼吸道症状，或皮疹、关节痛等症状。尿色逐渐加深，至本期末尿色呈红茶样。肝脏可轻度肿大，伴有触痛及叩击痛。尿胆红素及尿胆原阳性，血清丙氨酸转氨酶明显升高。本期一般持续 3～7 天（平均 5 天）。

（2）黄疸期：尿色加深，巩膜及皮肤出现黄染，且逐日加深，多于数日至 2 周内达高峰，然后逐渐下降。在黄疸出现后发热很快消退，而胃肠道症状及全身乏力则见增重，但至黄疸即将减轻前即迅速改善。在黄疸明显时可出现皮肤瘙痒，大便颜色变浅，心动过缓等症状。儿童患者一般黄疸较轻，且持续时间较短。本期肝肿大达肋缘下 1～3cm，有明显触痛及叩击痛，部分病例还有轻度脾肿大。肝功能改变明显。本期持续约 2～6 周。

（3）恢复期：黄疸消退，精神及食欲好转。肿大的肝脏逐渐回缩，触痛及叩击痛消失。肝功能恢复正常。本期约持续 1～2 个月。

2. 急性无黄疸型肝炎：起病大多徐缓，临床症状较轻，仅有乏力、食欲不振、恶心、肝区痛和腹胀，溏便等症状，多无发热，亦不出现黄疸。肝常肿大伴触痛及叩击痛；少数有脾肿大。肝功能改变主要是谷丙转氨酶（ALT）升高。不少病例并无明显症状，仅在体检时被发现。多于 3 个月内逐渐恢复。部分乙型及丙型肝炎病例可发展为慢性肝炎。

（二）慢性肝炎

1. 慢性迁延型肝炎：为急性肝炎病程达半年以上，仍有轻度乏力、食欲不振、腹胀、肝区痛等症状，多无黄疸。肝肿大伴有轻度触痛及叩击痛。肝功检查主要是 ALT 单项增高。病情迁延不愈或反复波动可达 1 年至数年，但病情一般较轻。

2. 慢性活动性肝炎：既往有肝炎史，目前有较明显的肝炎症状，如倦怠无力、食欲差、腹胀、溏便、肝区痛等，面色常晦暗，一般健康情况较差，劳动力减退。肝肿大质较硬，伴有触痛及叩击痛，脾多肿大。可出现黄疸、蜘蛛痣、肝掌及明显痤疮。肝功能长期明显异常，ALT 持续升高或反复波动，白蛋白降低，球蛋白升高，丙种球蛋白及 IgG 增高，凝血酶原时间延长，自身抗体及类风湿因子可出现阳性反应，循环免疫复合物可增多而补体 C3、C4 可降低。部分病例出现肝外器官损害，如慢性多发性关节炎，慢性肾小球炎，慢性溃疡性结肠炎，结节性多动脉炎，桥本甲状腺炎等。

（三）重型肝炎

1. 急性重型肝炎：亦称暴发型肝炎。起病急，病情发展迅猛，病程短（一般不超过 10 天）。患者常有高热，消化道症状严重（厌食、恶心、频繁呕吐、鼓肠等）、极度乏力。在起病数日内出现神经精神症状（如性格改变、行为反常、嗜睡、烦躁不安等）。体检有扑翼样震颤、肝臭等，可急骤发展为肝昏迷。黄疸出现后，迅速加深。出血倾向明显（鼻衄、瘀斑、呕血、便血等）。肝脏迅速缩小。亦出现浮肿。腹水及肾功不全。实验室检查：外周血白细胞计数及中性粒细胞增高，血小板减少；凝血酶原时间延长，凝血酶原活动度下降，纤维蛋白原减少；血糖下降；血氨升高；血清胆红素上升，ALT 升高，但肝细胞广泛坏死后 ALT 可迅速下降，形成"酶肝分离"现象。尿常规可查见蛋白及管型，尿胆红素强阳性。

2. 亚急性重型肝炎：起病初期类似一般急性黄疸型肝炎，但病情进行性加重，出现高度乏力，厌食、频繁呕吐、黄疸迅速加深，血清胆红素 >171.0μmol/L（10mg/dl），常有肝臭，顽固性腹胀及腹水（易并发腹膜炎），出血倾向明显，常有神经精神症状，晚期可出现肝肾综合征，死前多发生消化道出血、肝性昏迷等并发症。肝脏缩小或无明显缩小。病程可达数周至数月，经救治存活者大多发展为坏死后肝硬化。实验室检查：肝功能严重损害，血清胆红素升高，ALT 明显升高，或 ALT 下降与胆红素升高呈"酶肝分离"；血清白蛋白降低，球蛋白升高，白、球蛋白比例倒置，丙种球蛋白增高；凝血酶原时间明显延长，凝血酶原活动度下降；胆固醇酯及胆碱酯明显降低。

3. 慢性重型肝炎：在慢性活动性肝炎或肝硬化的病程中病情恶化，出现亚急性重型肝炎的临床表现。预后极差。

（四）淤胆型肝炎

亦称毛细胆管型肝炎或胆汁瘀积型肝炎。起病及临床表现类似急性黄疸型肝炎，但乏力及食欲减退等症状较轻而黄疸重且持久，有皮肤瘙痒等梗阻性黄疸的表现。肝脏肿大。大便色浅。转肽酶、碱性磷酸酶以及 5-核苷酸酶等梗阻指标升高。ALT 多为中度升高。尿中胆红素强阳性而尿胆原阴性。

【辅助检查】

（一）血象

白细胞总数正常或稍低，淋巴细胞相对增多，偶有异常淋巴细胞出现。重症肝炎患者的白细胞总数及中性粒细胞均可增高。血小板在部分慢性肝炎病人中可减少。

（二）肝功能试验

1. 黄疸指数、胆红素定量试验：黄疸型肝炎上述指标均可升高。尿检查胆红素、尿胆原及尿胆素均增加。

2. 血清酶测定：谷丙转氨酶（ALT）及谷草转氨酶（AST）在肝炎潜伏期、发病初期及隐性感染者中均可升高，故有助于早期诊断。

3. 胆固醇、胆固醇酯、胆碱酯酶测定：肝细胞损害时，血内总胆固醇减少，梗阻性黄疸时，胆固醇增加。重症肝炎患者胆固醇、胆固醇酯、胆碱酯酶均可明显下降，提示预后不良。

4. 血清蛋白质及氨基酸测定：慢性活动型肝炎时蛋白电泳示 γ-球蛋白 $>26\%$，肝硬化时 γ-球蛋白 $>30\%$。但在血吸虫病肝硬化、自身免疫性疾病、骨髓瘤、结节病等 γ-球蛋白百分比均可增高。检测血浆中支链氨基酸（BCAA）与芳香族氨基酸（AAA）的比值，如比值下降或倒置，则反映肝实质功能障碍，对判断重症肝炎的预后及考核支链氨基酸的疗效有参考意义。

5. 血清前胶原Ⅲ（PⅢP）测定：血清 PⅢP 值升高，提示肝内有纤维化形成的可能。文献报道其敏感性为 31.4%，特异性 75.0%。PⅢP 正常值 $<175\mu g/L$。

（三）血清免疫学检查

测定抗 HAV – IgM 对甲型肝炎有早期诊断价值，HBV 标志（HBsAg、HBeAg、HBcAg 及抗 – HBs、抗 – HBe、抗 – HBc）对判断有无乙型肝炎感染有重大意义。HBV – DNA、DNA – P 及 PHSA 受体测定，对确定乙型肝炎病人体内有无 HBV 复制有很大价值。高滴度抗 HBc – IgM 阳性有利于急性乙型肝炎的诊断。

丙型肝炎常有赖排除甲型、乙型、戊型及其他病毒（CMV、EBV）而诊断，血清抗 HCV – IgM 或/和 HCV – RNA 阳性可确诊。

丁型肝炎的血清学诊断有赖于血清抗 HDV – IgM 阳性或 HDAg 或 HDV cDNA 杂交阳性；肝细胞中 HDAg 阳性或 HDV cDNA 杂交阳性可确诊。

戊型肝炎的确诊有赖于血清抗 HEV – IgM 阳性或免疫电镜在粪便中见到 30～32nm 病毒颗粒。

（四）肝穿刺病理检查

对各型肝炎的诊断有很大价值，通过肝组织电镜、免疫组化检测、以 Knodell HAI 计分系统观察，对慢性肝炎的病原、病因、炎症活动度以及纤维化程度等均得到正确数据，有利于临床诊断和鉴别诊断。

中医治疗各型肝炎主要以辨证论治为主。近代医家提出了众多宝贵方案。中医理论认为，病毒性肝炎的发病过程中，常影响到肝、胆、脾、胃、肾等多个脏腑，与中医的黄疸、呕吐、胁痛等多种疾病相关。通常对于急性肝炎的治疗多用清热利湿、芳香化浊、调气活血等法，热偏重者可用茵陈蒿汤、栀子柏皮汤加减，或龙胆草、板蓝根、金钱草、金银花等煎服；湿偏重者可用茵陈四苓散、三仁汤加减。淤胆型肝炎多与湿热淤胆，肝胆失泄有关，在清热解毒利湿的基础上，重用消瘀利胆法，如赤芍、黛矾、硝矾散等。对于慢性肝炎中医治疗原则为去邪、补虚及调理阴阳气血。湿热未尽者可参照急性肝炎治疗；肝郁脾虚者宜舒肝健脾；肝肾阴虚者宜滋补肝肾；肾阳虚者宜补脾肾；气阴两虚者宜气阴两补；气滞血瘀者宜调气养血，活血化瘀。

近年来随着中药药理研究的进展，有学者提出根据中药药理选择具有促进肝组织修复、改善肝功能、抗肝纤维化功能的中药治疗。如 ALT 升高长期不降者，若湿热偏重者可选用垂盆草、山豆根及其制剂，湿热不显者可选用五味子制剂，在转氨酶值降至正常后应该逐步减量，继续治疗 2～3 周后停药，以防反跳。丹参和毛冬青有活血化瘀作用，与上述药物合用可提高疗效。改善蛋白质代谢则以益气养血滋阴为主，可选用人参、黄芪、当归、灵芝、冬虫夏草等，及当归丸、乌鸡白凤丸、河车大造丸等中成药。抗肝纤维化则以活血化瘀软坚为主，可选用桃仁、红花、丹参、参三七、百合、山慈菇、柴胡、鳖甲等。

【临床应用】

孙淑芝[9]运用知柏地黄丸治疗急慢性肝炎70例，取得了一定的疗效。70例中，男50例，女20例，平均年龄45.18岁。甲型病毒性肝炎10例，乙型病毒性肝炎60例，其中急性无黄疸型5例，急性黄疸型15例，慢性迁延型7例，慢性活动型33例。中医辨证为肝肾阴虚。随机设对照组60例。两组的性别、年龄、临床症状、诊断、实验室检查比较无显著性差异，有可比性。对照组用保肝抗病毒药物葡醛内酯、垂盆草冲剂、乙肝宁冲剂等。治疗组在对照组药物治疗的基础上，加服知柏地黄丸，一次9g（蜜丸1丸），每日2次，或用知柏地黄汤加味，共服1月，观察疗效。结果：治疗组服药后1周自觉口干、咽干症状好转者47例，对照组无明显变化，1月后口干、咽干症状消失者，治疗组65例（92.85%），对照组36例（60%），两组比较有显著性差异（$P < 0.01$）。治疗组ALT治疗前异常者70例，治疗后恢复正常者63例（90.00%），总胆红素（TBIL）治疗前异常者65例，治疗后恢复正常者55例（84.62%）；对照组ALT治疗前异常者60例，治疗后恢复正常者42例（70.00%），Tbil治疗前异常者54例，治疗后恢复正常者30例（55.56%），两组比较ALT与TBIL差异均具有统计学意义（$P < 0.01$）。

【病案举例】

梅某，男，46岁，工人。2003年12月29日初诊。患者近月因房劳过度而双目眶黑，白睛黄，身黄如烟熏，小便黄而自利；2周后黄疸日益加深，伴肉眼血尿，无尿频尿急尿痛感。B超示：肝脾无异常，膀胱轻度积水。肝功能检查示：ALT、天冬氨酸氨基转移酶（SAT）正常，TBIL 223.8μmol/L、直接胆红素（DBIL）9.2μmol/L、间接胆红素（IBIL）16.3μmol/L。尿常规示：尿蛋白（+），红细胞满视野。入院时诊为不明原因黄疸伴血尿。经西医抗感染、止血、退黄，以及输液、输血治疗1周，黄疸未退、血尿肉眼可见，遂要求中医治疗。症见：面色暗而少华，神色呆滞，烦躁不安，精神萎靡，渴欲饮水，但饮不多，入夜则身热，不恶寒，腰膝酸软，小腹微胀，大便溏，日行2次，汗不甚出。舌红苔微黄中后部少苔，脉细弦数尺旺。中医诊断：女劳疸，尿血。证属肾虚血瘀，郁而发黄，兼阴亏火旺，瘀热互结，灼伤血络。治以固肾坚阴，消瘀退黄，清热凉血，活血利湿。方以硝石矾石散加知柏地黄汤加味：知母10g，黄柏10g，生地15g，山茱萸12g，淮山药12g，牡丹皮10g，泽泻10g，茯苓10g，白茅根15g，益母草15g，小蓟10g，藕节10g，淮牛膝10g，并嘱以硝石、矾石各等分，研末、炼蜜为丸，每粒3克，米汤送服，每日1次，夜间服，禁房事。服药10剂，黄疸渐退，血尿渐止，肉眼已不见血尿。上方继服半月，诸症明显好转，黄疸已退，血尿已止。嘱携药出院，以资巩固。[10]

按：《金匮要略》曰："黄家，日晡所发热，而反恶寒，此为女劳得之；膀胱急，少腹满，身尽黄，额上黑，足下热，因作黑疸。其腹胀如水状，大便必黑，时溏，此女劳之病，非水也。腹满者难治，硝石矾石散主之。"本案由房劳过度而起，与女劳疸之病因相符。入夜身热而不恶寒，膀胱拘急而小腹微胀，额上不黑而眶黑，足下不热而腰膝酸软，系病在阴分，肾阴不足，阴虚火旺。黄疸的发生与湿、热、瘀关系最为密切。《金匮》曰："瘀热以行。"明确地提出了黄疸病的病机。因而治疗之时，在辨证论治的基础上，一定要考虑到湿、热、瘀的关系。本案所用硝石矾石散为治疗女劳疸之主方，然本例患者正虚明显，若单用硝石矾石散攻伐，恐患者难以耐受，故用知柏地黄丸滋阴降火以顾其本。攻补兼施，以为万全之法。自来有谓古方不治今病之论，而运用之要，全在灵活权变，若一味生搬硬套，自是有方不如无方。

四、药物性肝损害

药物性肝损害（DILI，简称"药肝"）是指在药物使用过程中，由于药物或其代谢产物引起的肝细胞毒性损害或肝脏对药物及代谢产物的过敏反应所致的疾病，也称为药物性肝炎。

按照受累部位，可将药肝分为3型：①肝细胞损伤型，丙氨酸氨基转移酶（ALT）>2倍正常上限（ULN）或ALT/碱性磷酸酶（AKP）≥5；②胆汁淤积型，AKP>2×ULN或ALT/AKP≤2；③混合型，ALT和AKP均>2×ULN且ALT/AKP介于2～5之间。

根据发病机制可将药肝分为2大类：中毒性肝损害和特异质性肝损害。前者是药物或其代谢产物直接损害肝脏，与药物剂量有关，具有可预测性，代表药物为对乙酰氨基酚；后者为药物半抗原与肝细胞中特异蛋白质结合成为抗原，抗原经抗原呈递细胞加工激活免疫系统，导致肝损害，与药物剂量无关，具有不可预测性。

本病的诊断要在排除其他因素后才能做出，一旦明确DILI诊断应立即停用相关药物。对于部分暂时无法停用该药的患者，应权衡利弊，慎重选择。视药物进入身体的方式、剂量、时间及速度，可进行催吐、洗胃、导泻、活性炭吸附、利尿等，必要时须进行血液透析、血液灌流、血浆置换等。乙酰半胱氨酸是惟一有效的对乙酰氨基酚中毒解毒药，应尽早给药。有报告显示，服用对乙酰氨基酚后8小时内接受乙酰半胱氨酸治疗者的效果，优于8小时后给药者。但并不是所有对乙酰氨基酚过量者都需要治疗，是否需要治疗取决于其血清浓度。其他治疗还包括常规护肝支持治疗，必要时人工肝治疗和肝移植。中医治疗以辨证论治为主。

【临床应用】

郝小萍[11]等运用知柏地黄汤治疗抗结核药物所致肝损害。全部63例均为确诊的肺结核患者，在接受抗痨治疗前检查肝功能均属正常，但经使用抗结核药（INH、RFP、PZA、EMB或SM）治疗后，出现肝功能异常，无法继续治疗。随机将上述患者分为知柏地黄汤为主治疗组31例（男17例，女14例；年龄最小22岁，最大74岁），单纯西药护肝对照组32例（男22例，女10例；年龄最小22岁，最大70岁）。两组一般情况经统计学处理，无显著性差异（$P > 0.05$），具可比性。治疗组：①知柏地黄汤加味：生地、山药、茯苓、丹参各20g，熟地、茵陈各15g，知母、黄柏、丹皮、虎杖、柴胡、赤芍各12g，泽泻、黄肉、五味子各10g，甘草6g。加减：纳呆、便溏者，去生地加白术、生麦芽；肝区疼痛者，加郁金、香附；寐差者，加合欢花；咽痛者，去熟地，加夏枯草。每日1剂，水煎分服。②西药护肝：肝安注射液500ml、凯茜莱注射液0.2g（5%葡萄糖250ml静脉滴注），每日1次；口服联苯双酯滴丸15mg、之可康片2片，每日3次。14天为1疗程，每疗程结束复查ALT、AST，4个疗程后评定疗效。对照组：单纯使用上述西药护肝，疗程同上。结果：治疗组痊愈28例，显效1例，有效率93.55%，其中治疗1疗程18例，2疗程11例；无效2例，无效率6.45%。对照组痊愈11例，有效13例，有效率75.00%，其中治疗1~2疗程11例，3~4疗程13例；无效8例，无效率25.00%。两组有效率比较，差异有显著性意义（$P < 0.05$）。

五、胃黏膜巨大肥厚症

即Menetrier病（MD），是良性增生性胃病的一种，以胃内黏膜增生肥厚为主要表现，最初由Menetrier于1888年发现并描述为"片状多发腺瘤"，故而得名。本病曾有多种不同的名称，如胃黏膜巨大肥厚症、巨大肥厚性胃炎、胃巨大皱襞肥厚、胃黏膜息肉样肿、胃腺乳头状瘤病、肥厚性增生性胃炎等，由于本病既非炎症亦非肿瘤，故称胃黏膜巨大肥厚症较妥。

本病的病因不明，可能的致病因素包括化学刺激、变态反应、病毒感染、寄生虫感染、神经因子、遗传、激素、机械性梗阻、免疫异常等。

临床症状多不典型，一般有上腹痛、饱胀不适、纳差、恶心、呕吐等消化系统症状，临床当与慢性胃炎、溃疡病、胃癌等疾病相鉴别。因病变黏膜可有出血点和糜烂，甚至溃疡，MD 患者常有黑便和呕血。少数病例可出现急性大出血，出血原因为胃黏膜表面的糜烂或溃疡侵蚀大血管。MD 患者还有乏力、消瘦、贫血及低蛋白血症等症状，以低蛋白血症为其特征。目前蛋白丢失的原因还不甚清楚，可能由于蛋白摄入过少、丢失过多或胃壁黏膜的胃腺过度分泌白蛋白而白蛋白的重吸收障碍引起难以纠正的低蛋白血症。有学者提出 MD 增生的腺体与癌有移行，因此认为 MD 是一种癌前病变，但其癌变率较慢性萎缩性胃炎低，为10%～15%。胃镜、上消化道钡餐透视是主要的检查诊断方法。本病与中医胃痛、腹痛、痞满、呕吐等相关，可为参照，辨证论治。

【病案举例】

赵某，男，65 岁。1999 年 6 月 15 日就诊。6 个月前，无明显原因出现胃脘不适，伴口干口苦、嗳气、口腔溃疡、心烦、失眠等症，当地医院诊断为慢性胃炎，予斯达舒、快胃片治疗，未见好转。3 个月前，又出现双下肢浮肿，遂到某省级医院诊治，超声检查心、肝、肾未见异常，心电图大致正常，肝功能正常，诊断为低蛋白血症（原因待查），并予对症治疗，未有好转。经询病史及查体后，进一步进行胃镜检查：见胃底胃体黏膜明显粗大肥厚，充血发红，充气后不能平展。胃镜诊断：Menetrier 病。症见胃脘不适，伴口干口苦，嗳气，口腔溃疡，心烦易怒，失眠多梦，纳差，大便干燥，3 日 1 次，双下肢浮肿，舌红少津，苔薄黄，脉细数；证属阴虚火旺，治以知柏地黄丸，1 日 2 丸，1 日 2 次；蒲公英10g、杭白菊10g 代茶饮。2 周后病人痊愈。[12]

按：本案舌脉症均属阴虚火旺之证。病人年老肾阴亏虚，肾为先天之本，脾胃系后天之本，相互滋生，今肾虚脾胃亦失于充养，致使运化失司，水湿泛滥而发病。方中熟地、山药、山茱萸滋补肝肾；黄柏、知母、丹皮等降火；茯苓、泽泻健脾利湿消肿；各方兼顾甚为恰当。蒲公英、菊花加强清热解毒之功效，当是考虑上焦火盛，以轻清之品治之，和"治上焦如羽"之法。

第四节　泌尿系统疾病

一、尿路感染

尿路感染是由细菌（极少数可由真菌、原虫、病毒）直接侵袭所引起。根据感染发生的部位，尿路感染分为上尿路感染和下尿路感染。上尿路感染主要指肾盂肾炎，即肾实质和肾盂的感染性炎症，是由于细菌入侵肾脏所致。肾盂肾炎临床上分为急性肾盂肾炎和慢性肾盂肾炎。下尿路感染主要为尿道炎和膀胱炎，其感染性炎症仅局限于尿道和膀胱。根据有无尿路功能或器质上的异常，又有复杂性和非复杂性尿路感染之别；根据炎症的性质不同，又可分为急性和慢性尿路感染。

单纯性急性尿路感染经抗菌药治疗后，90% 可治愈，约 10% 左右可转为持续性细菌尿或反复发作。复杂性尿路感染临床治愈率低，容易复发，除非纠正了尿路解剖或功能的异常，否则极难治愈。

由于女性泌尿生殖系统结构的特殊性，女性的尿道较男性短且宽弛，细菌易于进入。女性的尿道口与阴道、肛门距离很近，无论是阴道还是肛门周围，都有大量细菌，阴道的分泌物也是一种较好的培养基，使细菌更容易繁殖。因而女性患尿路感染的比率明显高于男性。

各种尿路感染临床表现不尽相同，但有一些共性表现：①尿路刺激征，即尿频、尿急、尿痛、排尿不适等症状。这些症状，不同的病人表现轻重程度不一。急性期炎症患者往往有明显的尿路刺激征；下尿路患者尤为明显。②全身中毒症状，如发热、寒战、头痛等。主要见于上尿路感染病人，特别是急性尿路感染及伴有尿路梗阻的病人尤为多见。③尿常规检查可有白细胞、红细胞，上尿路感染可见蛋白。④血常规可能有白细胞升高。⑤尿细菌培养阳性。

西医治疗主要包括：①对症支持治疗。②针对病原体的治疗（头孢唑啉钠、诺氟沙星）。③维持水电解质平衡。④对所有病人均鼓励多喝水，喝水少的病人应给予输液，保证每日尿量在 2000ml 以上。

其中抗生素的正规使用十分重要：①选择敏感的抗生素治疗，最好先做细菌培养。当出现排尿不适，疑有尿路感染发作时，应先保留尿标本（做细菌培养用）后再服药，如先擅自服药再留尿标本，则细菌受抑不易生长，容易造成"假阴性"。②治疗时间要足够。一般治疗尿路感染的时间为 10~14 天。当病情反复发作，或病情较重时，抗菌治疗时间应适当延长。一般在症状消失、尿中白细胞正常、尿细菌培养阴性 5~7 天后停药。少数情况下，经 2~4 周的治疗仍不足以缓解症状时，可采用长程抗菌疗法。③要坚持停药随访。患者在停药后的第1、2、4、6周，复查尿白细胞和尿细菌培养。如多次结果均为阴性，可以认为该病已经治愈。如果再次有尿白细胞增多和尿细菌培养阳性，则应重新给予抗菌治疗。如反复发作，可采用长程抑菌疗法。

大部分尿路感染属于中医学"淋证"范畴。淋证是以小便频数量少，尿道灼热疼痛，排出不畅，或小腹拘急，痛引腰腹为主要表现的病证。多因外阴不洁，秽浊之邪上犯膀胱，或湿热外邪由其他脏腑传入膀胱；或心经火热炽盛，下移小肠，致膀胱气化不利，无以分清泌浊；或肝郁化火，热郁气结，膀胱气化不利；或脾气亏虚，中气下陷；或肾气虚弱，气化失职而发生。辨证分虚实寒热。虚寒证常见脾气亏虚，肾气虚弱型；实热证常见膀胱湿热，小肠实热，肝胆郁热等。治法应以补脾温肾，清热祛湿为主。

临床将淋证分为五淋（即气淋、血淋、膏淋、石淋、劳淋），辨证时应详辨虚实。气淋实证，兼胸胁胀满，舌青脉弦。虚证多兼气短面白，舌淡脉细。分别治以利气行水和补中益气，方用沉香散加味和补中益气汤加减。血淋除尿中带血外，实证尿色紫红，苔黄脉滑，虚证则尿血色淡，舌淡脉细；分别治以清利湿热，凉血止血和滋阴清热；方用小蓟饮子和知柏地黄丸。膏淋尿如泔水，实证兼舌红脉数，虚证则舌淡脉细；分别治以清利湿热，分清泌浊和补肾固涩；方用萆薢分清饮和六味地黄丸加减。石淋即尿中挟砂石，甚则带血，舌红苔黄脉数，治以清热利湿排石，方用石韦散加味。劳淋即淋久不愈，遇劳即发，舌淡脉弱，治以健脾益肾，方用无比山药丸加减。应当注意的是，中医的淋证并非和西医所说的尿路感染呈对应关系。淋证的诊断主要依靠病史及临床表现，而尿路感染的诊断主要依靠小便中的细菌培养。部分尿路感染的患者症状轻微，甚至没有临床症状，因而不能诊断为中医的淋证。

尿路感染是较为粗略的诊断，通常在门诊当中，无法明确具体疾病的时候采用。应当进一步检查，以获得明确的诊断，比如急性肾盂肾炎，急性膀胱炎等。

临床各种尿路感染辨证属阴虚火旺者，都可以用知柏地黄丸加减治疗。

（一）慢性尿路感染

慢性尿路感染多因急性尿路感染失治或治疗不彻底而发展所致。西药治疗大都是缓解症状，疗程长，且毒副作用多，有的因肾毒性不宜为首选，以致疗效不明显。本病多属中医"劳淋"、"腰痛"、"虚损"等范畴。中医学认为肾与膀胱，一脏一腑，互为表里，生理功能甚为密切，若热淋久治不愈或素体虚弱，则湿热留恋，邪气内伏，进一步耗伤津液，损伤正气，致脾肾两虚，遇劳或体质下降时发作。治疗时必须攻补兼施，清补相济。

【临床应用】

孙起武[13]等，1990 年至 1995 年收治 45 例患者，其中男性 7 例，女性 38 例，年龄 32～79 岁，病程 1～15 年。用知柏地黄汤加减：知母、黄柏、丹皮、生甘草梢各 9g，生地、山药、猪茯苓、白茯苓、连翘各 15g，白茅根、地锦草各 30g，山萸肉 10g。尿道刺激症状重者加木通、玄胡；腹胀、纳少加鸡内金、大腹皮；浮肿加防己、黄芪；低热加地骨皮；腰酸甚加寄生、旱莲草、杜仲等；小便少加少量肉桂。每日一剂，煎二次，分早晚温服，并嘱多饮水，15 天为一疗程。45 例中临床治愈 23 例（51.1%），有效 18 例（40%），无效 4 例（均为上尿路感染，占 8.9%），下尿路感染总有效率则为 100%。

【病案举例】

刘某，女，56 岁。尿频、尿急、尿涩或尿痛反复发作 6 年，今加重 1 周。患者 6 年前因急性肾盂肾炎住院，症状消失后自动出院，半年后复发，此后每年 1～2 次发作，经口服或静脉点滴抗生素能缓解。1 周前因劳累又发，特求治于中医。刻下：尿频、尿急、尿涩痛，腰酸胀，口干，低热，肢体困重，舌淡胖苔白腻，脉细滑。血液常规检查正常。尿液常规：蛋白（＋），白细胞（＋＋）。中段尿培养为大肠杆菌。证属诸淋日久，久病体虚即脾肾两虚，湿热留恋不去，故遇劳即发。拟知柏地黄汤加减，益肾健脾、清热利湿。药用：知母、黄柏、山萸肉、丹皮、甘草梢各 9g，山药、猪茯苓、云苓、连翘、寄生、旱莲草各 15g，地锦草、生地、白茅根各 30g，木通 6g。此方用 1 个疗程，症状、体征消失，尿液常规检查正常，中段尿培养阴性。[13]

按： 此属中医学"劳淋"范畴，患者临床表现，既有阴虚火旺之象，又有湿热内蕴。因而病机较为复杂。单纯清热利湿则有伤阴之弊，单纯养阴，则有碍祛湿。故采用滋阴降火与清热利湿二法同用。本例患者病程较长，且年龄较大，以虚证表现为主，因而以滋阴降火之知柏地黄丸为主，佐以清热利湿之茅根、木通等，正邪兼顾而收效。

（二）慢性肾盂肾炎

慢性肾盂肾炎是细菌感染肾脏引起的慢性炎症，病变主要侵犯肾间质和肾盂、肾盏组织。由于炎症的持续进行或反复发生导致肾间质、肾盂、肾盏的损害，形成疤痕，以至肾发生萎缩和出现功能障碍。平时病人可能仅有腰酸和（或）低热，可没有明显的尿路感染的尿痛、尿频和尿急症状，其主要表现是夜尿增多及尿中有少量白细胞和蛋白等。病人有长期或反复发作的尿路感染病史，在晚期可出现尿毒症。

静脉肾盂造影多示肾盂、肾盏变形、缩窄，双肾形态学检查（B超、CT等）显示肾影不规则，甚至缩小；肾小管功能有持续性损害，如尿渗透压降低，尿视黄醇结合蛋白及尿β2微球蛋白升高。

常规治疗有：①尽可能按药敏试验结果结合临床疗效来选用敏感的抗菌药物。②急性发作期治疗同急性肾盂肾炎，急性发作期后每晚1次用原药量的1/3～1/2，继续治疗3～6个月。③有慢性感染病灶，如妇科疾病、慢性结肠炎、齿龈脓肿、慢性扁桃体炎、中耳炎、鼻窦炎等，或有尿路先天畸形及梗阻者应予治疗。

【临床应用】

郭正杰[14]辨证治疗慢性肾盂肾炎38例，其中阴虚湿热型11例，均采用知柏地黄汤加减。患者症见轻度尿频、尿急、尿痛，小便黄赤或混浊，腰痛，伴头昏耳鸣，低热，手足心热，口干咽燥，舌质红，苔少或薄黄，脉沉细而数。证属肾阴亏虚，湿热留恋，治以滋阴补肾，清利湿热，方用知柏地黄汤加减：生地、茯苓、车前草、旱莲草、女贞子、鳖甲各15g，知母、黄柏、山茱萸、狗脊、泽泻各10g，甘草5g。腰痛甚者，加杜仲、桑寄生；低热甚者，加青蒿、地骨皮；气血不足者，去知母、黄柏，加党参、黄芪、当归。结果：全部38例中，治愈30例（79%），好转5例（13.1%），无效3例（7.9%），总有效率为92.1%。朱成英[15]运用加味知柏地黄汤治疗慢性肾盂肾炎48例，女44例，男4例；年龄最小30岁，最大70岁，平均50岁；病程最短2年，最长17年。基本方：知母10g，黄柏10g，生地黄12g，泽泻15g，茯苓15g，牡丹皮6g，山茱萸10g，山药12g，萹蓄20g，瞿麦20g，红藤20g，败酱草30g。兼神疲乏力加太子参15g，生黄芪40g；兼血尿加景天三七15g，仙鹤草15g，白茅根30g，生槐花15g；兼腰膝酸软加桑寄生12g，杜仲12g，川续断15g；见蛋白尿加凤尾草30g，金樱子30g。每日1剂，水煎分2次服用，1月为1疗程，一般服药2～3疗程。结果：痊愈30例；显效12例，总有效4例；无效2例，总有效率为95.8%。

【病案举例】

黄某某，女，30岁。1999年4月1日就诊。肾盂肾炎病史2年余，经用八正散、导赤散，西药庆大霉素、卡那霉素、呋喃坦啶等治疗，仍反复发作。刻诊：腰背酸痛，下腹疼痛、伴尿频、尿急、尿痛、尿黄而混浊，口苦咽干，烦躁少寐，舌质红少苔，脉弦细数。尿中段培养致病菌系大肠杆菌，尿检：白细胞（＋＋＋），红细胞（＋＋），蛋白（＋）。辨证湿热久居，肾阴亏耗，气化失司。治以滋阴清热，利水通淋。方药：知母10g，黄柏10g，生地12g，丹皮10g，泽泻10g，怀山药12g，茯苓12g，马齿苋30g，大飞扬30g，车前草10g，黄芩10g，每日1剂。上方连服15天，腰背酸痛，少腹闷痛，尿频、尿急、尿浊、尿痛均明显好转，咽干、失眠亦好转。尿检：蛋白（－），白细胞（＋），红细胞少许，尿中段培养阴性。按上方去黄芩加白茅根续服10剂而诸病告愈，尿检正常，半年后随访未见复发。[16]

按：本例患者湿热久蕴，肾阴不足，阴虚火旺。考其临床表现，还以湿热为重，因而在治疗之时除用知柏地黄丸滋阴降火之外，大量地合用清热利湿之品。方中大飞扬，又名蝴蝶风，原载于《广西中药志》："去湿毒，杀虫止痒"。用于治疗天疱疮、顽癣及一切皮肤湿毒。《贵州草药》记载本药可润肺止咳，清热敛阴，止痛安神。大凡邪气久蕴，多可成毒。在中医理论中，对于毒的概念有几方面，其中之一就是指邪气峻烈，积聚而难以祛除者，比如"寒毒"、"热毒"、"湿毒"。因而在治疗当中，针对这些"毒"邪，也往往要使用作用峻猛的药物。本案当中，正是考虑到了湿邪久蕴成毒，故加入马齿苋、大飞扬等品，以增强其药力，若仅用常规利湿之品，恐病重药轻，难以胜任。

（三）下尿路白色念珠菌感染

念珠菌下尿路感染主要因局部留置导尿管引起。危重患者多需长期留置导尿管，长期使用广谱抗生素，致免疫功能低下及内分泌紊乱，是念珠菌易感因素。引起尿频、尿急、尿痛和耻骨上疼痛，血尿常见。但一般表现为无症状念珠菌尿，以往认为此为一良性过程，无需治疗。大量研究证实，长期无症状菌尿亦会损害肾功能，故治疗应与有症状尿路感染相同。氟康唑为治疗白色念珠菌感染首选药物。本病与中医"淋证"相关，多见于久病之后，病性多为虚实夹杂。治疗当补虚与祛邪同用。

【临床应用】

丁红生[17]采用中西医结合疗法，治疗念珠菌尿40例。全部患者80例，均为中重颅脑损伤病人，Glasgow评分6～12分，留置导尿管时间＞1周。符合院内感染的诊断标准。随机分治疗组40例，男30例，女10例，年龄23～60岁，平均37岁。对照组40例，男32例，女8

例，年龄 20 ~ 60 岁，平均 35 岁。治疗组用知柏地黄丸治疗。组方：知母 12g，黄柏 10g，熟地黄 15g，山茱萸 6g，山药 15g，泽泻 6g，丹皮、茯苓各 12g，随症加减，每日 1 剂，水煎取汁 300ml，早晚分服。对照组用呋喃西林 250ml 冲洗膀胱，每日 2 次。疗程均为 2 周，两组均每日加用氟康唑 200mg，静脉滴注，实行标准泌尿系护理。结果：治疗组 40 例中治愈 28 例，无效 12 例，治愈率 70%；对照组 40 例中，治愈 24 例，无效 16 例，治愈率 60%。

二、肾小球肾炎

肾小球肾炎是以肾小球损害为主的变态反应性炎症，是一种较为常见的疾病。临床表现主要有蛋白尿、血尿、水肿和高血压等。

肾小球肾炎也可分为原发性肾小球肾炎和继发性肾小球肾炎。原发性肾小球肾炎是原发于肾脏的独立性疾病，病变主要累及肾脏。继发性肾小球肾炎的肾脏病变是由其他疾病引起的，肾脏病变是全身性疾病的一部分，如红斑狼疮性肾小球肾炎、过敏性紫癜性肾炎，此外血管病变如高血压、代谢性疾病如糖尿病等都可引起肾小球病变。这里主要介绍原发性肾小球肾炎。

原发性肾小球肾炎临床分型有 5 型：急性肾小球肾炎；急进性肾小球肾炎；慢性肾小球肾炎；隐匿性肾小球肾炎；肾病综合征。

原发性肾小球肾炎最重要诊断指标是病理，不同病理类型的肾炎，其预后有很大差异。但在临床实际当中，很多患者不愿意接受肾穿刺检查，这需要医生根据患者的临床情况，及其病情发展程度决定是否一定要进行肾穿刺病理检查。选择取舍，应以患者获得最大的收益为原则。

（一）急性肾小球肾炎

急性肾小球肾炎是以急性肾炎综合征为主要临床表现的一组疾病。其特点是急性起病，患者出现血尿、蛋白尿、水肿和高血压，并可伴有一过性氮质血症。好发于 4 ~ 14 岁儿童（集居者如幼儿园、小学等尤多），男性多于女性。本病多发生在链球菌感染之后，大部分病例 2 ~ 3 周前有过咽炎、扁桃体炎等前驱感染，但感染程度与是否发病之间无平行关系。

典型患者临床表现有：①水肿；②高血压；③尿异常，血尿及轻、中度蛋白尿；④肾功能异常，尿量减少及一过性氮质血症；⑤免疫学检查异常，起病初期血清 C3 及总补体下降，8 周内渐渐恢复正常，对诊断本病意义很大。

常规治疗包括：①一般治疗，即急性期应卧床休息，低盐饮食，氮质血症时应限制蛋白摄入。②治疗感染灶。③对症治疗，包括利尿消肿，降血压，预防心脑合并症的发生。④透析治疗。

急性肾小球肾炎与中医"风水"类似，多由感受风寒、风热及湿邪所致。多采用祛风利水、清热解毒、凉血止血等治疗方法。常用方剂有越婢加术汤、麻黄连翘赤小豆汤、五味消毒饮等。

（二）急进性肾小球肾炎

是以急性肾炎综合征、肾功能急剧恶化、多早期出现少尿性急性肾功能衰竭为临床特征，病理类型为新月体肾小球肾炎的一组疾病。根据免疫病理可分为 3 型，其病因发病机制各不相同：Ⅰ型又称抗肾小球基底膜型肾小球肾炎；Ⅱ型又称免疫复合物型；Ⅲ型为非免疫复合物型。

治疗主要采取：①强化疗法，包括强化血浆置换疗法；甲泼尼龙冲击伴环磷酰胺治疗；②替代治疗。

（三）慢性肾小球肾炎

简称为"慢性肾炎"，系指各种病因引起的不同病理类型的双侧肾小球弥漫性或局灶性炎症改变，临床起病隐匿，病程冗长，病情多发展缓慢的一组原发性肾小球疾病的总称。

【临床表现】

（1）水肿：在整个疾病的过程中，大多数患者会出现不同程度的水肿。水肿程度可轻可重，轻者仅早晨起床后发现眼眶周围、面部肿胀或午后双下肢踝部出现水肿。严重的患者，可出现全身水肿。也有少数患者，在整个病程中始终不出现水肿。

（2）高血压：慢性肾炎患者，血压升高可以是持续性的，也可以间歇出现，并以舒张压升高（高于 12.7kPa）为特点，高血压的程度也有很大的个体差异。

（3）尿异常改变：几乎是慢性肾炎患者必有的现象，包括尿量变化和镜检的异常。有水肿的患者会出现尿量减少，且水肿程度越重，尿量减少越明显，无水肿患者尿量多数正常。当患者肾脏受到严重损害，尿的浓缩－稀释功能发生障碍后，还会出现夜尿量增多和尿比重下降等现象。蛋白尿是慢性肾炎常见的现象，尿蛋白的含量不等，可以从 ± 到 ＋＋＋。在尿沉渣中还可以见到程度不等红细胞、白细胞、颗粒管型、透明管型。当急性发作时，可有明显的血尿，甚至出现肉眼血尿。除此之外，慢性肾炎患者还会出现头晕失眠、神疲纳差，不耐疲劳、程度不等的贫血等临床症状。

【一般治疗措施】

（1）一般治疗。患者若无明显水肿、高血压、血尿和蛋白尿不严重，无肾功能不全表现，则可以自理生活，甚至可以从事轻微劳动，但要防止呼吸道感染，切忌劳累，勿使用对肾脏有毒性作用的药物。有明显高血压、水肿者或短期内有肾功能减退者，应卧床休息，并限制食盐的摄入量至 2~3g。对尿中丢失蛋白质较多，肾功能尚可者，宜补充生物效价高的动物蛋白，如鸡蛋、牛奶、鱼类和瘦肉等，已有肾功能减退者（内生肌酐清除率在 30ml/min 左右），应适量限制蛋白质在 30g 左右，必要时加口服适量必需氨基酸。

（2）控制高血压。慢性肾炎氮质血症和肾实质性高血压常提示预后不良，持续或重度肾性高血压又可加重氮质血症。用一般降压药虽可降低外周血管阻力但不一定能降低肾小球内血管阻力。肾小球入球和出球小动脉阻力增强使肾小球滤过功能降低。钙离子通道阻断剂如硝苯地平等能否降低肾小球内压力并保护肾功能尚有异议，现已公认血管紧张素转换酶抑制剂（ACEI）不仅降低外周血管阻力，尚可抑制组织中肾素－血管紧张素系统，降低肾小球入球、出球小动脉张力，改善肾小球内血流动力学改变的作用，ACEI 尚使组织内缓激肽降解减少、缓激肽扩张效果增强。缓激肽可刺激细胞膜磷酯游离出花生四烯酸，促进前列腺素生成，增强血管扩张的效应。ACEI 尚抑制血管紧张素 II 对肾小球系膜细胞收缩作用。这些作用机理反映在肾组织内，可改善肾小球内血流动力学。对中、重度高血压，心脏肥厚患者使用 ACEI 尚可减少或抑制血管紧张素 II 促心肌、血管平滑肌增生肥大和血管壁中层增厚的作用，此对防止慢性肾炎高血压患者血管壁增厚和心肌细胞增生肥大十分有助。但 ACEI 引起肾小球出球小动脉张力降低，有时可使肾小球滤过率（GFR）下降，故在氮质血症时使用 ACEI 剂量不宜过大，且应密切观察肾功能，更不宜使用保钾利尿剂，以免发生高钾血症。常用药物为卡托普利 12.5~25mg/次，每日 2~3 次；或苯那普利（洛汀新）每日 1~2 次，每次 10mg，或依那普利 10mg，每日 1 次；或西那普利 2.5~5mg，每日 1 次。苯那普利、西那普利与依那普利为长效 ACEI，若未能控制高血压可加用氨氯地平（络活喜）5~10mg，每日 1~2 次。

（3）应用糖皮质激素和细胞毒药物。由于反复性及强烈的副作用，越来越多的人排斥此类治疗药物。

（4）避免加重肾损害的因素。

（5）应用抗血小板药物。

【中医治疗】

慢性肾小球肾炎属于中医学"水肿"、"腰痛"、"血尿"、"虚劳"等范畴。根据本病的发生发展过程，属本虚标实之证，本虚以肾虚最为重要，涉及肺、脾、肝，标实是指外感、水湿、湿热、湿浊、瘀血等。因此，临床应仔细观察，探求病机何在，调理阴阳，调和气血而致和平。目前临床当中常见的有外邪袭表，风水初起；气血瘀阻；三焦湿热；阳虚阴水；肝肾阴虚；阴阳两虚等 6 型。从对其发病的认识来看，目前主要有两种流派。一部分医家认为，本病的发生以肾虚为根本，主张在治疗的时候，以补肾为主，或益气、或滋阴、或温阳，并结合临床表现，随证加减；另一部分医家认为，本病主要由于湿热瘀浊之邪，久蕴成毒，治疗当以祛邪为主。对于上述两种观点，当结合互参，临证之时，还当以辨证论治为主，不可偏执一端。两种学说的形成，均有其深厚的理论基础与临床实践背景，学者应当深入探讨其理论内涵，明了其适用范围，如此才能灵活把握。

【病案举例】

（1）章某，男，31 岁，因反复双下肢水肿 2 年，于 1999 年 8 月来诊。2 年前无明显原因出现双下肢水肿，在某医院查尿常规：蛋白（＋＋），红细胞（＋＋＋），诊为慢性肾炎，曾服用雷公藤、潘生丁等药 1 年余，水肿时起时消。近 3 个月来，双下肢水肿加重，腰膝酸软无力。查体：血压 140/90mmHg，双下肢轻度凹陷性肿，舌质淡红，苔根微黄，脉细。尿常规：蛋白（＋＋），红细胞（＋＋＋）。辨证属肾阴不足，水湿内停，下焦瘀热。治宜补肾清利兼以化瘀。方药：知母 10g，黄柏 10g，生地 10g，山药 15g，玄参 10g，苍术 10g，怀牛膝 10g，大小蓟各 15g，血余炭 10g，丹皮 10g，女贞子 10g，旱莲草 10g，六月雪 15g，白茅根 30g，雷公藤 10g，玉米须 15g，白及 10g，荠菜花 10g，杜仲 10g，泽兰泻各 15g，荔枝草 15g，煅人中白 10g，山萸肉 10g，制大黄 10g。服上方 1 个月，水肿基本消失，尿常规：蛋白（－），红细胞（＋），继服上方加味 2 个月，尿常规：蛋白（－），红细胞（－）。[18]

按：本例慢性肾小球肾炎为本虚标实之证。本虚为肾阴不足，标实为湿热浊瘀等。病机复杂，因而用药也较多。方中知柏地黄汤滋阴降火；二至丸有滋阴止血之功效；三妙散、六月雪、煅人中白可清泻下焦湿热；丹皮、泽兰、牛膝、大小蓟、白及、白茅根等皆为血分之药；玉米须、泽泻以利水湿。可以看出，在临床实践当中，医者往往面对的是复杂的情况，因而不能拘泥于一法一方，当从错综复杂的临床表现着手，一方面要抓住本质问题，选择有效的方法，同时也要考虑到混杂的次要矛盾，酌情加减化裁处方，即使用药繁复，也要法度森然，切中病机，自能收效。

（2）杨某，男，39岁，工人。1998年5月26日初诊。患肾小球肾炎3年。间断服用激素类药物治疗，病情时重时轻，3个月前因感冒后出现眼睑及双下肢浮肿，化验尿蛋白（＋＋＋＋），红细胞（＋＋），颗粒管型（＋＋），经服用西药泼尼松60mg/d及利尿剂治疗，水肿始消，尿中蛋白（＋＋），红细胞（＋），颗粒管型（＋）。但近来出现手足心发热，满月脸，胸背部痤疮丛生，口干喜饮，大便偏干，小便黄赤，舌质偏红、苔花剥，脉细数。诊为肝肾阴虚，兼有湿热。治宜滋补肾阴，佐以清热利湿。方以知柏地黄汤加减。处方：知母、山药、紫花地丁各18g，黄柏、山茱萸各10g，茯苓、泽泻、丹皮、车前草各15g。服药5剂后症状有所减轻，激素药物开始逐渐减量，又用该方加减调治3个月余，患者水肿消失，尿验正常，胸背部痤疮明显好转，随访10年无复发。[19]

按：我国著名中医学家方药中教授主编《实用中医内科学》指出："近年以来，由于激素广泛用于肾炎水肿的治疗，肝肾阴虚证候有了显著增加，因此以滋阴补肾治疗肾炎水肿，由过去并不常用，发展为一种常用的治法"。有学者认为激素有类似于中药补阳的作用，因而长期使用会损伤人体阴液，主张用滋阴中药以减轻激素的副作用。本例患者接受过激素治疗，而且从临床表现上看，也已经出现了肝肾阴虚，虚火上炎的证候。因而采用知柏地黄汤加减可谓切中病机。亦有研究表明，知柏地黄丸能够纠正激素的副作用。

（四）隐匿性肾小球肾炎

临床上无明显的症状，但表现为持续性轻度蛋白尿和/或复发性或持续性血尿，故又称无症状性蛋白尿和（或）血尿。仅部分患者有腰酸、乏力、肉眼血尿等非典型表现。其临床特征主要为尿的异常，这种尿异常可表现为3种形式：①持续性轻、中度蛋白尿，尿蛋白（＋~＋＋），24小时尿蛋白定量<1g，尿沉渣中可有颗粒管型，并可有少量红细胞。病理改变多为轻度系膜增生或局灶性系膜增生。②持续或间断血尿为主，相差显微镜检查：尿红细胞以畸形为主。常在发热、咽炎、过劳、受凉、药物损伤等诱因影响下，出现一过性肉眼血尿。③持续性蛋白尿和血尿，有时还可出现水肿、血压增高等，但当诱因过后，又可回复到原来的隐匿状态。这类患者预后较差，易缓慢发展至肾功能不全。

病理改变为较明显的系膜细胞增生，膜增生性、膜性肾炎和局灶硬化肾炎的早期。

【临床应用】

朱中骥[20]运用知柏地黄丸治疗隐匿性肾炎 39 例，男 21 例，女 18 例；年龄最大者 47 岁，最小者 4 岁；病程最长者达 20 年，最短者 3 个月。尿蛋白（±～＋）16 例，尿蛋白（＋＋）3 例，无尿蛋白者 20 例。镜检血尿（＋＋＋＋）者 6 例，（＋＋＋）者 16 例，（＋＋～＋）者 17 例。均经检查排除泌尿系结石、结核肿瘤，肾功能无异常。治疗方法：全部采用知柏地黄汤加味。药物组成：熟地、白茅根、益母草、淮山药、山茱萸各 15g，丹皮、茯苓、泽泻、知母、黄柏、猪苓、阿胶珠各 10g，甘草 3g，每日 1 剂，水煎分 2 次服，30～45 天为 1 疗程。结果：痊愈 18 例，有效 17 例，无效 4 例，总有效率 89.74%。

【病案举例】

王某，男，38 岁。1992 年 6 月 3 日初诊。诉其 20 年前开始出现间歇性咖啡样无痛性小便。诊断为隐匿性肾炎，每遇劳累则加剧，进经治疗，效果不佳。刻诊：神疲乏力，腰膝酸软，面色苍白，稍口干，舌淡，苔薄黄，脉细数。查尿常规：尿血（＋＋＋），尿蛋白（±），24 小时蛋白定量为 1.2g。血常规：Hb 95g/L，WBC 5×10^9/L，BUN 8.7mmol/L；肌酐 10.5μmol/L。肾盂静脉造影排除了泌尿系结石，结核及肿瘤。处方：知母、丹皮、茯苓、猪苓、泽泻、阿胶珠、黄柏各 10g，熟地、淮山药、山茱萸、白茅根、益母草各 15g，甘草 3g。服 14 剂，其中出现过血尿 1 次，余无特殊变化，再服 14 剂，服完后复查尿常规：尿血（－），尿蛋白（－），24 小时蛋白定量为 3g。后带药继续治疗，追访 2 年未见复发。[20]

按：隐匿性肾炎患者往往临床表现不明显，因而在临床诊治当中存在一定困难。特别是中医辨证论治的时候，对于许多没有典型临床证候的患者，不易入手。但如果医者能够仔细体察，往往还是可以见到一些蛛丝马迹，对于这类患者，把握其舌象与脉象的变化甚为关键。可从舌质之颜色、质地，舌苔之形、色、真假，脉象之虚实入手，判断疾病的寒热虚实性质。特别是辨脉之时，尤当注意沉取时的脉象变化。通常来说，沉取脉有力者，多有邪实积聚；沉取脉无力者，多为正气不足。本案当中，患者可见肉眼血尿，且其他临床表现中，虚象有迹可循，采用知柏地黄丸佐以凉血止血之品，标本兼顾，故能收效。

三、IgA 肾病

IgA 肾病又称 Berger 病，是一种特殊类型的肾小球肾炎，多发于儿童和青年，发病前常有上呼吸道感染，病变特点是肾小球系膜增生，用免疫荧光法检查可见系膜区有 IgA 沉积。病变程度差异很大，早期病变轻微，呈局灶性，仅少数肾小球有轻度系膜增宽和阶段性增生，局灶性增生性改变可发展为局灶性硬化。有些病变较明显，有弥漫性系膜增生，偶尔可有新月体形成。最突出的特点是免疫荧光显示系膜区有 IgA 沉积，并同时有 C3，IgG 和 IgM 较少，电镜观察证实系膜区有电子致密物沉积。

【临床表现】

（1）发作性肉眼血尿：多见于儿童。其肉眼血尿多在上呼吸道感染（扁桃体炎等）后发生，亦有部分在急性胃肠炎或尿路感染后发作，间隔时间多在 24～72 小时。肉眼血尿可持续数小时至数天，然后转为持续性镜下血尿，部分病人血尿可消失，但常发作，发作时重现肉眼血尿，可伴有轻微全身症状，如肌肉酸痛、尿痛、腰骨痛，或一过性血压及尿素氮升高。

（2）镜下血尿及无症状性蛋白尿：此为儿童及青少年 IgA 肾病的主要临床表现，常在体检中被发现，可表现为单纯镜下血尿，或镜下血尿伴少量蛋白尿。

（3）蛋白尿：为轻度蛋白尿，尿蛋白定量一般 <1g/24h，少数患者可出现大量蛋白尿甚至出现肾病综合征。

（4）其他：部分 IgA 肾病患者可出现肾病综合征，急进性肾炎综合征，肾功能衰竭，少数可出现腰和/或腹部剧痛伴血尿。

在中医学中无 IgA 肾病病名。根据其临床表现、理化检查特点及病程的发展与转归，可归属于中医的"尿血"、"腰痛"、"虚劳"等范畴。中医治疗本病一般以辨证分型论治、辨证分期论治、单方经验治疗，以及与西医结合治疗。

周文祥[21]主张将本病分 6 型施治：外感内热型拟疏风利咽、凉血止血法，用银翘散合小蓟饮子加减；湿热内蕴型治宜清热利湿，用四妙散合八正散加减；下焦湿热型宜泻火凉血止血，用小蓟饮子加减；阴虚火旺型宜滋阴降火、凉血止血，用知柏地黄丸加减；气不摄血型宜补气摄血法，用归脾汤加减；肾虚血瘀型宜补血活血止血，用无比山药丸加减。此外周氏还认为本病临床以气阴两虚及阴虚火旺为多见，但补血活血止血应贯穿治疗始终。

陈以平[22]主张将本病分为急性期和慢性期治疗。急性期中风热上扰型治以疏风清热，方用银翘散合小蓟饮子加减；下焦（胃肠）湿热型治以健脾助运，清热利湿，方用藿香正气散合小蓟饮子加减。慢性期中气虚夹瘀型者治以益气活血，方拟四君子汤和桃红四物汤加减；阴虚夹瘀型治以滋阴活血、祛瘀活血，方用二至丸、知柏地黄汤合桃红四物汤加减。

单味中药如雷公藤、虫草等亦应用于 IgA 肾病的治疗。

【临床应用】

陈琴[23]等辨证分型治疗 IgA 肾病 28 例，男 18 例，女 10 例，年龄 5～42 岁，平均 19.5 岁。病程最短 15 天，最长 15 年，曾用激素治疗症状无改善者 9 例，无症状持续镜下血尿 11 例，间断性肉眼血尿、持续性镜下血尿 17 例，伴有蛋白尿者 15 例。绝大多数为上呼吸道感染后出现血尿，个别患者于剧烈运动后出现血尿。中医辨证分型属于肝肾阴虚型 15 例，症见腰膝酸软，头晕耳鸣，五心烦热，小便短赤，大便干结，舌红少苔，脉弦细数。治宜滋养肝肾，清热凉血，选用知柏地黄汤加味：生地 12g，茯苓 10g，旱莲草 15g，女贞子 12g，山茱萸 10g，泽泻 10g，牡丹皮 10g，知母 12g，黄柏 10g。血尿明显者加小蓟 15g，地榆 20g；兼有瘀血者，加丹参 15g，川芎 10g。每日 1 剂，凉水浸泡后煎熬，取汁 300ml，分 3 次口服，2 个月为 1 疗程。结果：完全缓解 13 例，占 46.4%；显著缓解 9 例，占 32.3%；好转 4 例，占 14.3%；无效 2 例，占 7.1%，总有效率 92.9%。

【病案举例】

刘某，女，28 岁，银行职员。于 1999 年 8 月初因肉眼血尿 1 个月就诊。患者于 1 个月前感冒后出现肉眼血尿。在其他医院经抗感冒等治疗后，血尿一直未消除。现症见：尿血，小便不畅伴灼热感，腰部酸痛，咽干咽痛，五心烦热，大便干结，舌暗红、边有瘀点、少苔，脉弦细数。辅查尿常规：尿红细胞满视野，蛋白（＋＋）。经肾活检病理检查，见肾小球系膜区有以 IgA 为主的颗粒状沉积物。西医诊断：IgA 肾病。中医诊断：尿血。证属肝肾阴虚兼有瘀血。治以滋养肝肾，清热凉血，活血化瘀。方用知柏地黄汤加减：生地 12g，茯苓 10g，旱莲草 15g，女贞子 15g，山茱萸 10g，泽泻 10g，牡丹皮 10g，知母 12g，黄柏 10g，小蓟 15g，地榆 20g，丹参 15g，川芎 10g，每日 1 剂，水煎取汁 300ml，分 3 次服，服药 15 剂后，病情明显减轻，肉眼血尿消失，腰痛、咽干口苦、小便不畅、灼热感明显缓解。查尿红细胞为 1～4/高倍视野尿中（HP），蛋白微量。继用 15 剂后，临床症状基本消除，查尿红细胞为 0 ~ 3/HP, 蛋白阴性, 继续巩固服药 1 个月, 尿常规完全正常。随访 1 年未复发。[23]

按: 本案属中医"血尿"范畴。血尿与血淋鉴别要点在于: 小便之时痛与不痛, 有痛者为血淋, 无痛者为血尿。本例患者除阴虚火旺的基本见证外, 尚有舌暗、瘀点等瘀血见证。故治疗之时必佐丹参、川芎等活血之品方可收效。尤当注意, 瘀血亦可导致出血, 不可一见出血之证, 便一味止血。

四、原发性肾病综合征

原发性肾病综合征是指由大量蛋白尿、低蛋白血症、高度水肿和高脂血症组成的一类临床综合征, 许多肾脏病变都能引起, 本节主要指原发性肾病和肾病型慢性肾小球肾炎, 前者可能属一种细胞免疫性疾病。

临床上可分为 2 型, 其表现有一定差别。

(1) Ⅰ型 (原发性肾小球肾病) 有①大量蛋白尿: 尿蛋白定性检查 > + + +, 定量 >3.5g/24h。②低蛋白血症: 血清总蛋白和白蛋白明显降低。③高度水肿: 以双下肢最明显, 严重时全身水肿, 出现胸、腹水及心包积液。④血脂增高。同时, 患者无贫血, 无持续性高血压和持续性肾功能不全, 无明显血尿 (红细胞 <10 个/HP)。

(2) Ⅱ型 (肾病型慢性肾炎) 除具有Ⅰ型的四大表现外, 还伴有明显贫血、血尿、持续性高血压和持续性肾功能不全。

病因及发病机理尚未明了。西医治疗多以激素为主, 但经治疗好转后常易复发。1992 年第 3 届全国肾脏病学术会议讨论修订了肾病综合征诊断标准, 并排除各种原因所致的继发性肾病综合征: ①尿蛋白 > 3.5g/d。②血浆白蛋白 <30g/L。③水肿。④血脂升高。其中①②两项为诊断所必需。

肾病综合征与中医"水肿"有关, 水肿之发生主要是全身气化功能障碍, 水液代谢失常而流溢肌肤所致。在发病机理上与肺、脾、肾三脏功能失调、三焦气化不利密切相关, 尤与脾肾关系密切。

【临床应用】

李琼[24]运用知柏地黄汤加味配合激素治疗原发性肾病综合征 24 例。全部 50 例患者, 男 28 例, 女 22 例, 均确诊为原发性肾病综合征。治疗组 24 例, 对照组 26 例。2 组年龄、性别、体重、24h 尿蛋白定量、血清白蛋白含量、肾功能等经统计学处理无明显差异 (P >0.05), 具有可比性。对照组给予低盐低脂饮食, 进食适量优质蛋白, 尽量卧床休息以避免蛋白更进一步丢失, 并适当补充微量元素及维生素类。在没有

ACEI 使用禁忌证时，给予卡托普利 12.5～25mg/次，3 次/日。水肿者给予双氢克尿噻 25mg，安体舒通 20mg，每日 3 次口服，疗效差时给予速尿，使用利尿剂时监测电解质。根据病情均给予口服足量泼尼松，成人 1mg/kg·d，于每日晨起顿服。如激素治疗效果不明显，服用泼尼松 4 周后加用环磷酰胺注射液 200mg 静脉注射，隔日 1 次，总量 6～8g，有感染者给予对肾功能无损伤抗生素以抗感染。治疗组在对照组治疗的基础上加用知柏地黄汤加味：知母 10g，川柏 10g，熟地黄 15g，茯苓 15g，泽泻 10g，山萸肉 10g，白芍 15g，丹皮 10g，黄芪 30g，桃仁 10g，红花 10g，川芎 10g，益母草 20g。每 2 日 1 剂，水煎服。有贫血者加阿胶、当归；高血压者加牛膝、钩藤；纳差者加莱菔子、焦三仙。结果：治疗组中完全缓解 18 例，部分缓解 4 例，无效 2 例，总有效率为 91.7%。对照组完全缓解 14 例，部分缓解 5 例，无效 7 例，总有效率为 72.8%。2 组比较总有效率治疗组优于对照组（$P<0.05$）。水肿平均消退时间治疗组为（14.5±2.4）天，对照组为（26.8±3.6）天，有显著性差异（$P<0.05$）；显效者尿蛋白转阴时间治疗组为（29±3.2）天，对照组为（41±3.6）天，有显著性差异。副作用治疗组明显小于对照组。

楼季华[25]运用知柏地黄汤加减，治疗难治性肾病综合征 22 例。全部入组患者 44 例，随机分为治疗组和对照组两组。两组性别、年龄、病理类型均无明显差异，具有可比性。两组均采用泼尼松龙、环磷酰胺、ACEI、血管紧张素Ⅱ拮抗剂（ARB）、调脂药及潘生丁治疗；中药早期均予养阴凉血、清热化湿治疗。对照组以知柏地黄丸为主。处方：熟地 24g，山茱萸、怀山药、泽泻各 12g，茯苓、丹皮各 10g，生地 15g。后期酌加温肾药；治疗组在前方基础上加生地 30～90g，牛蒡子 12～24g，五味子 10g 出入。用药前后分别于第 2、3、4、5、6 月查 24h 尿蛋白定量；同时观察烦热、口干、腰酸、舌红、脉细数等肾阴虚表现。两组尿蛋白定量测定结果：对照组 22 例，治疗前（8.32±3.62）g，治疗 2 个月（6.86±3.24）g，治疗 3 个月（5.84±2.38）g，治疗 4～6 个月（4.86±2.18）g；治疗组 22 例，治疗前（8.45±3.85）g，治疗 2 个月（6.56±3.18）g，治疗 3 个月（5.12±1.82）g，治疗 4～6 个月（3.18±1.64）g。两组治疗后组内比较，每日尿蛋白量两组治疗 2 月时均有减少但无统计学意义；治疗 3 月时治疗组有统计学意义但对照组则无，治疗 4 月以上时两组均有统计学意义。两组组间差值比较，治疗组治疗 4 月以上时尿蛋白减少较对照组有统计学差异；两组治疗后肾阴虚明显出现，但在治疗 3 月后肾阴虚积分以治疗组出现程度较轻，与对照组相比均有统计学意义，提示大剂量生地为主的中药合用西药治疗难治性肾病综合征比单用西药治疗能更好获得疗效，出现激素副作用的肾阴虚证明显减轻。

陆敏君[26]等运用知柏地黄丸加味治疗原发性肾病综合征并发肾性糖尿26例，全部26例病例均为原发性肾病综合征患者，在服用大量激素后出现肾性糖尿，年龄6～78岁，病程3个月～8年。诊断标准：尿中尿糖阳性，而不伴有高血糖症，患者空腹血糖及糖耐量均正常，可伴有口干多饮，多食，尿频，乏力，腰痛等症状。采用健脾益肾、清热利湿之法，方用知柏地黄汤加味，方药组成：知母12g，黄柏10g，山药15g，山萸肉12g，生地18g，丹皮12g，云苓15g，泽泻12g，生黄芪18g，苍术12g，白花蛇舌草30g，鬼箭羽15g，芡实18g，煅龙骨、煅牡蛎各30g，黄连6g，花粉12g，甘草6g。以水浸泡半小时后，共煎2遍取药汁600ml，混合后早、中、晚分服，2周为1个疗程，1个疗程后观察疗效。结果：26例患者，治愈19例，占73%；好转5例，占19%；无效2例，占8%。

五、蛋白尿

蛋白尿属西医学尿检异常，内科常见于肾脏疾病，原发性者有急慢性肾小球肾炎、肾盂肾炎等；继发性者有高血压肾病、糖尿病肾病、紫癜性肾炎、药物性肾损害等。蛋白尿是慢性肾病的典型症状，蛋白尿的形成原因与肾小球的屏障功能有着密不可分的关系。肾小球毛细血管有三层结构组成，由内到外分别为内皮细胞层、基膜层和上皮细胞层。有机械屏障、电荷屏障以维持其滤过功能的正常。

临床上，由于某些原因造成尿常规检查仅蛋白质一项呈阳性反应，有可能为假性蛋白尿，应当做深入检查。假性蛋白尿常见于以下情况：①尿中混入血液、脓液、炎症或肿瘤分泌物以及月经血、白带等，常规蛋白尿定性检查均可呈阳性反应。②尿液长时间放置或冷却后，可析出盐类结晶，使尿呈白色混浊，易误认为蛋白尿，但加温或加少许醋酸后能使混浊尿转清，以助区别。③尿中混入精液或前列腺液，或下尿道炎症分泌物等，尿蛋白反应可呈阳性。④淋巴尿，含蛋白较少，不一定呈乳糜状。⑤有些药物如利福平、山道年等从尿中排出时，可使尿色混浊类似蛋白尿，但蛋白定性反应阴性。

蛋白尿的临床意义非常复杂。临床上见到持续性蛋白尿往往意味着肾脏的实质性损害。当蛋白尿由多变少时，既可反映肾脏病变有所改善，也可能是由于大部分肾小球纤维化，滤过的蛋白质减少，肾功能日趋恶化，病情加重的表现。因此判断肾脏疾病损害的轻重，不能只凭蛋白尿来衡量，要综合尿蛋白的量和持续时间来全面考虑，还要结合全身情况及肾功能检查来确定。

如果发现蛋白尿，应当积极检查，以明确疾病诊断。但实际操作当中，由于各种复杂情况，亦可出现不明原因的蛋白尿，需要审慎对待。

【临床应用】

李立[27]等运用知柏地黄丸治疗蛋白尿50例。男30例，女20例，年龄最大者66岁，最小者16岁。主要表现尿蛋白定性（＋＋~＋＋＋），定量2300~4800mg/24h，同时伴有原发病的临床表现。其中急性肾小球肾炎12例，慢性肾小球肾炎8例，慢性肾盂肾炎8例，单纯性肾病4例，高血压肾病4例，糖尿病肾病10例，紫癜性肾炎2例，丁胺卡那霉素肾损害2例。治疗采用知柏地黄汤加味：知母、黄柏、生地黄、熟地黄、山药、山茱萸、茯苓、泽泻、牡丹皮、黄芪、党参、白术、益母草、丹参、五味子。尿潜血或有红细胞者加白茅根、三七粉等；伴水肿者加牵牛子、大腹皮、车前子等；急性肾炎及肾盂肾炎加金银花、蒲公英等；糖尿病、高血压酌加育阴潜阳之品。根据原发病，必要时配合口服抗生素及降压、降糖药等。水煎服，每日1剂，1个月为一疗程，连服2个疗程。结果：治愈18例，好转30例，无效2例，总有效率为96%。

【病案举例】

郭某，男，64岁，干部。全身浮肿3年，加重半月，于1996年8月11日入院。入院查体：T 36.4℃，心率100次/分，呼吸频率20次/分，血压158/106mmHg，神清语利，右肺叩实，呼吸音消失，左肺可闻及干湿啰音，心界不大，心律整，腹膨隆，肝脾未触及，移动性浊音阳性，双肾叩击痛。全身呈指凹性浮肿，查尿蛋白（＋＋＋＋），管型4~6/HP，白细胞2~4/HP，红细胞0~3/HP，潜血（±），血红蛋白110g/L，红细胞3.95×10^{12}/L，白细胞7.3×10^9/L，肝功能、空腹血糖、电解质正常，血尿素氮8.92mmol/L，24小时尿蛋白定量2.5g，三酰甘油1.96mmol/L，胆固醇11.7mmol/L。心电图示QRS低电压，T波改变；B超示双肾炎性改变；胸片示慢性支气管炎、肺气肿、肺大泡。住院后诊断为：单纯性肾病、肾性支气管炎、肺气肿、冠心病。给予利尿、抗感染、支持疗法的同时，口服育阴潜阳中药治疗，症状逐渐减轻。1个月后患者浮肿大减，尿蛋白不减，血尿素氮升至13.6mmol/L，改为知柏地黄汤加味治疗，20剂后，尿蛋白降至（＋），尿素氮降至6.4mmol/L，24小时尿蛋白定量392mg，继续治疗2个月后尿蛋白消失。[27]

按：本例患者病情较为复杂，基础病较多。而主要问题在于全身水肿与蛋白尿，同时伴有呼吸系统疾患。中医认为"肾主纳气"，有维持呼吸深度的作用。因而对于许多呼吸系统疾病，多从肾入手治疗。本案病本在肾，为阴虚不能敛阳所致，故用知柏地黄汤滋阴以降火而收效。部分医家认为，蛋白属于人体精微物质。肾能藏精，而这里的精，不仅仅指生殖之精，也包括了人体的精微物质。因而主张治疗蛋白从小便流失，当从治疗肾失封藏入手。

六、过敏性紫癜性肾炎

过敏性紫癜性肾炎（HSP）是一组以变态反应所致的广泛性毛细血管炎为主要病理基础的临床综合征，包括特征性皮疹、腹部绞痛、关节痛及肾小球肾炎，有时还出现上消化道出血。由于皮肤病变并不是该病仅有的特征，许多学者认为不能单纯称为"过敏性紫癜"，而用"Schonlein－Henoch 综合征"称之更加恰当。

过敏性紫癜的病因目前尚不能明确，主要考虑与感染和变态反应有关。其发病机理主要是过敏原（食物、药物、细菌、病毒、毒素等）引起免疫复合物形成并沉积于肾脏，诱发免疫性损伤及血管性炎症。主要表现为系膜增生性肾小球肾炎，在病变部位常可见到坏死。肾脏受累多发生于皮肤紫癜后 1 个月内，一般紫癜常复发，病程迁延及胃肠症状严重者肾较易受累。症状轻重悬殊，除见皮肤、胃肠道、关节等症状外，早期大多数病人可见肉眼血尿与蛋白尿，轻者仅见镜下血尿。浮肿和高血压多为轻、中度。

中医学中无本病名称，根据其临床表现，我们可以将紫癜阶段（出血性皮疹）时的病证归于中医的"斑疹"、"瘀斑"、"肌衄"、"紫斑"或"葡萄疫"的范畴；有关节疼痛时，归于中医的"痹证"；以腹部疼痛为主要症状时归于中医"腹痛"的范畴；当出现血尿、眼睑肢体水肿等肾脏病变时归于中医的"血尿"、"溺血"或"水肿"的范畴；病变日久，出现脏腑亏损，正气虚弱等一派虚证表现时可归于中医的"虚劳"范畴。

胡成群[28]认为本病根本病机是患者心肝火旺，素有血热内蕴于里，加之外感六淫如风邪或内伤饮食有动风之品，或患者所欲不遂，情志失调，风热相搏或热毒炽盛，灼伤血络，迫血妄行，外溢肌肤，内迫胃肠，甚则及肾，而出现皮肤紫癜、腹痛频作，甚则可见便血、尿血等症状。不内外因如属虫咬后，局部红肿水疱，为虫毒浸淫所致，湿毒化热，阻于络脉，气血循行不畅，迫血妄行，故亦可出现紫癜，甚则尿血。如寒邪外侵，内滞于血络，亦可发为紫癜，气不摄血或虚火灼络，均可出现尿血。临床分为5型：①血热迫血妄行：治拟清热凉血，解毒散瘀为法。方选犀角地黄汤加减，药用水牛角（代犀角）、生地炭、银花炭、连翘、地骨皮、丹皮、茜草、白茅根等。胃热明显加知母；肝火旺加青皮、龙胆草；心火旺者加灯心、竹叶；兼有咽痛加桔梗、山豆根。②阴虚火旺血溢：治拟滋阴降火，凉血散瘀为法。方用知柏地黄汤加减，药宜知母、黄柏、防风、生地、白茅根、丹皮、侧柏炭。血尿明显者加女贞子、旱莲草；五心烦热者可加地骨皮、龟板。③气虚血不循经：治宜益气健脾，活血摄血为法。方用参芪地黄汤加减，药宜太子参、黄芪、生地炭、防风、白术、当归、茯神、甘草等。纳少便溏加白术、茯苓；汗出过多者加糯稻根、麻黄根、浮小麦等。④脾肾阳虚血瘀：治拟温阳利水，活血化瘀。方选真武汤加减，药宜附子、茯苓、乌梅、白术、丹参、姜皮、蝉衣、白芍。便溏加苍术、炒扁豆；腰酸明显者，加熟地黄、杜仲、菟丝子。⑤痰瘀互结血溢：治拟化痰活血，止血。方选二陈汤加减，药用云茯苓、姜半夏、广陈皮、石菖蒲、广郁金、鸡血藤、白僵蚕、桑白皮、地骨皮。尿血者，加小蓟、蒲黄炭；大便秘结者，加生大黄、芒硝。本病的直接病因往往很难确定，可能为多种过敏原引起，主要有：感染细菌或病毒，以及食入鱼、虾、蟹、蛋、乳等食物异性蛋白，其他如寒冷、花粉、虫咬、疫苗接种刺激等。因而本病护理首要避免可能的过敏原，其次是要注意休息，避免劳累并保暖，防感冒，避免情绪波动，防止昆虫叮咬，避免服用可能引起过敏的药物，控制和预防感染，胡老特别注重饮食调养，要求患者禁食生葱、生蒜、辣椒、酒类等刺激性食物，肉类、海鲜、鸡蛋、牛奶等高动物蛋白食物，饮料、甜零食等方便食物，荔枝、桂圆等热性水果，冰冻食物，油炸枯焦等不易消化食物。本病易于反复，因而经治疗临床痊愈后当继续服药巩固一至两月，并定期复查。

【病案举例】

患儿，女，10岁。2004年10月无明显诱因出现双下肢对称性红色斑点，按之不褪色，略高于皮肤表面，无腹痛、黑便及关节痛，至当地县医院查血尿常规正常，诊为过敏性紫癜。予抗过敏等常规处理，无明显好转，2005年5月就诊于当地儿童医院，查尿常规示PRO（+3），BLD（+3），诊断为过敏性紫癜性肾炎。住院治疗1个月，皮疹消失，尿检无好转，为寻中医治疗于2005年7月8日求治。刻诊见患者神志清，纳食、睡眠可，全身皮肤未见出血点，五心烦热，口干喜饮，潮热盗汗，小便色暗棕黄，量一般，留存静置后可见大量絮状沉渣，大便干结，舌红少津，苔薄黄，脉细数。尿常规：PRO（+3），BLD（+3），RBC（+3）。给予知柏地黄汤加减治之，药用知母 8g，黄柏 10g，防风 8g，生地炭 10g，白茅根 12g，丹皮 10g，侧柏炭 10g，旱莲草 10g，夏枯草 15g，生大黄 6g。每日 1 剂，每剂煎汁 300ml，分 5 次服完。14 剂后症情好转，尿常规：PRO（+1），BLD（+1），RBC（+1）。再守上方服 14 剂，尿检见 PRO（-），BLD（-），血常规正常，肾功能正常。临床痊愈。至今尿检、肾功能检查等均正常。[28]

按：本病中医称"紫斑"，亦称"肌衄"。多由阴虚火旺，迫血妄行；或脾不统血所致。此患者一派阴虚迹象，以知柏地黄丸滋阴降火以顾其本，佐以清热凉血及收涩止血之品。立法明确，收效良好。

七、多囊肾

多囊肾是遗传性疾病。根据遗传学特点，分为常染色体显性遗传性多囊肾（ADPKD）和常染色体隐性遗传性多囊肾（ARPKD）两类。常染色体显性遗传性多囊肾常见。ADPKD 为常染色体显性遗传，其特点为具有家族聚集性，男女均可发病，两性受累机会相等，连续几代均可出现患者。常染色体显性遗传性多囊肾又称成人型多囊肾，是常见的多囊肾病。由于对本病的认识日益深入，预后明显改善。ARPKD 是常染色体隐性遗传。父母几乎都无同样病史。常染色体隐性遗传性多囊肾又称婴儿型多囊肾，为多囊肾中少见类型。常于出生后不久死亡，只有极少数较轻类型，可存活至儿童时代甚至成人。本症确切病因尚不清楚。尽管大多在成人以后才出现症状，但在胎儿期即开始形成。囊肿起源于肾小管，其液体性质随起源部位不同而不同，起源于近端小管，囊肿液内成分如 Na^+、K^+、Cl^-、H^+、肌酐、尿素等与血浆内相似；起源于远端则囊液内 Na^+、K^+ 浓度较低，Cl^-、H^+、肌酐、尿素等浓度较高。

【临床表现】

（1）泌尿系表现：大多数患者在 40 岁左右才出现症状。可见腰背部或上腹部胀痛、钝痛或肾绞痛；血尿；上尿路感染；合并肾结石；头痛、恶心呕吐、软弱、体重下降等慢性肾功能衰竭症状。

（2）心血管系统表现：高血压，有时为首发症状；可伴发左心室肥大、二尖瓣脱垂、主动脉瓣闭锁不全；颅内动脉瘤等疾病。

（3）消化系统表现：30% ~40% 患者伴肝囊肿，10% 患者有胰腺囊肿，5% 左右有脾囊肿。

（4）体格检查时可触及一侧或双侧肾脏，呈结节状。伴感染时有压痛。50% 患者腰围增大。

辅助检查有：①尿常规。早期无异常，中晚期时有镜下血尿，部分患者出现蛋白尿。伴结石和感染时有白细胞和脓细胞。②尿渗透压测定。病变早期仅几个囊肿时，就可出现肾浓缩功能受损表现，提示该变化不完全与肾结构破坏相关，可能与肾脏对抗利尿激素反应不良有关。肾浓缩功能下降先于肾小球滤过率降低。③血肌酐随肾代偿能力的丧失呈进行性升高。肌酐清除率为较敏感的指标。④腹部平片（KUB）平片显示肾影增大，外形不规则。⑤X 线静脉肾盂造影（IVP）显示肾盂肾盏受压变形征象，肾盂肾盏形态奇特呈蜘蛛状，肾盏扁平而宽，盏颈拉长变细，常呈弯曲状。⑥B 超显示双肾有为数众多之暗区。⑦CT 显示双肾增大，外形呈分叶状，有多数充满液体的薄壁囊肿。

目前尚无任何方法可以阻止此病的发展。早期发现，防止并发症的发生与发展，及时正确地治疗已出现的并发症至关重要。

【病案举例】

井某，女，57 岁，教师。1991 年 3 月 10 日初诊。1978 年体检时发现双侧多囊肾，曾多方求医疗效不佳。现症：腰痛，左侧尤甚，并牵引后背不适，全身乏力，口干而饮水不多，纳差，身畏寒而手足热，大便稀，小便黄赤有灼热感。妇科检查未发现异常。触诊：双侧腰部可触及大而不规则的包块。测血压为 20/13.3kPa。B 超提示：双肾明显增大，双肾多发性囊肿，大小不一，最大者为 6cm×7.5cm。实验室检查：血尿素氮 13.2mmol/L，血肌酐 282.9μmol/L。尿常规：蛋白（＋），红细胞 5～7 个/HP。刻诊：舌体肿大有齿痕，舌质暗红，脉弦细。辨证属脾肾气阴两虚，导致痰瘀，酿成湿热。治宜益气补肾，佐以涤痰化瘀，清利湿热。方用知柏地黄汤化裁：太子参、茯苓、泽泻、石韦各 15g，生黄芪、桑寄生各 20g，生地、丹皮、知母、黄柏、苍白术、白芥子、泽兰各 10g，皂角 6g。先用清水将药浸泡 30 分钟后，煎 40 分钟左右。将药液滤出，药渣再煎，如此连煎 3 次，药液混在一起约 800ml，分 2 次早晚各服 1 次，每日 1 剂，服药 15 剂后自觉诸症减轻，继服 3 个月后复查：血压 17.9/10.6kPa。血尿素氮 7.1mmol/L，血肌酐 141.4μmmol/L。B 超提示：双肾囊肿缩小，最大者 5.4cm×6.3cm。继以上方加减调治，症状全部消失。1993 年 7 月 30 日复查：肾功能基本维持在正常范围，并能参加劳动。[29]

按：多囊肾系染色体遗传性疾病。临床表现较为复杂。本例患者既有肾阴虚火旺，同时又有脾气不足的表现，治疗当气阴双补。这里需要指出的是，对于囊性肿块等物质，中医多从痰浊、瘀血等角度考虑。属于瘀血者，多有疼痛，特别是刺痛表现。而本例患者没有明显的疼痛感，因而医生给予消痰之品。皂角性温，具有开窍、涤痰、消肿、杀虫之功。对于有形结块属于痰、瘀者，多用之。但由于该药有小毒，临床应用时量不宜过大。若体质虚弱者，亦可用皂刺代之。

八、血尿

血尿指尿中红细胞排泄异常增多，是泌尿系统可能有严重疾病的指标。离心沉淀尿中≥3 个红细胞/HP，或非离心尿液超过 1 个或 1 小时尿红细胞计数超过 10 万，或 12 小时尿沉渣计数超过 50 万，均示尿液中红细胞异常增多，称为血尿。轻者仅镜下发现红细胞增多，称为镜下血尿；重者尿液外观呈洗肉水样或含有血凝块，称为肉眼血尿。通常每升尿液中有 1ml 血液时即肉眼可见，尿呈红色或呈洗肉水样。

引起血尿的原因有许多，大致包括以下情况：①泌尿系统疾病，如各种肾炎（急性肾小球肾炎、病毒性肾炎、遗传肾炎、紫癜性肾炎），结石（肾、膀胱、尿道），肾结核，各种先天畸形、外伤、肿瘤等。②全身性病证，如出血性疾病、白血病、心力衰竭、败血症、维生素 C 及维生素 K 缺乏、高尿钙症等。③物理化学因素：如食物过敏、放射线照射、药物、毒物、运动后等。

中医将本病归入"血证"范畴，认为凡由多种原因引起火热熏灼或气虚不摄，致使血液不循常道，或上溢于口鼻诸窍，或下泄于前后二阴，或渗出于肌肤所形成的疾患，统称为血证。其中小便中混有血液，甚或伴有血块的病证，称为尿血。随出血量多少的不同，而使小便呈淡红色、鲜红色，或茶褐色。以往所谓尿血，一般均指肉眼血尿而言。但随着检测手段的进步，出血量微小，用肉眼不易观察到而仅在显微镜下才能发现红细胞的"镜下血尿"，现在也应包括在尿血之中。病机有下焦湿热、肾虚火旺、脾不统血、肾气不固等。当与血淋相鉴别：血淋与尿血均可见血随尿出，以小便时痛与不痛为其鉴别要点，不痛者为尿血，痛者（滴沥刺痛）为血淋。

【临床应用】

项英[30]采用中医辨证论治治疗血尿 40 例，男 18 例，女 22 例；年龄在 12 岁以下 2 例，12～18 岁 8 例，20 岁以上 30 例；病程 1～3 天 21 例，4～6 天 12 例，7 天以上 7 例。急性肾炎 26 例，慢性肾炎 6 例，过敏性紫癜肾炎 1 例，肾病综合症 4 例，肾肿瘤 2 例，原因不明血尿 1 例。其中辨证属于肾阴不足者，采用知柏地黄丸加味治疗。结果：本组 40 例患者中，血尿消失者 32 例，占 80%；血尿减轻者 6 例，占 15%；无效者 2 例，占 5%；总有效率 95%。

九、夜尿增多

夜尿增多是指夜尿量超过白天尿量或者夜尿持续超过 750ml。尿道综合征患者往往发生类似状况。尿道综合征多见于女性有明显的排尿不适、尿频、尿急的症状，多次尿常规化验及尿细菌培养正常，并常伴有焦虑、失眠、多梦等。Buchsbaum 认为"尿道综合征"也为"无菌性膀胱炎"，系由非感染的病因如性交时尿道损伤，膀胱三角区阴道组织变形，药物过敏，尿道膀胱颈部梗阻，化学物质刺激，情绪紧张，过多饮茶或咖啡，免疫机制缺陷，对尼龙衣裤、阴茎套、子宫帽物质的过敏，雌性激素不足的老年性萎缩，尿道口囊肿息肉，以及卫生条件差或过多用肥皂等所致。

中医认为夜尿增多多由肺、脾、肾虚弱，或肝经湿热，致使膀胱失于固摄所致，严重者可出现遗尿。临床当辨证论治。

【病案举例】

（1）张某，女，42 岁。2002 年 8 月 11 日初诊。主诉：不明原因夜尿多而频，伴停经 2 个月余，尿急无痛，每晚解小便 10 多次，尿急速解，稍慢则胀至腰部，致腰两侧酸痛难忍，轻时能睡 1～2 小时，重时彻夜不能寐，白天解尿正常，大便稍结，口不干，带黄量少无秽臭，末次月经 2002 年 6 月 10 日来潮，7 月 20 日自购乌鸡白凤丸 2 盒，服后症状无改善。就诊时舌质红苔黄而干，脉细数。无恶心呕吐等早孕反应，妇科检查子宫颈无紫蓝着色，宫体前位，正常大、质中，尿妊娠免疫试验阴性，B 超提示子宫附件无异常，白带例检清洁度Ⅱ度，MDI 检查衣原体、支原体、淋球菌均阴性。诊断为夜尿症，证属肾阴不足，阴虚火旺，热结膀胱。治法：滋补肾阴，泻火通淋。选知柏地黄汤加减：生地15g，怀山药 15g，黄柏 10g，知母 10g，丹皮 10g，泽泻 10g，茯苓 10g，地龙 10g，车前子 10g，柏仁 10g，甘草 3g，每日 1 剂，煎服 2 次。二诊：2002 年 8 月 14 日，夜尿多好转，晚上解小便 1～2 次，无腰酸胀痛，口不干，大便正常，舌质红、苔薄黄，脉细数。守原方再服 3 剂。三诊：夜尿症已消失，月经来潮，量中等色红，无腰腹痛，二便正常，口不渴，睡眠佳，舌质红苔薄微黄，脉细。再进 3 剂，病告痊愈。随访半年未复发。[31]

（2）黄某，男，38 岁，工人。1987 年 4 月 8 日入院。一月来自觉小便无力，色黄频数，有不尽感，无灼热痛胀，1 周来加重，无尿感而尿自流，裤湿方觉，影响日常生活与工作，不堪其苦。兼口干欲饮，心烦难寐。舌稍红、苔薄黄，脉细稍数。证属肝肾阴虚，致膀胱气化不利，水道不固。治以滋阴降火，兼以固涩止遗。方用知柏地黄丸加味。处方：知母、生地、淮山药、山萸肉各 10g，黄柏、丹皮、泽泻各 15g，云茯苓、菟丝子、金樱子、益智仁各 20g。2 剂，水煎服，服药后，尿可控制，已不自遗，然尿无力，再进 2 剂，溲如常人。随访 4 年余无复发。[32]

按：夜尿增多中医多从肾阳虚或肾气虚弱考虑，认为与肾失封藏有关。但在临床实践当中，任何导致膀胱气化失常，肾失封藏的原因都可引起夜尿增多。两例患者系由阴虚引起，阴虚则热，命火偏旺，膀胱不利，涩纳不固故夜尿多。故方用知柏地黄丸滋阴降火。然例 1 患者兼有热结膀胱，而见小便频数，故加通利之品；例 2 患者以虚为主，见小便无力，故加入固涩之品。两案病同，主要病机亦相同。但由于病势之虚实有异，兼证不同，故佐使之药亦不相同。中医辨证论治的细微之处就在于此。

第五节　血液及造血系统疾病

一、慢性特发性血小板减少性紫癜

特发性血小板减少性紫癜（ITP）是血小板被免疫性破坏，致外周血中血小板减少的出血性疾病。以广泛皮肤黏膜或内脏出血，血小板减少，骨髓巨核细胞发育成熟障碍，血小板生存时间缩短及抗血小板自身抗体出现等为特征。本病的发生与感染、免疫、遗传等因素相关。鉴于特发性血小板减少性紫癜在女性多见且多发于 40 岁以前，推测本病的发病可能与雌激素有关。

【临床表现】

（1）急性型：半数以上发生于儿童，多数患者在发病前 1～2 周有上呼吸道感染史，特别是病毒感染史。起病急骤，部分患者可有畏寒、寒战、发热，全身皮肤瘀点、紫癜、瘀斑，可有血泡及血肿形成。鼻出血、牙龈出血、口腔黏膜及舌出血常见，损伤及注射部位可渗血不止或形成大片瘀斑。当血小板低于 20×10^9/L 时可有内脏出血，如呕血、黑粪、咯血、尿血、阴道出血等，颅内出血可致意识障碍，瘫痪及抽搐是致死的主要原因。出血量过大或范围过于广泛者可出现程度不等的贫血，血压降低甚至失血性休克。

（2）慢性型：主要见于 40 岁以下之青年女性。起病隐匿，一般无前驱症状，较难确定发病时间。多为皮肤黏膜出血，如瘀点、瘀斑及外伤后止血不易等，鼻出血、牙龈出血亦甚常见。严重内脏出血较少见，但月经过多甚常见，在部分女性患者可为惟一的临床症状。部分患者病情可因感染等骤然加重。广泛内脏出血、长期月经过多者可出现失血性贫血，部分病程超过半年者可有轻度脾大。

【实验室检查】

（1）血小板：①急性型血小板多在 $20 \times 10^9/L$ 以下，慢性型常在 $50 \times 10^9/L$ 左右。②血小板平均体积偏大，易见大型血小板。③出血时间延长，血块收缩不良。④血小板的功能一般正常。

（2）骨髓象：①急性型骨髓巨核细胞数量轻度增加或正常，慢性型骨髓象中巨核细胞显著增加。②巨核细胞发育成熟障碍，急性型者尤甚，表现为巨核细胞体积变小，胞浆内颗粒减少，幼稚巨核细胞增加。

（3）血小板相关抗体（PAIg）及血小板相关补体（PAC）：80%以上特发性血小板减少性紫癜患者 PAIg 及 PAC 阳性，主要抗体成分为 IgG，亦可为 IgM，偶有两种以上抗体同时出现。

（4）其他：90%以上的患者血小板生存时间明显缩短。可有程度不等的正常细胞或小细胞低色素性贫血。少数可发现溶血的证据（Evans 综合征）。

【治疗】

（1）一般治疗：出血严重者应注意休息。血小板低于 $20 \times 10^9/L$ 者，应严格卧床，避免外伤，注意止血药的应用及局部止血。

（2）糖皮质激素：一般情况下为首选，近期有效率约为80%。

（3）脾切除：治疗的有效率约为 70% ~ 90%，无效者对糖皮质激素的需要量亦可减少。近年有学者以脾动脉栓塞替代脾切除，亦有良效。

（4）免疫抑制剂治疗：适用于糖皮质激素或脾切除疗效不佳者，有使用糖皮质激素或脾切除禁忌证者不宜作为首选。

（5）其他治疗：达那唑为合成雄性激素，与糖皮质激素有协同作用。作用机制与免疫调节及抗雌激素有关。氨肽素有报道其有效率可达40%。

（6）急症的处理适用于：血小板低于 $20 \times 10^9/L$ 者，出血严重、广泛者，疑有或已发生颅内出血者，近期将实施手术或分娩者。①采用血小板输注，根据病情可重复使用。②静脉注射丙种球蛋白。③血浆置换，可有效清除患者腹腔血浆中的 PAIg。④大剂量甲泼尼龙，可通过抑制单核 – 巨噬细胞系统对血小板的破坏而发挥治疗作用。

本病中医学称为"紫斑"，亦称"肌衄"，属于"血证"范畴。现在多主张分期治疗。急性发作期为本虚标实证，本为阴阳两虚，标为复感外邪，虚热动血，迫血妄行。治疗上急则治标、缓则治本或标本兼治。慢性期治疗应以补肝、脾、肾三脏为主，特别应注意养肝、柔肝。

【病案举例】

颜某，女性，37岁，已婚，2000年4月25日就诊。3月前因情志过极而发头晕，心烦易怒，月经提前、量多，经血暗红不尽，鼻衄，齿龈溢血，皮下、四肢出现大小不等深紫色瘀斑，尤以下肢为甚，夜寐不安、多梦，舌红绛少苔，脉细弦。血 RBC 3.52×10^{12}/L，WBC 5.2×10^9/L，PLT 31×10^9/L，Hb 105g/L。骨髓穿刺检查示特发性血小板减少骨髓象。中医辨证为肝肾阴虚，血热妄行。治以滋阴清热，凉血止血。方用知柏地黄丸加减：生、熟地各15g，山茱萸肉30g，山药30g，泽泻20g，丹皮20g，白茯苓20g，知母10g，黄柏10g，旱莲草20g，丹参20g，白芍20g，当归15g，补骨脂10g，仙鹤草30g，白茅根30g，大、小蓟各15g。每日1剂，水煎服。服药27天后，皮下瘀斑消失，齿龈已未出血，月经恢复正常，睡眠可。查 PLT 达 95×10^9/L。[33]

按：五志过极皆可化火，火热伤阴，迫血妄行，故见溢血。法用滋阴降火，凉血止血，甚为恰当。而本案之中尤当注意的是，方中各药剂量均较大。在中医辨证论治过程中，了解疾病的性质、病位等固然重要，而准确地判断病势也是必不可少的。对于急证、重证应当选择效专力宏之品，或用重剂猛药治之。否则病重药轻，或不能收效，或反生他病。

二、衄血

衄血属于中医"血证"范畴，即凡非外伤所致的某些部位的外部出血证。包括眼衄、耳衄、鼻衄、齿衄、舌衄、肌衄等，以鼻衄（鼻出血）为多见。其病因病机不外火与虚：肝火、胃火、风热犯肺、热毒内蕴、肾精亏虚，气血两亏等可导致衄血。一般而言，因感受外邪所致的衄血起病急，病程短，多有外感表证，内伤所致者反之。治疗当根据火之虚实及所病脏腑的不同而采用清热泻火、滋阴降火、凉血止血、益气摄血等治法。

【病案举例】

（1）患者，女，57岁，工人。因反复咳嗽、咯痰、气喘10年，加重2周，于1997年6月24日以"慢性支气管炎急性发作，肺气肿，高血压病"收入内科治疗。经用先锋霉素、卡托普利、心痛定等抗感染、降血压治疗，咳喘消失，血压平稳。7月20日偶然发现双下肢有少许散在瘀点，经查血象、血小板计数、出凝血时间及凝血酶原时间均正常

（血小板计数 $165 \times 10^9/L$），疑为药物（血管扩张药）所致。停药并口服芦丁 C、维生素 K、安络血等药物治疗 20 多天，但双下肢瘀点仍明显增加，且双腕亦出现瘀点，瘀点密集，伴下肢胀麻不适，遂请中医科会诊。8 月 12 日会诊时见：双腕、双膝关节以下遍布针尖大的瘀点，色鲜红，压之不褪色；双下肢有轻度凹陷性水肿，足心灼热，入夜尤甚，口甜而干；无发热，无皮肤瘙痒，舌淡紫，中有少许裂纹，脉沉细。诊为肌衄，证属阴虚火旺夹瘀。治宜滋阴降火、活血止血，佐以利水消肿。处方：知母 8g，黄柏 10g，山茱萸 15g，山药 15g，生地黄 15g，泽泻 10g，牡丹皮 10g，茯苓 20g，车前子 12g，赤芍 10g，丹参 30g，牛膝 10g，柴胡 8g，黄芩 10g。服 2 剂后，瘀点明显减少，颜色变淡，舌脉同前。效不更方，守上方续服 6 剂。瘀点全部消失，水肿消退，于 8 月 20 日出院。随访 2 个月未见复发。[34]

（2）张某，男，28 岁，1995 年 2 月 6 日就诊。患者素体消瘦，间作眩晕耳鸣，腰膝酸软，失眠健忘数年。近因探家房事过度，致上症加重，且五心烦热，脐中渗血不止，血色淡红，需在脐部垫卫生纸数层。曾在外院服消炎止血西药 2 天罔效而求诊。查：脐部卫生纸潮红，外观脐部无疮疡、脓液，仅见淡红血迹，舌红少津，脉细而数。证属肾虚火旺脐衄，治以滋肾降火止血，投知柏地黄汤加味：知母、黄柏、焦栀各 10g，熟地、淮山药、旱莲、女贞各 15g，茯苓、泽泻、丹皮、山茱萸各 9g。每日 1 剂，水煎分 2 次服。连服 3 剂，脐衄终止，诸症改善。续以六味地黄丸善后，追访 1 年，疗效巩固。[35]

按： 两例患者，一为肌衄，一为脐衄，病虽不同，但病机皆为阴虚火旺，故均用知柏地黄汤为主方加减治疗。前案患者合并肺系疾患，并有水肿出现，故佐以利水之品。后者病机相对较单纯，故加减变化较少。《金匮要略》："血不利则为水，名曰血分"。"去水，其经自下"。在血证兼有水肿的患者，治疗的时候应当考虑到气、血、水三者的关系。行气、活血、利水，三法当灵活使用。

第六节　内分泌系统疾病

一、糖尿病

糖尿病（diabetes）分 1 型糖尿病、2 型糖尿病和妊娠期糖尿病。其中 1 型糖尿病多发生于青少年，因胰岛素分泌缺乏，必须依赖胰岛素治疗维持生命。2 型糖尿病多见于 30 岁以后中、老年人，其胰岛素的分泌量并不低甚至还偏高，病因主要是机体对胰岛素不敏感（即胰岛素抵抗）。妊娠期糖尿病是源于细胞的胰岛素抵抗，不过其胰岛素抵抗是由于妊娠期妇女分泌的激素（荷尔蒙）所导致的，妊娠期糖尿病通常在分娩后自愈。本节主要讨论 2 型糖尿病。

2 型糖尿病中一部分病人以胰岛素抵抗为主，病人多肥胖，因胰岛素抵抗，胰岛素敏感性下降，血中胰岛素增高以补偿其胰岛素抵抗，但相对病人的高血糖而言，胰岛素分泌仍相对不足。此类病人早期症状不明显，常在明确诊断之前就可发生大血管和微血管并发症。饮食治疗和口服降糖药多可有效。另一部分病人以胰岛素分泌缺陷为主，临床上需要补充外源性胰岛素。

1988 年世界卫生组织 WHO 关于糖尿病的诊断标准如下：

（1）有糖尿病症状。具备下列任何一项即可诊断为糖尿病：①空腹血糖≥7.8mmol/L；②一日中任何时间血糖≥11.1mmol/L；③空腹血糖＜7.8mmol/L，但口服 75% 葡萄糖耐量试验 2 小时血糖≥11.1mmol/L。

（2）无糖尿病症状。具备下列任何一项即可诊断为糖尿病：①两次空腹血糖≥7.8mmol/L；②第一次口服 75g 葡萄糖耐量试验的 1 及 2 小时血糖均≥11.1mmol/L，重复一次葡萄糖耐量试验 2 小时血糖≥11.1mmol/L 或重复一次空腹血糖≥7.8mmol/L。

（3）糖耐量减低。空腹血糖＜7.8mmol/L，口服 75g 葡萄糖后 2 小时血糖在 7.8～11.1mmol/L 之间者。

糖尿病与中医学的“消渴”有关，认为阴虚有热为本病的病机关键。历代医家对消渴病的阐述颇多。《灵枢·五变》：“五脏皆柔弱者，善病消瘅”。《素问·奇病论》：“此肥美之所发也，此人必数食甘美而多肥也，肥者令人内热，甘者令人中满，故其气上溢，转为消渴。”历代医家对消渴病按“三多”症状的轻重分为上、中、下“三消”论治，即上消治肺，中消治胃，下消治肾。肺为水之上源，阴虚肺燥、津液失布则胃失濡润，肾失滋源；胃热偏盛，则可灼伤肺津，耗损肾阴；而肾阴不足，阴虚火旺，亦可上炎于肺，终至肺燥、胃热、肾虚同时存在，多饮、多食、多尿只不过有所侧重，而三脏之中，又以肾为关键。临床治疗多以滋阴为主，结合具体表现辨证论治。

应当注意的是，典型的具有多饮、多食、多尿、消瘦的糖尿病可以参照中医“消渴”辨证治疗，但绝不能将“消渴”等同于“糖尿病”，在临床当中，很多糖尿病患者不具备典型的“消渴”症状，甚至没有任何症状和体征的出现，对于这样的糖尿病患者，中医诊断“消渴”是不成立的。应当根据具体情况，辨证治疗。而非局限在“消渴”病名之下。

【临床应用】

李亚红[36]运用知柏地黄汤加减治疗 2 型糖尿病 60 例。患者中男 33 例，女 27 例；病程最短者 3 个月，最长者 12 年，大多 3～7 年。治疗采用滋肾清热法，以知柏地黄汤为主加减，辅以控制饮食治疗。基本方：知母 10g，黄柏 8g，山药 30g，生地黄 15g，山萸肉 10g，牡丹皮 8g，茯苓 12g，泽泻 6g，枸杞子 15g，苍术 10g，元参 15g，生黄芪 15g，覆盆子 15g，五味子 10g。每日 1 剂，水煎为 400ml，早晚分 2 次服。临证加减：口渴引饮甚者加花粉 10g，麦冬 10g，葛根 10g；小便频数，量多色白者，去黄柏，加桑螵蛸 10g，益智仁 10g；气短、乏力、多汗，气虚明显者去黄柏，加太子参 10g，麦门冬 10g，并加重黄芪用量至 30g，以加强益气养阴的作用；夏季多湿，苔白腻者，去黄柏，加薏苡仁 15g，白术 15g，以除湿健脾；老年见小便清长，夜尿频多，饮一溲一，舌淡胖，脉细弱者，去黄柏，易生地为熟地 15g，加菟丝子 15g，补骨脂 10g，仙灵脾 20g，巴戟天 10g，避附片大热易生燥火之弊不用。结果：显效 38 例，良效 20 例，无效 2 例，总有效率 96.6%。其临床主要症状多在较短的时间改善，其中以口渴多饮消失最快，脾肾阳虚、便溏多尿等症状消失较缓慢。尿糖、血糖下降的治疗天数以血糖下降较尿糖为早，酮症经短期治疗可明显好转，尿酮转阴。

罗学林[37]等运用知柏地黄汤联合二甲双胍治疗 2 型糖尿病 52 例。对全部 102 例用随机方法分为治疗组 52 例，对照组 50 例。治疗组男 31 例，女 21 例；年龄 41～65 岁，平均 53.5 岁；病程 6 个月～10 年，平均 5.3 年。对照组男 31 例，女 19 例；年龄 42～66 岁，平均 54 岁；病程 5 个月～10.5 年，平均 5.4 年。两组资料经统计学分析，差异无显著性意义（$P>0.05$），具有可比性。治疗方法：对照组口服二甲双胍片，0.5g/次，1 日 3 次。治疗组在对照组基础上加服知柏地黄汤，基础方：知母 15g，黄柏 10g，山药 15g，山茱萸 15g，茯苓 12g，丹皮 15g，泽泻 10g，熟地 15g。随症加减：口渴多饮者加芦根 20g，生石膏 45g，天花粉 15g；舌质偏暗有瘀斑者，加丹参 15g，益母草 15g；大便不畅者加大黄 10g；视物不清者加枸杞子 12g，菊花 10g；皮肤瘙痒者加白鲜皮 15g，地肤子 10g；头晕较甚者加天麻 15g。两组均以 2 个月为 1 疗程。治疗期间，严格按糖尿病饮食要求，同时停用其他药物，观察 1 个疗程后统计疗效。结果：治疗组总有效率为 92.21%，对照组为 78.00%，两组比较，差异有统计学意义（$P<0.05$）。

【病案举例】

（1）毛某，男，58 岁，工人。1995 年 7 月 2 日初诊。患者素体肥胖，过食肥甘厚腻之品，近4年来多饮、多食、多尿、体重明显减轻，诊断为2型糖尿病，长期服用磺脲类、双胍类等西药治疗效果不佳，而来我院治疗。刻诊：尿饮量多，烦渴欲饮，头晕乏力，夜寐梦多，五心烦热，腰膝酸软，形体消瘦，舌质暗红、舌体瘦小、舌苔薄白而干，脉细、尺脉尤甚。查空腹血糖18.5mmol/L。尿糖（＋＋＋）。证属阴亏火旺、津液耗损之消渴病。治宜滋阴降火，佐以生津止渴。方选知柏地黄汤加减。处方：知母、茯苓各15g，熟地、山茱萸、泽泻各12g，丹皮、天花粉各10g，山药30g，黄柏8g，每日1剂，水煎服，同时嘱患者严格控制饮食，忌食肥甘厚腻之品。服药10剂后尿频量多、口渴多饮症状明显好转，继服上方2月后心烦梦多，腰酸乏力症状消失，查空腹血糖5.5mmol/L，尿糖（－）。继上方服用1个月后诸症消除，精神转佳。[38]

（2）史某，男，47岁，干部。以多饮、多尿、消瘦3年，加重5天为主诉，于2001年7月22日入院。自诉3年前无明显诱因出现多饮、多尿、多食，曾按糖尿病口服降糖药治疗，时轻时重，病情不稳定，并身体逐渐消瘦。近5天来，口渴多饮加重，每日饮水16磅，小便10余次，伴腰膝酸软、耳鸣、易出汗。刻诊：形体消瘦，精神差，唇红而干，舌质红，苔薄黄，脉细数。实验室检查：尿糖（＋＋＋），空腹血糖14.4mmol/L。西医诊断为2型糖尿病；中医诊断为消渴（肝肾阴虚兼湿热型）。给予口服中成药消渴丸8丸，3次/日，汤药知柏地黄汤加减，治疗32天，临床症状消失，化验尿糖转阴，空腹血糖6.3mmol/L，好转出院。嘱其出院后坚持糖尿病饮食，以知柏地黄丸巩固疗效，随防3年，病情稳定，尿糖正常，血糖保持在6.3～6.8mmol/L之间。[36]

按：《石室秘录》："消渴之证虽分上、中、下，而肾虚以致渴，则无不同也。故治消之法，以治肾为主，不必问其上、中、下之消也"。2例患者皆有上消口渴之见证，而治疗皆以知柏地黄丸为主。以肾阴为一身阴精之根，故凡久病滋阴者皆从肾入手。两案证候都很典型，辨证当不困难，而要点在于能够守方。后案守方月余而收效，前案则更久，疾病特点如此，缓病还当缓图，切不可急于求成。

二、糖尿病视网膜病变

本病属于中医眼科"视瞻昏渺"、"暴盲"等范畴。其发生是由于阴虚燥热，耗气伤津，津不充血，热灼络伤；或久病致肝肾阴虚，精亏血少，气机不畅，血行受阻，精血不能上注于目，目中气血瘀滞，精血不得正常输布，目失所养所致。瘀血阻络，目内气血运行不畅，则见眼底静脉扩张；瘀血郁遏目内孙络，则变生眼底血管瘤；热迫血妄行则血不循经，溢于络外而见视网膜出血。久则血行失其常道，导致新生血管形成。故用知柏地黄汤滋阴补肾，清降虚火，以解消渴日久肾阴亏损、虚火灼络之根本；花粉、葛根、玄参生津润燥，以治消渴气阴两伤之病源；丹参、地龙、茺蔚子活血通络，化瘀生新，以助眼底出血、渗出等病理产物之吸收。全方共奏滋补肝肾，活血化瘀之功效。

【临床应用】

包广军[39]等于1997年8月~2001年11月间运用知柏地黄汤加减治疗糖尿病视网膜病变80例，获得较好的疗效。80例患者中男52例，女28例；年龄最小45岁，最大66岁；糖尿病史最短8年，最长20年。全部病人均为双眼发病，视力从0.01~1.0不等，大多数病人双眼视力不同。以中药知柏地黄汤加减为主，主要药物由知母、黄柏、丹皮、生地、云苓、山药、山萸肉、泽泻、花粉、丹参、葛根、玄参、地龙、茺蔚子组成，每日1剂，水煎分2次服，1个月为1个疗程，连续服用3个疗程。根据患者空腹血糖水平选用降糖灵、优降糖或达美康等。结果：80例中显效45例，有效26例，无效9例，总有效率为88.75%。

三、尿崩症

尿崩症是由于下丘脑-垂体后叶系统病变所引起的一种疾病。因抗利尿激素的分泌和释放减少，使尿在肾小管中不能被浓缩而致。以多尿、多饮，尿比重减低，不含糖为主要临床表现的疾病。

【病案举例】

王某，男，37岁。既往史：经常头晕、乏力、腰膝酸软，五心烦热。1995年1月7日自觉口渴难忍，随即暴饮，饮水后2小时左右排尿，然后又觉口渴，饮水。24小时大约饮水8000ml，尿量约6000ml，夜不能眠，十分痛苦，于1月8日来我院就诊。查体：面色青黄，舌质红，少苔，脉数无力。精神萎靡，心率76次/分，音纯律正，双肺未闻及湿啰音，肝脾未能及，肾区叩击痛弱阳性，双下肢无浮肿。血常规正常，空腹血糖正常值，尿糖阴性，尿比重1.002，血钾、钠、氯、钙测定均正常。双肾、膀胱B超检查未见异常。诊断为尿崩症，属中医下消证范畴。辨证属肾阴不足型。治疗以滋阴补肾法，遂投知柏地黄汤加减治疗：熟地、山萸各25g，茯苓15g，泽泻5g，知母、黄柏、石膏、麦冬各30g，玄参20g，甘草15g。每日1剂。水煎分3次服。服药4剂，口渴多尿减轻，睡眠良好，精神亦佳。二诊：面色正常，舌质淡红，舌苔薄白，脉沉弱，前方加枸杞 15g，山药 30g，继服 6 剂，诸症消失。查尿比重 1.020。[40]

按：尿崩症可参考中医"下消"病辨治。本例患者多饮多尿，且腰酸、烦热之证明显，辨证属阴虚火旺，用知柏地黄汤加石膏以加强清热之力，麦冬、玄参以助养阴之功。方证契合而收效。

第七节　风湿免疫系统疾病

一、类风湿关节炎

类风湿关节炎是一种以关节滑膜炎为特征的慢性全身性自身免疫性疾病。滑膜炎持久反复发作，可导致关节内软骨和骨的破坏，关节功能障碍，甚至致残。血管炎病变累及全身各个器官，故本病又称为"类风湿病"。

【临床表现】

（1）急性活动期：以关节的急性炎症表现为主，晨僵、疼痛、肿胀及功能障碍显著，全身症状较重，常有低热或高热，血沉超过 50mm/h，白细胞计数增高，中度或重度贫血，类风湿因子阳性，且滴定度较高。

（2）亚急性活动期：关节处晨僵、肿痛及功障较明显，全身症状多不明显，少数可有低热，血沉异常但不超过 50mm/h，白细胞计数正常，中度贫血，类风湿因子阳性，但滴定度较低。

（3）慢性迁延期：关节炎症状较轻，可伴不同程度的关节强硬或畸形，血沉稍增高或正常，类风湿因子多阴性。

（4）稳定期：关节炎症状不明显，疾病已处于静止阶段，可留下畸形并产生不同程度的功能障碍。

【常规治疗】

（1）一般疗法，发热、关节肿痛、全身症状者应卧床休息，至症状基本消失为止。

（2）药物治疗，包括①非甾体类抗炎药；②金制剂，目前公认对类风湿关节炎有肯定疗效，常用硫代苹果酸金钠；③青霉胺，是一种含巯基的氨基酸药物，治疗慢性类风湿关节炎有一定效果；④免疫抑制剂，如氨甲蝶呤（MTX）；⑤肾上腺皮质激素；⑥雷公藤。

本病与中医"尪痹"相似。焦树德[41]认为尪痹发病关键在于风、寒、湿邪入肾伤骨，致骨质受损，关节变形。三邪未侵入肾者，虽久痹不愈也不会使骨质受损变形，所以尪痹的发病机理较风寒湿诸痹更为复杂，病邪更为深入，症状更为严重，常波及于肝肾，致骨损筋挛肉削，且病程绵长，寒湿、贼风、痰浊、瘀血，互为胶结、凝聚不散，使病情不断加重。《金匮要略》："诸肢节疼痛，身体尪羸"，主张用桂枝芍药知母汤治疗本病。

【临床应用】

邓华栋[42]以知柏地黄汤合麻黄附子细辛甘草汤为基本方并加味，治疗活动期、稳定期类风湿关节炎 15 例。男 7 例，女 8 例；年龄 19～55 岁；首诊病程半月～1 年；均有不同程度应用过非甾体类抗炎类药物、糖皮质激素、细胞毒性免疫抑制剂等治疗用药史。方药组成：熟地、生地各 15～20g，山萸肉 10～15g，茯苓 10～15g，泽泻 6～10g，山药 10～15g，丹皮 6～10g，知母 6～9g，黄柏 6～9g，生麻黄 4～9g，制附子 4～6g，细辛 3～9g，生甘草 6～10g，白芥子 6～9g，穿山甲 10～15g。水煎服，每日 1 剂，分 3～4 次。病变活动期，连续服用，每日 4 次，至症状、体征减轻，病情控制，红细胞沉降率（ESR）正常，即达到稳定期为疗程。活动期 10 例疗程 7～12 天；稳定期，隔日服 1 剂，每日 3 次，连续服药 10 天，停服 7 天，疗程 4 个月。结果：类风湿关节炎活动期 10 例中，显效 9 例，有效 1 例；相对稳定期 5 例中，显效 3 例，有效 2 例。无 1 例发生毒副不良反应。

【病案举例】

患者，女，26 岁，职工。1999 年 9 月 18 日初诊。因进行性双手指肿痛、不能握拳 2 个月就诊。2 个月前无明显原因出现双手指、手腕关节肿胀、疼痛，双侧踝关节疼痛，晨起关节僵硬、活动不灵便。起初应用青霉素静滴、口服芬必得及正清风痛宁治疗 2 周，疗效不明显；又加用泼尼松 20mg，晨顿服 2 周。关节肿痛减轻，但出现腹痛、黑便、反酸、纳差，考虑并发药物相关性胃黏膜病变，遂停药。经抑酸、保护胃黏膜治疗，并发症状消失，粪潜血（－）。但关节肿痛、晨僵、活动困难复发且进行性加重而求诊中医药治疗。刻诊：双手指、腕、踝关节肿胀、压痛，关节屈伸严重受限，尤以晨起明显，可持续 2～3 小时。伴精神不振、乏力、面唇白，午后、夜间手脚心发热，四肢、背部发冷。右前臂内侧分别触及大豆大小风湿结节 2 个。舌淡红苔少，脉沉涩。手关节 X 线片：关节间隙轻度狭窄。实验室检查：血红蛋白（HGB）110g/L，红细胞（RBC）3.26×10¹²/L；ESR 70mm/h，C 反应蛋白（CRP）阳性。临床诊断：类风湿关节炎（活动期），关节功能障碍Ⅳ级；中医诊为痹证，证属肾髓不足、阳气遏阻、血瘀痰凝。治以补肾通阳、活血逐痰。处方：熟地、生地各15g，山萸肉10g，茯苓15g，泽泻10g，山药10g，丹皮10g，知母9g，黄柏6g，生麻黄5g，制附子4g，细辛4g，生甘草6g，白芥子9g，穿山甲10g。水煎服，每日1剂分4次，连服10天。再诊：关节肿痛基本消失，晨僵减为1小时，双手可半握持。精神明显好转，五心烦热、背部发冷消，ESR 30mm／h。病情显著好转，予稳定期治疗，继以上方去生地，隔日1剂，4次，连服10天，停服7天，疗程2个月后复诊：关节肿痛、风湿结节消失，关节畸形好转，指、腕、踝关节屈伸较灵活。X线片示：指关节间隙无明显狭窄。随访2年内，偶尔晨起感手指发僵、欠灵便，无反复发作。[43]

按：类风湿关节炎的中医药治疗，当在辨证论治的基础上，注意专病专药的选择。本案患者关节肿胀，屈伸受限，并且通过X线检查，能够发现关节结构的改变，从中医角度讲，属于邪气深入，气血凝滞，病情严重的表现。因而在辨证运用知柏地黄丸作为主方的同时，加入附子、穿山甲、白芥子等药力峻猛之品，以温阳、破血、消痰。体现了中医病证结合的整体诊疗模式。

二、痛风性关节炎

痛风是嘌呤代谢障碍、血尿酸增高而引起组织损伤的代谢性疾病，急性关节炎是痛风最常见的首发症状，该病急性发作时常表现为关节及周围软组织红肿热痛，可伴头痛、发热、白细胞升高，严重影响患者的日常生活。多有遗传因素和家族因素，好发于40岁以上的男性，多见于蹈趾的跖趾关节，也可发生于其他较大关节，尤其是踝部与足部关节。临床表现、化验、X线检查有助于诊断，但完全确诊要由滑膜或关节液查到尿酸盐结晶析出。药物以秋水仙碱使用较多，此外尚可选用保太松或消炎痛。血清尿酸持续上升也可用羧苯磺胺，通过抑制肾小管对尿酸盐的再吸收起到治疗作用，为有效的治疗药物之一。如存在肾脏疾病，通常选用别嘌呤治疗。在急性期，关节内注射类固醇，制动关节和冷敷局部能明显减轻症状。有时，痛风性关节炎为了减轻关节疼痛和恢复关节功能，可选择关节成形术，人工关节置换术等。

痛风性关节炎属于中医学"痹证"、"痛风"、"历节"范畴。病机多为湿热痰浊痹阻经络，"不通则痛"。《中医病证诊断疗效标准》将其证候分为湿热蕴结、瘀热阻滞、痰浊阻滞、肝肾阴虚四型。根据本病临床表现又可分为急性发作期与慢性期。此外，尚有一些医家主张采用专病专药治疗，常用药物有土茯苓、山慈菇、益智仁、秦皮等。

【临床应用】

邓伟明[43]等于2004年6月～2006年6月期间，中西医结合治疗急性痛风性关节炎38例。全部病例共74例，随机分为2组，治疗组38例，男35例，女3例；对照组36例，男33例，女3例。2组一般资料经统计学处理，差异均无显著性意义（$P > 0.05$），具有可比性。对照组予西药治疗。秋水仙碱，首次1mg口服。以后每2小时0.5mg，口服，至症状缓解或出现胃肠道反应后停药。第2、3天各服1mg，每天1次，后停服。改为别嘌呤醇，每次100mg，每天3次，口服。治疗组给予加减知柏地黄汤，处方：知母、生地黄、茯苓、泽泻、萆薢各15g，土茯苓、薏苡仁、忍冬藤各30g，牡丹皮、地龙、桃仁、黄柏各10g。热重者加石膏、金银花；湿重者加苍术；瘀甚者加红花、土鳖虫；痛甚者加蜈蚣、全蝎；漫肿甚者加白芥子、法半夏；气血不足者加黄芪、当归；肝肾不足者加牛膝、桑寄生。水煎服，每天1剂。治疗期间，2组患者均应避免进食高嘌呤食物及饮酒，并多饮水。2组疗程均为30天。结果：总有效率治疗组为94.74%，对照组为75.00%，差异有统计学意义（$P < 0.05$）。血尿酸治疗前后比较，差异有统计学意义（$P < 0.01$），2组治疗后比较，差异有统计学意义（$P < 0.05$）。

李学爽[44]等运用知柏地黄汤加味治疗痛风性关节炎50例。其中男性48例，女性2例。年龄最小者42岁，最大者75岁，平均年龄56岁。发病部位：发于第一跖趾关节32例，其他跖趾关节11例，踝关节7例。病程最长者13年，最短者3个月。中药内服：熟地30g，山药30g，泽泻15g，丹皮10g，茯苓30g，山萸肉20g，知母12g，黄柏20g，金钱草60g，车前子15g，黄芪30g，牛膝12g，赤芍15g。每日1剂，水煎取汁500ml，每次口服250ml，早晚各1次，连服10剂为一疗程。结果：治愈43例，有效7例，无效0例。

三、强直性脊柱炎

强直性脊柱炎最为显著的症状为关节的纤维化和骨性强直，常以侵犯脊柱、骶髂关节病变为常见，是一种慢性全身性炎性疾病。该病与感染有关，患者常合并前列腺炎、溃疡性结肠炎等，一些患者在感染后出现关节炎或关节症状加重。强直性脊柱炎晚期因脊柱两侧的韧带已骨化，或脊柱间增生搭桥，致脊柱严重畸形，驼背而致残，此时诊断容易，治疗却难。早、中期维持时间长，可达10～20年。若感觉患有背、腰疼痛伴早晨僵硬半年以上者，应及时到医院拍骶髂关节正位X光片，若骶髂关节有改变者，即可确诊为中、早期强脊炎。

强直性脊柱炎属中医学的"肾痹"、"腰痛"范畴,如《内经》云:"肾痹者……,尻以代踵脊以代头"。《症因脉治》曰:"肾痹之因,〈内经〉云:或远行劳倦,逢大热而渴,水不胜火,则骨枯而髓虚,或不慎房劳,精竭血燥,则筋骨失养,腰痛不举,而肾痹之证作矣"。由此可知,肾阴亏虚、精竭血燥是强直性脊柱炎发病的内在因素。方药多选用具有祛风湿、补肝肾、强筋骨之品。

【临床应用】

李德伟[45]运用加味知柏地黄汤治疗强直性脊柱炎50例。男46例,女4例,男女之比为9.2：0.8;50例均符合纽约诊断标准及1988年中西医结合学会风湿类病专业委员会昆明会议修订的诊断标准。所有患者除具备强直性脊柱炎的典型症状体征外,均具有典型X线表现及HLA-B27阳性。治疗采用加味知柏地黄汤:熟地黄15g,山萸肉12g,山药12g,泽泻10g,白茯苓10g,牡丹皮10g,知母12g,黄柏12g,紫河车3g(研末吞服),龟板胶10g(烊化兑服),旱莲草20g,土茯苓20g,忍冬藤20g,虎杖20g,川牛膝15g,海桐皮15g,秦艽15g。热毒炽盛者加金银花20g,蒲公英20g;瘀血明显者加穿山甲10g,土元10g;兼肾阳虚者加补骨脂10g,狗脊10g。水煎服,每日1剂,每剂煎2遍,分早晚2次服,1个月为1个疗程,连服1~3个疗程。治疗期间停用其他中西药物,原服皮质激素者逐渐减量撤除。结果:总体疗效显著好转27例(54%),好转20例(40%),无效3例(6%),总有效率94%。

四、红斑狼疮

红斑狼疮是一种自身免疫性疾病,发病缓慢,隐袭发生,临床表现多样、变化多端。此病累及身体多系统、多器官,在患者血液和器官中能找到多种自身抗体。红斑狼疮为自身免疫性疾病之一,属结缔组织病范围,分为盘状红斑狼疮,系统性红斑狼疮、亚急性皮肤型红斑狼疮、深部红斑狼疮等类型。本病多发生于生育年龄女性。我国患病率高于西方国家,可能与遗传因素有关。

临床表现:①蝶形或盘形红斑。②无畸形的关节炎或关节痛。③脱发。④雷诺现象和/或血管炎。⑤口腔黏膜溃疡。⑥浆膜炎。⑦光过敏。⑧神经精神症状。

实验室检查:①血沉增块(魏氏法>20mm/小时末)。②白细胞降低(4×10^9/L)和/或血小板降低($< 80 \times 10^9$/L)和/或溶血性贫血。③蛋白尿(持续+或+以上者)和/或管型尿。④高丙种球蛋白血症。⑤狼疮细胞阳性(每片至少2个或至少2次阳性)。⑥抗核抗体阳性。

凡符合以上临床和实验室检查6项者可确诊。确诊前应注意排除其他结缔组织病，药物性狼疮证候群，结核病以及慢性活动性肝炎等。不满足以上标准者为疑似病例。目前本病的首选治疗是糖皮质激素，而糖皮质激素可以引起类柯兴征的表现，如向心性肥胖、面部多毛、痤疮等。类柯兴征的出现不仅影响患者的生活质量，而且有时对糖皮质激素的继续应用会造成一些影响。

中医古籍中无系统性红斑狼疮病名的确切记载。根据临床表现可分属"痹证"、"阴阳毒"、"日晒疮"、"温毒发斑"、"水肿"等病的范畴。《中医病证诊断疗效标准》将系统性红斑狼疮（SLE）分为热毒炽盛、气阴两伤、脾肾阳虚、脾虚肝旺、气滞血瘀5型。临床可参照辨证治疗。

【临床应用】

张基栋[46]等运用加味知柏地黄汤治疗系统性红斑狼疮患者类柯兴征。选取2003年3月~2006年4月期间门诊及住院病人41例，均为女性SLE患者，采用前瞻性随机对照研究，将病人分为2组。基础对照组19例，中药治疗组22例。2组一般资料经统计学处理无明显差异，具有可比性（$P > 0.05$）。对照组予正规糖皮质激素治疗，单独使用糖皮质激素无效或合并狼疮性肾炎者给予环磷酰胺治疗。中药治疗组是在对照组治疗的基础上服用加味知柏地黄汤，基本方：知母15g，黄柏10g，熟地15g，山茱萸15g，山药15g，茯苓10g，牡丹皮25g，泽泻10g，赤芍20g。热毒炽盛者加水牛角、黄芩；阴虚血虚者加当归、女贞子；阴阳两虚者加菟丝子、枸杞子；邪毒攻心者加酸枣仁、郁金。每日1剂，水煎分2次服，连续治疗2个月。于第3、7周观察面部症状、躯干部肥胖相关指数、SLE疾病活动指数（SLEDAI）。结果：中药治疗组在减轻患者面部症状、降低面颊部皮褶厚度（CST）和SLEDAI等指标方面，具有较满意的疗效，与对照组相比，差异显著（$P < 0.05$或$P < 0.01$）。

【病案举例】

赵某，女，49岁，农民。1996年10月5日就诊。患者自诉发病已2个多月，曾就诊多家医院，经常使用消炎痛及肾上腺皮质激素等西药治疗，症状改善不明显。就诊时症见：发热，周身乏力，四肢关节疼痛，尤以双手近端指间关节为甚，口干咽燥，小便微黄，大便干结。体检：T 38℃，咽稍红，面颊部见典型蝶状红斑，背部见少许瘀斑，四肢关节无明显红肿变形，舌红苔黄，脉细数。治疗方法：用血疗瓶抽取患者血液200ml，立即放置在光量子血液辐射治疗仪充氧及紫外线照射20分钟后，回输患者体内，每间隔3天治疗1次，共进行5次合1疗程。

中药以清瘟败毒饮加减，处方组成：生地 15g，黄连 9g，黄芩 10g，丹皮 12g，石膏 12g（布包先煎），栀子 12g，连翘 10g，白花蛇舌草 15g，大黄 5g，玄参 9g，虎杖 15g。日 1 剂，连服 15 剂。经过上述治疗后，热退，关节疼痛明显减轻，但仍腰膝酸软，夜间时有盗汗，大小便正常。检查时 T 36.5℃，咽不红，面颊部红斑明显变淡，舌微红苔薄，脉细数。继续血疗 1 疗程。中药以知柏地黄汤加减，处方：生地黄 10g，淮山药 12g，山萸肉 10g，茯苓 12g，丹皮 10g，泽泻 10g，知母 9g，黄柏 10g，鳖甲 15g（先煎 10 分钟），地骨皮 10g。日 1 剂，连服 15 剂，诸症消失。守上方去知柏、鳖甲、地骨皮，加生芪 15g，白术 10g，每 2d 服 1 剂，坚持服 2 个月。随访半年症状未再发。[47]

按：系统性红斑狼疮是一种侵犯全身结缔组织的自身免疫性疾病，全身器官常被累及。中医认为本病与"阴阳毒"、"虚劳"有关，急性期多表现为热毒炽盛，故用清瘟败毒饮辨证加减。待诸症缓解则阴液亏耗，气血失和的正虚本质得以显现。故治以滋补肝肾，调和气血，平衡阴阳，方用知柏地黄汤辨证加减。在缓解期的治疗中，辨证准确固当重要，而能够守方，坚持治疗才是取得疗效的关键。

五、干燥综合征

干燥综合征是一种自身免疫性疾病，以口、眼干燥为常见表现，并可累及肾、肺、神经系统、消化系统等多个系统，引起全身器官受累。表现有肌肉无力、全身酸痛、干咳、胸闷、癫痫、软瘫、原因不明的肝炎、肝硬化、慢性腹泻等。本病经常伴有某些自身免疫特征的风湿病（如 RA，硬皮病和 SLE），可见受累组织内淋巴细胞浸润。目前西医无特效药物，可用 0.5% 甲基纤维素滴眼及涂口腔改善症状，未有系统性损害或合并其他自身免疫病时要应用皮质类固醇（激素），也可应用免疫抑制剂、血浆置换术等方法。

中医认为干燥综合征的病因为素体阴虚，复感火热温燥之邪；或嗜食辛辣香燥、或过服补阳燥剂；或房劳过度。均伤津耗液，致阴虚燥甚而为燥证。病理变化为火热温燥或湿热毒邪，伤津耗液，致体内阴液不足，脏腑失于滋润：肝阴不足，则眼干涩，视物模糊；肺胃阴伤，则咽干声嘶，或干咳便秘。阴虚内热则五心烦热。燥热阴伤，血瘀络痹则见皮下紫斑、关节疼痛。病延日久，阴伤气耗，进而阴损及阳，阴阳俱亏。临床通常分为燥热阴亏；燥热血瘀；湿毒化燥；气阴俱亏；阴阳两虚等 5 型。

【病案举例】

李某，女，53岁，干部。1993年3月18日初诊。主诉经常口、眼、鼻干燥，3年间偶有手指关节疼痛。曾在某医院做检查化验：血沉40mm/h。免疫球蛋白 IgA 1.5g/L，IgG 24.5g/L，IgM 5.2g/L。类风湿因子阴性。泪腺和唾液腺分泌功能少于正常水平。荧光素角膜染色试验可见有点状溃疡。诊断为原发性干燥综合征。并给予对症治疗及间断泼尼松治疗，症状无明显好转而求治中医。临症所见：目赤涩痛，眼球干而无泪，视物模糊，口干唇裂，舌燥咽痛，声嘶甚则咀嚼及咽下困难，鼻干不润，皮肤失荣无汗，五心烦热，手掌大、小鱼际红赤。舌红少苔脉细数。辨证属阴虚内热，虚火上炎。治拟滋阴清热，生津润燥。以知柏地黄汤加味。处方：知母30g，盐黄柏10g，熟地40g，山药12g，茯苓12g，山萸肉15g，丹皮15g，泽泻9g，元参15g，麦冬12g，杞果12g，石斛10g。水煎服，日1剂，每剂3煎，分早、午、晚服用，每次服250ml。服药4付，自觉症状减轻，口腔较前有少许津液，两目较前转润，效不更方，守方继服20余剂，诸症渐平。复查：血沉20mm/h，免疫球蛋白检查 IgA 1.5g/L，IgG 16.6g/L，IgM 2.12g/L，泪腺和唾液腺分泌功能测定已达正常水平。荧光素角膜染色试验未见异常。为防复发，又嘱服知柏地黄丸3个月，停药观察随访4年，未复发。[48]

按：干燥综合征是一种原因未明而与自身免疫有关的疾病。就其临床证候来看，多表现为津枯液燥，肌肤官窍失于濡润的特点。本例患者除一系列干燥的表现外，尚有五心烦热，手掌大、小鱼际红赤等阴虚内热证候，舌脉亦现典型阴虚之象，故辨证当不困难。处方在知柏地黄丸的基础上加入元参、麦冬、石斛、枸杞以增加滋阴之力，是抓住了患者阴液亏损这一主要问题。需要注意的是，对于这类表现为干燥的疾病，不能一概以阴虚论治。如阳气不足津液不能布散；或是邪气内阻，津液内停等皆可出现某些部位干燥的征象，临证之时还要结合其他的兼证加以判断。

六、白塞病

白塞病为一种病因未明的慢性多系统损害的自身免疫性疾病，具有复发性口和/或生殖器溃疡及神经损害，以慢性复发性眼葡萄膜炎为特征，最后多导致失明。其病因及发病机制，目前仍不十分清楚。

【诊断标准】

1条必要条件加4条次要条件中的2条。

（1）必要条件：①复发性口腔溃疡；②在1年内观察到至少3次口

疮样或疱疹样溃疡。

（2）次要条件：①复发性外阴溃疡；经医师确诊或患者本人确认的外阴溃疡或瘢痕。②眼炎：前、后葡萄膜炎，或眼科医生用裂隙灯查到玻璃体有白细胞，或视网膜血管炎。③皮肤损伤：目前或以往有过结节红斑或假毛囊、或脓性丘疹、或未用过糖皮质激素和非青春期者而出现的痤疮样结节。④针刺试验阳性者。

其他如有阳性家族史、关节炎、关节痛、动静脉栓塞、动脉瘤、中枢神经病变、消化道溃疡等应考虑是否与本病有关。

本病的治疗效果不甚理想，西医主要用皮质类固醇激素、免疫抑制剂等药物治疗，副作用大，停药有反跳现象。本病类似中医学的"狐惑病"。《金匮要略·百合狐惑阴阳毒病脉证并治》："状如伤寒，默默欲眠，目不得闭，卧起不安。蚀于喉为惑，蚀于阴为狐。不欲饮食，恶闻食臭，其面目乍赤、乍黑、乍白。蚀于上部则声嘎，甘草泻心汤主之；蚀于下部则咽干，苦参汤洗之。蚀于肛者，雄黄熏之。""病者脉数，无热微烦，默默但欲卧，汗出，初得之三四日，目赤如鸠眼，七八日，目四眦黑。若能食者，脓已成也，赤小豆当归散主之。"

【临床应用】

王伟明[49]等辨证论治治疗白塞病 20 例，大部分患者有口腔黏膜溃疡、眼部病变及生殖器病变等。其中肝肾阴虚型 9 例，治以滋养肝肾、清热泻火，方选知柏地黄汤加减。病情严重时加用激素。结果：临床治愈 6 例；显效 7 例；有效 5 例；无效 2 例。近期显效率为 65%，有效率达 90%。

七、原发性胆汁性肝硬化

原发性胆汁性肝硬化（PBC）是一种累及多个器官的自身免疫性疾病，因长期持续性肝内胆汁淤积，引起肝脏纤维化、肝硬化并最终导致肝脏衰竭。常与其他免疫性疾病如类风湿关节炎、干燥综合征、硬皮病、慢性淋巴细胞性甲状腺炎等并存，多见于中年妇女，起病隐袭，经过缓慢，早期症状轻微，病人一般情况良好，食欲与体重多无明显下降，部分患者可无任何症状。查体：皮肤、巩膜黄染，可见多处抓痕和脱屑。肝、脾肿大，表面尚光滑，无压痛。辅助检查：血脂、血清胆酸、结合胆红素、AKP 及 GGT 等微胆管酶明显升高，转氨酶正常或轻、中度增高。血中抗线粒体抗体阳性，IgM 升高，凝血酶原时间延长。尿胆红素阳性，尿胆元正常或减少。超声波、ERCP、CT、PTC 等了解有无肝内外胆管扩张及引起肝外梗阻性黄疸的疾病。

熊去氧胆酸系从熊胆中提炼出来的无毒、亲水性胆汁酸，是一种溶解胆固醇性结石的常用药，是目前惟一被认为对原发性胆汁性肝硬化有肯定疗效的药物。

原发性胆汁性肝硬化的临床表现复杂，病程长，很难归属于某一固定的中医疾病，在病程的不同阶段分别归属于"黄疸"、"胁痛"、"鼓胀"、"积聚"、"水肿"、"腹痛"、"血枯（闭经）"及"皮肤瘙痒"等中医病证。而肝、脾、肾等多脏器及其气血阴阳虚损是主要的病理表现。病机特点是虚实夹杂、本虚标实。肾为先天之本，病久又及肾，故辨证分型中以肝肾阴虚型最多见，其中医证候除种种兼证、变证外，主要有肝肾亏虚、肝郁脾虚、肝胆湿热、瘀血阻络 4 个证型。

【临床应用】

杨静波[50]等以中药为主辨证治疗原发性胆汁性肝硬化 14 例，取得良好疗效。该观察选择门诊及住院病人 28 例，分为治疗组与对照组各14 例。对照组给予熊去氧胆酸 15mg/（kg·d），分 3 次服用，共治疗2~6 个月。治疗组在对照用药基础上，根据临床证型辨证给予中药治疗 2~6 个月。其中肝肾阴虚型以六味地黄汤、知柏地黄汤、杞菊地黄汤合一贯煎化裁，以滋补肝肾、养阴、理气止痛。加减：皮肤瘙痒属阴虚血热者，加石菖蒲、玄参、白鲜皮等以凉血止痒；若胁肋刺痛、肝脾肿大、面色黧黑、舌质有瘀斑属肝脾血瘀者，加丹参、郁金、鳖甲、穿山甲、川芎、大黄等活血化瘀；若鼻衄、齿衄属阴虚血热者，重用生地黄，加山栀子以凉血。结果：治疗组 14 例全部有效，血清 ALP、γ-GT 及 TBIL 均较治疗前有明显下降，下降程度 >50%，总有效率 100%；对照组有效 9 例，无效 5 例，总有效率 64.3%。两组相比，差别有统计学意义（$P < 0.01$）。

第八节　其他内科疑难病证

一、发热

治发热一证，向为中医所长。《素问》有《热论》专篇以论之。汉·张仲景《伤寒论》立伤寒之法；明清之间，叶、薛、吴溏诸贤，又广温病学说，自是外感发热之法完备。而内伤发热，初散见《金匮》，后世医家多有论及。金·李杲，有《内外伤辨惑论》一书，论及外感内伤之辨。本节当中所载诸案，皆属内伤发热。

今之内伤发热，是指以内伤为病因，气血阴精亏虚、脏腑功能失调为基本病机所导致的发热。亦包括患者仅有自觉症状，而无体温升高者。临床当中常见的内伤发热，有因情志抑郁，肝失条达，郁而发热者；有因瘀血内阻，气机不通，郁而发热者；有因血虚失养，阴不敛阳而发热者；有因中气不足，气虚发热者；有因阴精亏虚，水不制火而发热者。其治法亦不尽相同，肝郁者，当疏肝解郁，清肝泄热；瘀血者，当活血化瘀；血虚者，当益气养血；气虚者，当益气健脾，甘温除热；阴虚者，当滋阴清热。凡此种种，临床当详辨之，不可一见发热，便思清热；亦不可依照化验指标，妄投所谓抗菌、抗病毒之品。若不能辨证论治，则贻害无穷，惟读者细察之。

仅阴虚发热一证，又变化多端，不胜枚举。依热型看，或低热，或高热，或烘热，或手足心热，或持续发热，或夜热早凉，或午后潮热等等。但不论临床表现如何变化，其治疗都以滋阴为法。而滋阴之法又有六味地黄丸、左归丸、左归饮、大补阴丸、一贯煎、沙参麦冬汤以及知柏地黄丸等等。其应用范畴又有所不同。今只论知柏地黄丸一方。

辨知柏地黄丸所治之阴虚发热当从主证、兼证共同入手。其发热可见低热或烘热，多以午后为甚，若虚火上炎，则以头面部之烘热为主。每多伴有五心烦热，心烦不寐，口燥咽干，盗汗或自汗，便干尿少，舌干红，少苔或无苔，脉细数。若热势盛者可酌情加入清透虚热之品，如地骨皮、青蒿等；阴虚较重者，胃阴不足，可加入甘寒育阴之麦冬、沙参；肝肾阴虚，可用玄参、石斛等；亦或加入阿胶、鳖甲等血肉有情之品以填补真阴。应少用苦寒清热，以免伤阴。

（一）长期低热症

【病案举例】

牛某，女，42 岁，干部。1988 年 5 月 14 日初诊。患者 4 个月前因人工流产感冒而出现低热，经久不愈，体质每况愈下，在某院住院期间用清热解毒法，甘温除热法及大剂量的抗生素治疗 4 个月罔效，而来我院诊治。刻诊：低热 T 37.2℃～38℃，午后为甚，自觉手足心发热明显，自汗并盗汗，面色虚浮苍白，声低气怯，神疲乏力，头晕阵作，有时两眼发黑，夜难入寐，多梦，舌质略暗、舌苔薄白，脉细数。实验室检查：血沉 20mm/h，WBC 12.40×10^9/L，中性细胞比率（GR）78%，淋巴细胞比率（LY）22%。中医诊为阴虚发热。治宜滋阴潜阳、引火归原。方选知柏地黄汤加减。处方：知母、熟地、茯苓各 15g，泽泻、丹皮各 12g，山药 18g，山萸萸 10g，黄柏 8g，肉桂 2g。每日 1 剂，水煎服。服 2 剂后低热明显好转，精神转佳，上方加鳖甲 15g，继服 3 剂后体温恢复正常，手足心发热消失，又用该方调治半月，诸症消失，面色转润，实验室检查正常，随访 1 年未复发。[51]

按：长期低热症属于中医学"内伤发热"范畴。本例患者人工流产后，气血亏虚，加之失于调养，致使阴不敛阳，造成虚阳外越而致低热。方中最妙在加入肉桂一味，一方面引火归原；另一方面，于滋阴之剂加入少许阳动之品，能使补而不滞；肉桂合于补血药中尚有鼓舞气血生长的作用，患者流产后用之，以助恢复，一药而又三用。二诊又佐血肉有情之品鳖甲育阴潜阳，使其阴平阳秘，长期低热自除。

（二）诺雷德引起的潮热汗出

【病案举例】

陈某，女，44 岁。1998 年发现右乳房靠乳头处多个无痛性结节，未予重视。2002 年发现右乳房溢液，2004 年于省级医院诊为右乳腺癌，同年 2 月份行右乳腺癌根治术，术后病理示：（右侧）乳腺浸润性小叶导管复合癌 Ⅱ 级（面积 2 cm×1.5 cm，以小叶浸润癌为主），腋窝淋巴结（3/10）查见转移癌（为浸润性导管癌），另送锁骨下淋巴结 5 枚，未查见癌细胞。免疫组化示：ER（＋＋）、PR（＋＋＋）、CerbB－2（＋）、P53（－）。术后一直口服三苯氧胺，予以 CAF 方案化疗 6 周期。2005 年 10 月份查肺部 CT 示：①符合乳腺癌术后 CT 表现；②双肺多发结节灶，符合转移瘤 CT 表现；③右肺放射性肺炎 CT 表现。予以 TP 方案化疗 4 周期（因胃肠道反应太重不能耐受而中断本方案），随后于我院予以 GP 方案化疗 4 周期。2006 年 4 月因拒绝再次化疗而给予诺雷德（3.6 mg 腹壁下注射）一次，用药大约 8 小时后患者开始出现潮热，伴大汗淋漓，测体温正常，当时室温 25℃，患者着一单衣，手摇折扇仍不时喊热，急以知柏地黄丸 9 g 口服，日 2 次。服药 2 次后患者即觉潮热减轻，2 天后上述症状明显减轻，3 天后潮热、大汗症状全消。[52]

按：诺雷德（Zoladex），别名戈舍瑞林（goserelin），是促黄体生成素释放激素的一种类似物。长期使用诺雷德会抑制脑垂体促黄体生成素的合成，从而引起女性血清雌二醇下降，对女性患者副作用有潮红、多汗及性欲下降，头痛，情绪变化如抑郁等，阴道干燥及乳房大小的变化。本案中医辨证属肝肾阴虚、虚火内炽，故当用知柏地黄丸，滋阴降火。

（三）头面烘热

【病案举例】

张某，女，74 岁。1987 年 11 月 20 日初诊。头面烘热 2 年余，以脑后为甚，喜以凉物为枕，每临夜加重而难以入睡，苦不堪言，多方求治无效。诊时伴头晕，耳鸣，咽干口燥，手足心热，舌红少苔，脉细数。证属肾阴亏损，阴虚火旺，虚火上炎，水不涵木，肝阳上亢。病机重点在于虚火上炎，治宜滋阴降火，用知柏地黄汤加减。处方：熟地黄、炙龟板、炙鳖甲各24g，山茱萸、山药各16g，泽泻、丹皮、知母、黄柏各6g，肉桂1g（后下），地骨皮15g。水煎服，日1剂。3剂后，头面烘热大减，已能安睡；继服5剂，头面烘热及诸症消失。嘱继服知柏地黄丸月余，随访未再复发。[53]

按：本例头面烘热乃年老肾衰，阴虚火旺，虚火上炎所致。其本在于肾阴亏虚，虚火内生。火性炎上，故以头面部表现为主。用知柏地黄丸滋阴降火。患者证候又以夜间为甚，此病在阴分，故用地骨皮以透阴分之伏热。佐以肉桂引火归原。待诸症缓解，再以知柏地黄丸缓图以顾其本。立法明确，先后有序，可为典范。

（四）癌症发烧

【病案举例】

（1）孟某某，男，60岁，工人。肝癌3个月，腹部肿大疼痛，右胁下肿块坚硬如石，口干欲饮，烦躁便秘，午后发热，入夜热甚。舌质红绛，苔黄，脉弦细数。辨证为肝肾阴虚，热毒壅盛。治疗采用一贯煎加赤芍、丹皮、白花蛇舌草、半枝莲、茵陈、三棱、莪术、香附、枫实等。并于每傍晚欲热之时服知柏地黄丸2次，每次1丸，服10余丸，阴虚之象纠正，体温降至正常。[54]

（2）张某某，男，56岁。肝癌患者，潮热烦躁，头痛心悸，失眠耳鸣，胁肋刺疼，脉弦细。辨证为肝肾阴虚，肝阳偏亢，治疗以天麻钩藤饮，佐清热养阴之剂。又于每天下午4时、8时各服知柏地黄丸1丸，2周后，肝肾阴虚，阳亢之势减，体温正常。[54]

按：两例患者皆为肝癌，前者偏于实，故合用清热解毒破瘀之品；后者阴虚阳亢，故合用天麻钩藤饮以平肝熄风。两案虽有偏虚、偏实之分，但其本皆有肝肾阴虚之证，故合用知柏地黄丸，以滋阴降火。

（五）术后发热

【病案举例】

患者，女，31岁，教师。1993年2月22日初诊。患者于半月前行剖腹产术，伤口Ⅰ期愈合。术后第2天开始发热，体温37.6℃，当时考虑为"吸收热"，未予处理。现已持续10余天，体温波动在37.5℃~

38.4℃，以夜间为甚。静点青霉素、氨苄青霉素、先锋霉素、病毒唑、清开灵等，注射柴胡针，服银黄口服液等，乏效。刻诊：低热（37.8℃），面红如妆，心烦口干，手足心热，舌质嫩红，苔干，脉细数。证属术后失血，阴血亏损，阴虚发热。治宜滋阴养血，清退虚热。投知柏地黄（丸）汤加减，处方：知母、黄柏、山茱萸各12g，熟地黄、山药各30g，鳖甲、丹皮、阿胶（烊化）各10g，地骨皮15g，甘草6g。服4剂后，低热已除，症状好转。效不更方，续进3剂。后家人来告，诸恙消失，疾病痊愈。[55]

按：本案术后，阴血亏虚，而发虚热，治疗当以知柏地黄丸滋阴降火为法，前医不知辨证，惟以柴胡、银黄为退热之品，妄投乏效。当知中医临床，重在辨证，发热一证，病机繁复，临证最当细辨，切不可一见发热便用清热解毒亦或药理研究所谓能够退热之品。本例患者阴血俱虚，若不能补养，如何除热？故于知柏地黄丸之基础上，加入鳖甲、阿胶等血肉有情之品以养阴血，并用地骨皮透虚热，如此方能收效。

二、汗证

汗证是指由于阴阳失调，营卫不和，腠理开阖不利，而引起汗出过多，或出汗时间及颜色异常的病证。一般分自汗、盗汗两类。根据病情及临床表现不同，又有战汗、狂汗、红汗、漏汗、阴盛格阳汗、亡阳汗、绝汗、头汗、额汗、心汗、腋汗、手足汗、无汗、偏汗等多种。通常认为自汗为阳气不足的表现，而盗汗属阴虚之证。但在临床实际情况，阴虚同样可以有自汗的表现。故不可一概而论。

（一）盗汗

【病案举例】

陈某，男，17岁，1999年12月25日初诊，自诉夜间盗汗3月余，伴手足心热，余无不适，曾就诊于某省人民医院，排除结核病，诊断为自主神经功能紊乱，遂求治于中医。刻诊：舌质红，苔黄，脉细数。诊断：盗汗（阴虚火旺），治以滋阴泻火，方用知柏地黄汤加减：知母10g，黄柏10g，生地10g，山药10g，山萸肉10g，丹皮10g，泽泻10g，茯苓10g，五味子10g，生龙牡各10g，糯稻根10g，甘草6g。上方日1剂，水煎，分2次服。治疗2周后，诸症减轻，继续治疗1周，诸症消失，遂改服麦味地黄丸8粒，1日3次，调理而愈。[56]

按：本案盗汗，证属阴虚火旺，故用知柏地黄丸滋阴降火。而在处方当中加入了五味子、生龙牡、糯稻根以敛汗，是病证结合的体现。

（二）阴虚自汗

【临床应用】

庄江传[57]于1995年3月~1998年5月应用知柏地黄汤加减治疗阴虚自汗症16例，均为门诊病人，其中男14例，女2例；年龄48~66岁，以50~58岁为多；其中有高血压病8例，冠心病3例。临床表现主要有腰酸膝软，头晕目眩，烦躁失眠，男子遗精，女子月经不调，自汗午后为甚，汗出多在头面部及颈部间，伴颜面潮红，口干头晕欲倒，或心悸胸闷。舌红、少苔或黄苔，脉弦大或细数、尺脉浮。方用知柏地黄汤加味：知母、黄柏、山药、茯苓、牡丹皮各10g，泽泻5g，生地黄20g，枸杞子、黄芪各15g，浮小麦30g，甘草3g。血压高者加夏枯草、石决明各15g，心悸加酸枣仁、柏子仁各10g。一般服药3剂可以止汗，汗止后去浮小麦再服3剂，以后长服六味地黄丸或杞菊地黄丸以巩固疗效。结果：16例经知柏地黄汤加味治疗，服2剂止汗者8例，服3剂止汗者3例，服4剂止汗者3例，服5剂止汗者2例。复发者3例，均为未服用六味地黄丸和杞菊地黄丸巩固者，以致复发，经再给知柏地黄汤治疗而痊愈。

【病案举例】

林某，男，58岁，1997年4月12日就诊。午后至傍晚头面部及颈部汗出半个月。3个月来经常头晕失眠，多梦，腰膝软，时有遗精。半个月来出现午后头面部出汗，甚则大汗淋漓，头晕，面色潮红，疲倦口干，经中西医治疗未能止汗。舌红、少苔，脉弦细数、尺脉浮。查T36.5℃，BP 20/13kPa。诊断为阴虚自汗证，予知柏地黄汤加味。处方：知母、黄柏、牡丹皮、山药各10g，茯苓5g，生地黄25g，玄参、夏枯草、黄芪各15g，浮小麦30g，泽泻、甘草各3g。水煎服，每天1剂，连服3天。4月15日二诊：服药1剂，出汗减半。服2剂后微出汗，面已不潮红。服3剂后自汗已止，诸症减轻，效不更方，仍予上方去浮小麦，加枸杞子15g，菊花10g，3剂，每天1剂。3剂中药服完后，晨服杞菊地黄丸，晚服六味地黄丸。半年后随访，自汗未再复发。[57]

按： 本患因肾阴亏虚，虚火上炎，迫液外出而致头面部汗出。患者伴眩晕，此肝阳上亢之象，以午后为肝经循行之时，肝阳旺盛，故午后汗出，面色潮红，故用夏枯草。通常认为阴虚多导致盗汗，而本案火势上炎，迫津外泄，而见自汗。临证之中不可一见盗汗，便以为阴虚，一见自汗便以为阳虚，还当辨证论治。

（三）黄汗

汗证是指人体阴阳失调，营卫不和，腠理开阖不利而引起汗液外泄的病证。黄汗之证，《金匮要略·水气病脉证治》云："黄汗之为病，身体肿，发热，汗出而渴，状如风水，汗沾衣，色正黄如蘗汁，脉自沉。"由汗出壅遏营卫，或脾胃湿热郁伏，熏蒸肌肤引起。治宜实卫和营，行阳益阴，方用芪芍桂酒汤、桂枝加黄芪汤等。《千金要方》以本病为五疸之一。临床当中应当与黄疸鉴别，黄疸以身黄、目黄、小便黄为主要特点，亦有汗出色如柏汁者。而黄汗则无目黄等。

【病案举例】

董某，男，29岁，公务员。2004年6月15日初诊。患者两侧腋下汗多色黄染衣2年，伴手足心发热出汗，虚烦少眠，头昏，口干，饮食尚可。曾在内科及皮肤科门诊检查，皆未明确诊断。症见面红，腋下皮肤颜色正常，无痛痒，汗液黄染，不觉腥臭，四季皆然。舌红、苔薄黄，脉滑数无力。肝功能正常。证属阴虚郁热，肺失卫外。治以清心滋肾，养阴固卫。方以知柏地黄汤加减。处方：知母、黄柏各12g，生地、山茱萸、泽泻、茯苓各15g，黄连、莲子心各2g，浮小麦30g。共5剂。每天1剂，水煎服。复诊：汗出减少，失眠、头昏、手足心发热均减。效不更方，守方服至20剂，黄汗逐渐减少变淡，终至痊愈。[58]

按：患者两腋汗多，汗为心液，而腋下为心经循行之处。手足心发热等，皆为肾阴不足，虚热之象。心肾水火之脏，肾阴不足，不能上济，心火独亢于上，故蒸腾汗出。用知柏地黄丸滋阴降火，佐以莲子心交通心肾，浮小麦滋阴敛汗，并能养心阴之不足。两药用之最恰当。

（四）血汗

血汗是一种临床十分罕见的汗腺功能失调性疾病，又名红汗、汗血、肌衄。多由火热炽盛，迫血外溢所致。《血证论·汗血》："则知阳乘阴而外泄者，发为皮肤血汗矣。"沈金鳌《杂病源流犀烛》云："汗血者，或有病，或无病，汗出而色红染衣，亦谓之红汗。〈内经〉以为少阴所至。"中医认为，血汗同源，本病多系邪热炽盛，迫血妄行；或是脾不统血，血溢脉外所致；亦有阴虚火旺所致者。

【病案举例】

（1）患者，男，24岁。患者平时腰困、腰膝酸软，浑身疲乏无力，夜尿频数，时有梦遗滑精。曾服补肾壮阳之品，自觉浑身发热，口干、口渴多饮，失眠多梦，耳鸣，大便干，小便赤黄继而大量出汗，随之发现，所出之汗液，色红沾衣染衣，而四肢末端皮肤潮湿出汗多、发红，如入染缸，连所穿之内衣及袜均为红色所染，但所出汗液用镜检均未发现有红细胞。舌偏红，少苔，脉浮数。辨证：命火妄动，热迫于肺。证属：汗血（红汗）。治以滋阴降火，益气固表，潜阳。方用知柏地黄汤加生黄芪、牡蛎、龙骨。处方：生地黄20g，茯苓30g，泽泻10g，牡丹皮10g，炒山药30g，知母10g，黄柏10g，龙骨30g，牡蛎30g，山茱萸20g，生黄芪30g。水煎服，每日1剂，分2次服。患者服6剂后，出汗已少，未见有红色沾衣染衣，诸症已减轻，未再出现梦遗、滑精，舌质正常，脉象平和。嘱患者原方继服4剂而愈。[59]

（2）胡某某，女，51岁。2002年7月20日就诊。1年前，因一次重体力劳动而大汗淋漓，返家后更衣时，发现双腋下及腰部内衣处有红色汗渍，仅觉乏力，未见其他不适。时隔数日，"红汗"未减反增。辗转多家医院，治疗无效，迁延至今。就诊时患者自带各院检验单，未见异常，并带来一件未洗的白色内上衣，满衣均见红色汗渍。主诉：随着夏季气温增高，无论劳逸均出汗而内衣必有红色汗渍，腰痛难忍，脘腹、乳房胀痛，食欲尚可，口苦、口臭、口干欲冷饮，溲黄便结。舌红，苔干，脉细数。诊断：汗证（红汗）。治拟滋阴泻火，凉血活血，行气止血。方用知柏地黄汤合犀角地黄汤加味。处方：地黄、白茅根各30g，水牛角（先煎）100g，知母、黄柏、山萸肉、当归、枳壳各12g，山药、赤芍各15g，石膏（先煎）50g，龙胆草9g，广三七粉（冲服）6g，青皮10g。共3剂。每日1剂，水煎服。复诊：服上方3剂后，红汗止，诸症悉减，效不更方，续服3剂。再诊：诸症告愈，续服2剂善后，随访2年未见复发。[60]

按：本案不仅有阴虚之表现，并且火热炽盛，迫血外溢。故用知柏地黄汤合犀角地黄汤以加强清热凉血之力。患者亦有口苦、口臭、口干饮冷等气分热盛之证，故于方中加入生石膏、龙胆草等清热泻火。临床当中证候千变万化，病机往往虚实夹杂，故在治疗的时候，除了抓住主要矛盾，尚需根据兼证，加入相应药物。本案阴虚为本，而火热为标，独养阴则势缓而火热难去，徒清热则难去其根。对此当权衡标本缓急，或先治标后治本，或如本案标本同治。如此方能收效。

（五）黑汗

【病案举例】

李某某，女，17岁。1991年10月来诊。自诉半年来，容易出汗，稍活动即汗出湿透衬衣，汗黏，而且内衣上的汗渍是黑色的，难以洗净，经多次中西医治疗未效（西药不详，中药多是祛湿清热之类）。近10多天来出汗更多，故来求诊。询其平时不耐疲劳，月经每月 2～3 潮，色淡红，量少，腰酸软，溲黄浊。察面色黄滞，舌红、苔薄白腻，脉细稍数。诊断：黑汗证。临床上甚为鲜见，综观各症，考虑病之根本在于肾，初辨为肾阴亏虚，虚火兼湿热熏蒸为患，即用知柏地黄汤加五味子、车前子，服 3 剂。二诊：出汗明显减少，知药已中的，守原方继服 5 剂，药后汗止，衬衣上已无黑色汗渍，其他症也消失，脉舌正常。嘱其服 2 瓶六味地黄丸巩固疗效，并且不要劳累过度，多吃清淡而富有营养食物，随访半年，已不出黑汗，月经也按期每月一潮，色量正常。[61]

按：黑汗一证笔者所见古籍当中未见记载。中医以黑为肾之色，本案辨证为肾阴亏虚，虚火兼湿热熏蒸，正合其说。《素问·经脉别论》曰："持重远行，汗出于肾"，似与本病有关。患者月经每月 2～3 潮，色淡红，量少，腰酸软等皆系肾虚之表现，溲黄浊，苔白腻，系湿热辨证之要点。两相合参，辨证为虚火兼有湿热熏蒸。本病罕见，若只知按图索骥，恐无从入手，而中医辨证，全在灵活权变，如能详加分析，把握证候要点，自能得心应手。

三、大剂量激素应用后不良反应

长期大量使用激素，常常引发各种不良反应，主要表现有柯兴样体态、痤疮、合并或加重感染、神经精神症状、上消化道出血、高糖血症、低钾血症等，患者往往因此而停用。有学者认为，激素类似中药补阳药的作用，有伤阴之弊，因而主张用养阴清热的方法治疗。

【临床应用】

张士英[62]等以知柏地黄丸加味消除肾上腺皮质激素副作用 18 例。18 例中男 13 例，女 5 例，年龄 7～40 岁，平均 27 岁，经使用激素后，均出现了医源性柯兴样反应，患者均表现为满月脸貌，向心性肥胖，皮肤痤疮，及下腹部皮肤紫纹，体重增加。其中有 2 例并发类固醇性糖尿病，空腹血糖 ≥7.8mmol/L（140mg/dl），尿糖阳性或阴性，或餐后 2 小时血糖 ≥11.1mmol/L（200mg/dl），尿糖阳性。所有病例均无糖尿病史及家族史，在应用激素前均无糖尿病证状。治以滋阴补肾，佐以活血化瘀。以知柏地黄丸加减，处方：生地、知母、黄柏、山药、山萸肉、旱莲草、女贞子、玉竹、地骨皮、益母草、丹参、草决明等，并随机加减。2 例类固醇性糖尿病者加用饮食治疗。结果：18 例中，2 例继发类固醇性糖尿病者完全缓解，多次复查血糖均属正常，尿糖阴性。16 例继发柯兴样反应者，体重下降，平均 1.8Kg，皮肤紫纹、痤疮消失。14例尿蛋白转阴，尿蛋白定量 <0.2g/24h，血蛋白正常，2 例仅有体重下降，尿蛋白减轻，尿蛋白定量 <3.0g/24h。血白蛋白有所改善。胆固醇、甘油三酯 12 例降至正常，2 例稍有下降。

汪贤聪[63]等在用大剂量激素治疗肾病综合征时，加用知柏地黄丸，观察其对激素不良反应的影响，效果满意。全部 112 例均为肾病综合征患者，均需接受激素治疗。随机分为 2 组：激素治疗组 54 例，其中男 32 例，女 22 例；年龄 16~60 岁；知柏地黄丸加激素治疗组 58 例，其中男 38 例，女 20 例；年龄 16~62 岁。所有病例均采用标准疗程的激素治疗。泼尼松首始剂量是 1mg/kg·d，晨 1 次顿服，服用 8 周后逐渐减量，每周减量 5mg，减至 0.5mg/kg·d 时，将 2 日药量改为隔日 1 次顿服。以后如上减量，至隔日服 20mg 左右时，作为维持量服用 6~8 个月。疗效不满意者，加用细胞毒性药物。知柏地黄丸加激素治疗组的西药用法与上同，加用知柏地黄丸 8g，3 次/天，并观察 2 组的不良反应。结果：知柏地黄丸加激素治疗组不良反应发生率为 27.6%，明显低于激素治疗组的 48.1%（P<0.05）。可以看出，在大剂量激素治疗肾病综合征时，加用知柏地黄丸，可明显减少激素的不良反应。

四、恶性肿瘤

（一）肿瘤放疗毒副反应

放疗就是放射治疗，指用射线消除肿瘤病灶。放射治疗作为治疗恶性肿瘤的一个重要手段，对于许多癌症可以产生较好效果。但是放疗会产生放射性皮炎、放射性食管炎以及食欲下降、恶心、呕吐、腹痛、腹泻或便秘等诸多毒副反应，利用中药与化疗进行配合治疗，不但可有效地消除这些毒副反应，而且还可以增加癌细胞的放射敏感性，帮助放射线彻底杀灭癌细胞。中医学认为，放射线损伤主要是由于癌症病人接受放疗后，造成热毒过盛，津液受损，气血不和，脾胃失调，气血损伤及肝肾亏损所致，其治疗原则为清热解毒，生津润燥，凉血补气，健脾和胃，滋补肝肾。

【临床应用】

章伟明[64]运用知柏地黄汤加味治疗肿瘤放疗毒副反应 36 例。均为住院病人，均通过病理、CT 等检查明确诊断为癌症，且已接受直线加速器放射治疗。其中肝癌 2 例，鼻咽癌 17 例，食道癌 3 例，肺癌 11例，泪囊癌、乳腺癌、喉癌各 1 例。男 27 例，女 9 例，年龄 35~73

岁。均因接受放射治疗（简称"放疗"）后引起不同程度的口干或伴两颧红，手足心热、盗汗、口舌溃疡、纳呆、少寐、烦躁等热毒伤阴、阴虚火旺证候。用知柏地黄汤加味治疗，其药物组成为知母、黄柏、生地、山萸肉、泽泻、丹皮、茯苓、山药、蛇舌草、半枝莲、蚤休。加减：体弱者，去蛇舌草、半枝莲、蚤休，加太子参；口干甚，加花粉、石斛、麦冬、沙参等；盗汗者，加浮小麦、麻黄根、煅牡蛎等；寐差者，加酸枣仁、五味子、麦冬等；潮热、五心烦热者，加地骨皮、白薇、龟板等；口舌生疮者，加两面针、骨碎补、升麻等；便干者，加玄参、川朴、火麻仁等；恶心纳呆者，合陈夏六君子汤或配服香砂养胃丸。日服1剂，7天为1疗程，连服1~4个疗程。结果：服药后病人副反应消失17例，缓解19例，总有效率为100%。本组病人均顺利完成全程放疗，无一因不能耐受而中断治疗。

　　贺西征[65]等运用知柏地黄汤加味治疗肿瘤放疗毒副反应23例。随机选择23例欲接受直线加速器放射治疗的恶性肿瘤病人作为治疗组。所有病例均经临床、影像及病理检查明确诊断，男18例，女5例；年龄35~73岁，平均53.7岁。另随机选择8例恶性肿瘤病人作为对照组，男6例，女2例；年龄38~65岁，平均58.5岁。2组在年龄、病期、症状及疗程方面无明显差异（$P > 0.05$），具有可比性。治疗组在放疗开始的同时服用知柏地黄汤加味。其药物组成为知母、黄柏、生地、山萸肉、泽泻、丹皮、茯苓、山药、白花蛇舌草、半枝莲、蚤休。治疗中出现以下情况则酌情加减：体弱者去蛇舌草、半枝莲、蚤休，加太子参；口干甚，加花粉、石斛、麦冬、沙参等；盗汗者，加浮小麦、麻黄根、煅牡蛎等；寐差者，加酸枣仁、五味子、麦冬等；潮热、五心烦热者加地骨皮、白薇、龟板等；口舌生疮者，加两面针、骨碎补、升麻等；便干者，加玄参、厚朴、火麻仁等；恶心纳呆者，合陈夏六君子汤或配服香砂养胃丸。知柏地黄汤1剂煎成50ml，日服1剂，7天为1疗程，连服2~4个疗程。对照组放疗后出现毒副反应用西药对症治疗，口干者，1∶5000呋喃西林液50ml含漱，每日4~6次，复方草珊瑚含片1片口含，每日4~6次；口舌生疮，维生素 B_2 10mg 口服，每日3次，西瓜霜局部涂抹，每日6次；便干者，酚呋片0.1mg，睡前服；恶心纳呆，胃复安10mg，多酚片3片，每次3次；寐差，安定片10mg，睡前口服；潮热、盗汗，谷维素10mg，每日3次口服。完成2周者参与疗效观察总结。结果：治疗组23例患者中出现口干8例（34.8%），潮热盗汗5例（21.7%），口舌生疮3例（13.0%），恶心纳呆10例（43.5%），便干2例（0.88%），寐差6例（26.1%）。对照组8例患者中出现：口干7例（87.5%），潮热盗汗6例（75.0%），口舌生疮4例（50.0%），恶心纳呆6例（75.0%），便干5例（62.5%），寐差2例（25.0%）。2组病人全部完成了2周的观察期。从2组病人放疗毒副反应发生率来看，中药治疗组口干、潮热盗汗、口舌生疮、便干及恶心纳呆症状明显少于西药对照组，而寐差的发生率则两组相近。

（二）恶性肿瘤康复期

【临床应用】

廖传桂[66]于1995年~2000年间运用知柏地黄丸调理恶性肿瘤康复期患者30例。患者住院期间进行了放疗、化疗，或综合治疗。其中鼻咽癌21例，口腔癌7例，肺癌2例；男性22例，女性8例；平均年龄45岁。临床症状表现都具有肝肾阴虚，虚火上炎，虚中夹湿所致的脸部、口颊、耳部肿痛，张口困难，胸部憋闷，干咳少痰，全身不适，虚弱异常等症，生存质量都较差。给予知柏地黄汤加味。结果：30例患者中，显效18例，占60%；有效7例，占23%；无效5例，占17%；有效率为83%。

【病案举例】

（1）曾某，49岁。患者曾于1991年在医院病理检查确诊为鼻咽癌，住院7个多月，进行了根治性放疗及3次辅助性化疗，出院6个多月后，进行随访，症见头晕、头痛、面颊部肿胀、开口困难、口干、鼻塞、四肢麻木等。望脉切诊，见舌质红、干，苔黄腻，脉弦数。中医辨证为肝肾阴虚，虚火上炎，虚热夹湿。用知柏地黄汤加金银花15g，连翘12g，山豆根12g，薏苡仁20g以增加清热解毒，利咽消肿之功效。连服10剂，煎服。半月后随访，头痛减轻，面颊部肿胀消失，口干程度减弱。后又照原方连服20剂，症状基本消失，现生活如常。[66]

（2）钟某，女，64岁。左下肺肺泡细胞癌，1995年8月入院治疗，进行了左肺下叶切除术，出院半年后随访，症见胸闷气短，干咳少痰，痰中带血，口咽干燥，午后潮热，形体消瘦，舌红少苔，脉细数。中医辨证：体质虚弱，加之术后阴血亏耗，精液不能上承润肺，故多干咳少痰，口咽干燥，加之饮食调养不当，体质恢复较慢。处方用知柏地黄汤加沙参20g，麦冬15g，玉竹参20g，扁豆12g，紫菀、冬花各12g，组成滋阴润肺、止咳化痰方药，连服5剂。半月后随访，胸闷咳嗽减轻，口中润泽，潮热稍减。继续连服10剂，上述症状消失。病人存活5年，生存质量良好，后因肿瘤转移，病故。[66]

按：此2例患者，前者系放化疗后，后者系手术之后。2种治疗方法均可损伤人体阴津气血。因而在治疗的时候要注意补益气血的问题。前者以口腔、咽喉证候为主，故加清热解毒利咽之品；后者肺部证候明显，则用养阴生津润燥之品。随证加减而皆能收效。中医认为癌症的发生，多表现为本虚标实，由于正气亏虚，湿热痰浊等邪气凝聚，蕴久成毒而发病。而对于术后或是放化疗后的恢复期患者，则虚多实少。若病势较缓，亦可采用丸药治疗。

五、老年口干症

老年口干症是指老年患者自觉口腔干燥，舌背发涩，无唾液滋润口腔。本病系由于年龄的增加，肾气渐衰，天癸衰竭，气血皆虚，阴虚火旺所致。目前临床对本症尚无有效的治疗方法。

【临床应用】

秦伟霞[67]等自1990年5月～1997年5月运用知柏地黄丸治疗老年口干症30例。男性10例，女性20例；年龄48～60岁；病程3个月～5年。对前来就诊的患者，常规口腔检查排除其他病变后，给予知柏地黄丸（知母、黄柏、山茱萸、牡丹皮、熟地黄），每次1丸，每日2次，3个月为1疗程。结果：30例患者中，用药最短者1个月，最长者3个月，有效28例，无效2例，总有效率93.3%。

六、脱发

脱发是头发脱落的现象。有生理性及病理性之分。生理性脱发指头发正常的脱落；病理性脱发是指头发异常或过度的脱落，其原因很多。从毛囊的角度来划分，一般脱发可分成2种基本类型：由于毛囊受损造成的永久性脱发和由于毛囊短时间受损造成的暂时性脱发。永久性脱发即常见的男性秃顶。中医认为，"发为血之余"，因而脱发的发生，多与阴血不足，失于濡养有关。此外，亦有因邪气侵袭，情致异常而发病者。临床当结合具体表现，辨证论治。

【病案举例】

刘某，女，35岁。2002年8月1日初诊。患者自诉，自1997年秋天开始，头发大量脱落，精神紧张，午后胸部发热，手足心热，心烦易怒，腰膝酸软，失眠，足跟痛，自产后开始加重，无咳嗽。间断地服用中西药治疗，无效，前来就诊。查体：T 37.8℃，心率90次/分，呼吸频率21次/分，BP 120/80mmHg，发育良好，营养中等，对答切题，头发干枯稀少，面颊有红晕。双肺呼吸音清。心率90次/分，律齐，各瓣膜听诊区未闻及病理性杂音。肝脾未触及，腹软。双掌发红，舌质红，口干，苔薄白，脉弦细。实验室检查：血常规、尿常规、血沉、胸腹透视、T3、T4、B超均未检出阳性结果。西医诊断：脱发。中医辨证肺肾阴虚。治以滋阴降火，养血生发。方用知柏地黄丸：熟地 24g，山药12g，茯苓 12g，泽泻 9g，丹皮 9g，山茱萸 12g，知母 9g，黄柏 8g。3剂，1 日 1 剂，分 2 次服。二诊：8 月 4 日，服药后，午后胸部发热减轻，舌质湿润，舌苔白。原方加女贞子 30g，旱莲草 15g，3 剂，每日 1剂，分 2 次服。三诊：8 月 9 日，脱发量减少 1/3。睡眠好，面颊红晕消失，胸部及手脚心发热轻，轻度腰酸。治拟滋肝肾，以助脾运。药用：熟地 24g，怀山药 12g，茯苓 12g，泽泻 9g，丹皮 9g，山茱萸 12g，香附 15g，白术 15g。5 剂，水煎服，1 日 1 剂，分 2 次服。四诊：8 月20 日，脱发量减半，自觉无其他不适症状，查体：T 37.5℃，P 80 次/分，R 24 次/分，BP 110/80mmHg。双呼吸音清，心率 80 次/分，律齐，头发稀少，发质光泽有所好转，舌质淡红，舌苔薄白，脉弦细。治拟知柏地黄丸加何首乌 30g，枣树根 30g，白术 15g，香附 15g，山楂 15g，当归 15g。5 剂，隔日 1 剂。五诊：9 月 6 日，嘱知柏地黄丸合健脾丸，间断服用调理。2 年后随访，再未出现过多脱发和其他不适。[68]

按：本案患者，一有火热之象，二有阴虚之征。而心主血，其华在发，阴血不足，不能滋养毛发则干枯、脱落。故治疗用知柏地黄丸滋阴降火。二诊合用二至丸以加强滋养肝肾之功。

七、六味地黄丸致全身瘙痒

【病案举例】

患者，男，40 岁，因腰膝酸软、盗汗、遗精等症自疑为肾虚而口服精制六味地黄丸，8 丸/次，3 次/天。服用 10 天后出现浑身发痒、烦躁不宁、头皮瘙痒，有少量抓伤、结痂，反复发作半年有余，久治不愈。患者就诊时诉常虚烦不眠、心悸、健忘、头晕、耳鸣、咽干、腰酸腿软、梦遗、盗汗、怕热，见患者形体消瘦，舌尖红、脉细数。其病证属心肾不交、阴虚阳亢，嘱其改口服知柏地黄丸，8 丸/次，3 次/天。3天后患者瘙痒症状缓解，继续服用至 10 天时，瘙痒症状消失。[69]

按：原作者对于全身瘙痒的解释是这样的："患者既往无药物过敏史，服用六味地黄丸期间未服其他药物，故认为其全身瘙痒是六味地黄丸所致。六味地黄丸是滋补之品，易产生滞腻之弊，久而化热，阳升风动，出现浑身瘙痒、烦躁不宁、头皮瘙痒，凡血分有热、肺有痰热及外感表邪者均忌服。"但本瘙痒之证若由滞腻久而化热所致，则知柏地黄丸亦不当应用，方中虽有知、柏降火，然六味丸仍在。且若此瘙痒若为地黄丸过敏而起，用知柏地黄丸则过敏原未能消除，故认为本证系六味地黄丸引起则有商榷之处。

八、链霉素中毒症

【临床应用】

刘淑萍[70]等自1972～1992年，采用知柏地黄汤加减治疗链霉素中毒（毒性反应）症39例，全部39例均为门诊患者，男性17例，女性22例。年龄最小者5岁，最大者73岁。病程最短者3天，最长达180天。伴有其他药物过敏史8例。不吃肉或蛋者7例，自主神经功能失调者6例。治以滋肾益阴，重镇潜阳，引火下行，芳香开窍。处方：知母、黄柏、熟地、山药、泽泻、茯苓、龙骨、牡蛎、葛根、石菖蒲、牛膝、磁石（先煎）、赭石、丹皮。各药用量随病情而定。加减：眩晕似天翻地覆，屋旋转，动则欲吐，肝阳过亢，化风化火者，重用赭石、磁石、牛膝；双耳失聪或耳聋者，重用葛根（内含黄酮甙，有改善内耳血液循环，促进细胞新陈代谢作用），石菖蒲芳香开窍（不仅能化痰和中辟浊，且可开心窍通九窍）；失眠多梦盗汗者重用龙骨、牡蛎，去茯苓加茯神；大便干结加大黄；口渴咽干去熟地加生地、花粉、二冬。服药天数最长者116天，最短者10天，平均63天。结果：39例中痊愈30例，显效6例，好转3例。疗效与病程、服药天数有关，病程越短、服药越早则疗程越短、效果越好。

【病案举例】

刘某，女，41岁，干部。1971年3月患咽喉炎，采用链霉素肌肉注射，每日2次，每次0.5g，治疗7天后出现眩晕，听力减退，耳鸣，步履不稳，恶心呕吐纳呆，经医生检查诊断为链毒素中毒，立即停用链霉素，给静脉点滴10%葡萄糖注射液加入细胞色素C、辅酶A、维生素C，肌肉注射肌酐、维生素B_1、B_{12}，口服烟酸、脑复康治疗15天，效果不著，继而又多方求医治疗至今，病情依然严重。1971年6月家属抱着试探心理前来求治，查血压15/10kPa，痛苦病容，闭目平卧，睁眼则眩晕，动则欲呕，双眼球有细小水平样震颤，双耳呈神经性听力减退，跟腱反射偏亢，未引出病理反射，指指、指鼻、跟膝试验不准确，血、尿、大便检查、胸透均正常。中医辨证属肝肾阴虚，肝阳上亢，上扰空窍。采用上方随证加减治疗42天痊愈，随访3月，耳聪目明，精神充沛，行走如常。[70]

按：链霉素具有神经毒性，其主要副作用表现为耳聋。患者中医证候描述不详。中医认为肾开窍于耳，故采用滋补肾阴，清热降火的方法治疗有效。

九、面红奇案

【病案举例】

陈某，女，31岁，干部。1993年4月9日初诊。自述14岁月经来潮，15岁后每遇洗澡、情绪激动、阳光照射、进食、失眠、冬天从室外进入室内等情况下，即出现颜面发红、烘热，至今已16年有余，面红往往从下颌部开始，逐渐向上蔓延，有时局部、半边发红，多为双侧均发红，严重时红到额部，5月前生小孩后，因失血、哺乳等原因，面红症状加剧。常整日烘热、发红，眼睑亦觉灼热，闭之热盛，睁之则舒；冬天睡觉时，被子也只能盖到腹部，四肢须外露，触凉处稍舒；腰部隐痛，劳则加剧，便秘尿黄。诊见：满面通红，切之较其他部位热，用体温表测之，腋下36.3℃、颌下36.4℃、颧部37.5℃。心率86次/分，血压13.5/9.5kPa。舌质红，苔薄黄，脉细略数，按之欠有力。证属肝肾阴虚，气阴不足，胃有蕴热之面部发红。治宜滋阴降火，益气清胃。用知柏地黄汤合生脉清胃散加减：知母、枣皮、五味子各10g，炒黄柏、麦冬各15g，生地、山药、茯苓、泽泻、丹皮各20g，太子参、莲子各30g，黄连5g，肉桂3g，甘草6g。2剂，日1剂。用水浸泡半小时后煎，3次共取汁约500ml，混合后分早、中、晚3次，饭后1小时温服。4月11日二诊：面红时间较前缩短，次数减少，大便秘结。舌质偏红，苔薄黄，脉细略数。上方去莲子、黄连、茯苓，加生石膏100g，粳米30g，白芍20g。2剂。4月14日三诊：面红仅在过劳或天气过热时偶尔出现，二便正常，舌质偏红，苔薄黄，脉细略数。继上方2剂。4月16日四诊：面红未再出现，闭目时无特殊不适，其他症状亦减轻。继上方加减16剂痊愈，半年后追访未复发。[71]

按： 患者发病与情志有关，并有腰痛的肾系症状，加之虚热表现明显，故辨证属肝肾阴虚火旺不难。中医色诊，色赤为热，当分虚实。实证如伤寒表郁轻症之桂麻各半汤证；阳明经之白虎汤证；温病热入营血证等。虚证如本案所讨论的阴虚内热证；阳虚致使虚阳浮越之戴阳证等。临床当辨证施治。本案病程较长，且阴虚较甚，热势亦盛，故与生脉、清胃二方合用。

十、黑苔

【病案举例】

万某某，男，60岁，1987年2月4日诊。患者自述舌生黑苔18年，伴见口干欲裂，常饮少量茶水以润之。每每晨起时，惯于用牙刷刮去黑苔，以求暂时缓解干裂之势，至夜加重，有头晕、耳鸣、失眠、五心烦热之症。曾长期服用黄连上清丸、龙胆泻肝丸、三黄片等苦寒泻火之品，舌苔未见好转。久之，患者憔悴异常，疗疾心切，多次口噙黄连，亦未能有所减轻，苔黑如故。刻诊：舌苔黑而干燥，脉见细数。辨为热入下焦，劫灼肾阴，阴虚火旺。拟知柏地黄汤加味滋阴补肾，降火除烦。药用：知母 10g，黄柏 12g，熟地 15g，山药 15g，山茱萸 15g，丹皮 10g，泽泻 10g，茯苓 10g，天花粉 15g，栀子 10g，炙甘草 10g。处方 4 剂，服后黑苔即去大半。再服 5 剂，黑苔尽去，诸症悉除。嘱其继服 10 剂，巩固疗效。随访 1 年未发[72]。

按： 黑苔的临证意义有 2 方面，一者寒极，一者热极，都为疾病发展到极致的表现。而临床当中往往以黑苔的润燥辨别属寒、属热，通常苔黑而润者为寒，苔黑而干者为热。本证黑苔多年，显然非一般的急性疾病的极期表现。患者久服苦燥伤阴之品，肾阴为之所伤，阴虚火旺已极，故见舌苔焦黑。以知柏地黄丸滋阴降火，并加花粉、栀子清热生津，热去津回，黑苔自退。

十一、足心奇痒

【病案举例】

王某，女，24 岁。1990 年 6 日 7 日初诊。半年前因生一女孩，家人不悦。患者长期情志抑郁，苦闷寡欢，渐渐出现双足心瘙痒，经挠抓 10 分钟左右缓解。每遇情志不遂上症发作，且日渐加重。近日发作频繁，少则 2~3 日发作 1 次，多则日发 2~3 次。发作时抓破皮肤，心情焦躁不安。四处求医，经用抗组织胺、激素、抗生素等药治疗，疗效不佳。病人言其足心奇痒难忍，下午及夜间痒甚，并有心烦少寐、手足心热、两胁胀痛、经期延后、口干苦等症，舌质红、苔黄少津。脉弦细稍数。查血、尿常规均正常。脉证合参，乃怒气伤肝，失其条达，肝郁化火，耗津伤血，肝肾同源，久而肾阴亏虚，阴虚火旺，火邪循经下行，不能外达，郁于肌肤发为本病。治宜疏肝解郁，清热凉血养阴。拟丹栀逍遥散合知柏地黄汤加减：丹皮 10g，栀子 12g，柴胡 12g，郁金 15g，生地 20g，当归 15g，茯苓 12g，山茱萸 10g，知母 12g，黄柏 15g，白芍 20g，地骨皮 12g。每剂水煎 2 次，药液混合，早晚分服。注意情志调节，忌食辛辣。5 剂后，足心瘙痒、心烦、两胁胀痛减轻，口干、手足心热、舌质红、脉细数同前。此乃郁火初解，阴液未复之象。上方去白术、茯苓，加鳖甲 15g，麦冬 12g，生地倍量以滋阴清热，加川牛膝 10g 引药下行。连进 15 剂。诸症好转，继服 10 剂，病痊愈。随访 2 年，未见复发。[73]

　　按：大凡病由情志而起，多可从肝论治。本案患者因情志不遂，肝失条达，郁结化火，久则耗气伤阴，阴虚生内热，邪热循经下行，故见足心奇痒。《王旭高医书六种·西溪书屋夜语录》："肝火燔灼，游行于三焦，一身上下内外皆能为病，难以枚举"。本案病情复杂而所发之症，多在肝胆二经循行部位。而肝肾同源，足少阴肾经过足心。故以丹栀逍遥散合知柏地黄丸，肝肾同治，收效甚捷。

参考文献

[1] 杨曙洁，王杰瑞．老年人肺炎50例中药治疗观察．医药论坛杂志，2004，25（12）：40-41.

[2] 张薇．咳嗽治验二则．吉林中医药，2006，26（2）：20.

[3] 俞长远．知柏地黄丸治疗高血压病40例疗效观察．中成药，1995，17（4）：51.

[4] 周雯，张思胜，聂存平．知柏地黄汤的临床应用．河南医药信息，2002，10（16）：93.

[5] 刘维庆．知柏地黄丸加味治疗肠易激综合征23例．江西中医药，2004，35（5）：51.

[6] 张爱玲．知柏地黄丸治疗习惯性便秘．吉林中医药，1999，19（6）：28.

[7] 饶克琅．中成药在维持性血透病人中的应用．江西医学院学报，1999，39（1）：32.

[8] 靳风菊．知柏地黄汤加味治疗杂病三则．河北中医药学报，1998，13（1）：21.

[9] 孙淑芝．知柏地黄丸在病毒性肝炎中的应用．江西医药，1998，33（3）：164-165.

[10] 王小龙．硝石矾石散治疗女劳疸伴血尿验案一则．湖北中医杂志，2006，28（10）：45.

[11] 郝小萍，陈小华．知柏地黄汤为主治疗抗结核药物所致肝损害31例——附单纯护肝西药治疗32例对照．浙江中医杂志，2005，24（1）：24.

[12] 杨金国．知柏地黄丸治愈胃黏膜巨皱襞症．辽宁中医杂志，2003，30（2）：134.

[13] 孙起武．知柏地黄汤加减治疗慢性尿路感染．疾病控制，2001，7（6）：450.

[14] 郭正杰．辨证治疗慢性肾盂肾炎38例．湖南中医杂志，2002，18（1）：31.

[15] 朱成英．加味知柏地黄汤治疗慢性肾盂肾炎48例．河南中医，2003，23（2）：30.

[16] 黄鼎明．知柏地黄汤加减应用4例．福建中医药，2000，31（2）：40-41.

[17] 丁红生. 中西医结合治疗念珠菌尿 40 例. 浙江中西医结合杂志, 2005, 15 (11): 706.

[18] 杜新, 赵英霖. 王顺贤主任医师治疗疑难杂病验案举隅. 河南中医药学刊, 2002, 17 (1): 13-14.

[19] 刘志群. 知柏地黄汤的临床应用. 陕西中医, 2006, 27 (3): 358.

[20] 朱中骥. 中药治疗原发性隐匿性肾炎 39 例. 新中医, 1996, 2: 52-53.

[21] 周文祥. 中西医结合防治 IgA 肾病的体会. 湖北中医学院学报, 2000, 2 (3): 35.

[22] 杜兰屏, 陈以平. 中药治疗 IgA 肾病经验. 辽宁中医杂志, 2001, 28 (4): 2042-2051.

[23] 陈琴, 潘海洋. 辨证分型治疗 IgA 肾病. 吉林中医药, 2002, 22 (5): 12.

[24] 李琼. 知柏地黄汤配合激素治疗原发性肾病综合征 24 例体会. 云南中医中药杂志, 2008, 29 (5): 36.

[25] 楼季华. 知柏地黄汤用大剂量生地合西药治疗难治性肾病综合征 22 例. 浙江中医杂志, 2005, 40 (11): 479-480.

[26] 陆敏君, 刘新华. 知柏地黄汤加味治疗原发性肾病综合征并发肾性糖尿 26 例. 世界中西医结合杂志, 2008, 3 (4): 241.

[27] 李立, 李秀彦, 张素英, 等. 知柏地黄汤治疗蛋白尿 50 例. 中国中医药信息杂志, 2001, 8 (12): 65-66.

[28] 张军, 叶冬兰. 胡成群主任医师治疗过敏性紫癜性肾炎的经验. 光明中医, 2007, 22 (7): 26-27.

[29] 姜光清. 奇症痼疾验案 3 则. 国医论坛, 1996, 11 (6): 37.

[30] 项英. 辨证治疗血尿 40 例. 陕西中医, 2002, 23 (10): 886.

[31] 刘建英, 熊涓. 知柏地黄汤治疗夜尿症体会. 江西中医药, 2003, 34 (12): 38.

[32] 高阳侠. 知柏地黄丸治愈成人重症遗尿一则. 新中医, 1992, 24 (5): 45.

[33] 杨金德. 知柏地黄丸治疗慢性特发性血小板减少性紫癜. 中国中医急症, 2003, 12 (2): 184-185.

[34] 唐妙. 知柏地黄丸治验三则. 广西中医药, 2007, 30 (1): 49.

[35] 陈华. 脐衄证治举隅. 湖南中医杂志, 1997, 13 (2): 7.

[36] 李亚红. 滋肾清热法治疗 2 型糖尿病 60 例. 现代中医药, 2003, (2): 24-25.

[37] 罗学林, 赵郴. 知柏地黄汤联合二甲双胍治疗 2 型糖尿病 52 例临床观察. 中医药导报, 2005, 11 (6): 15-16, 18.

[38] 刘志群. 知柏地黄汤的临床应用. 陕西中医, 2006, 27 (3): 358.

[39] 包广军, 徐勇, 侯保民. 知柏地黄汤加减治疗糖尿病视网膜病变 80 例. 国医论坛, 2002, 17 (5): 28.

[40] 吕继东, 李文学, 吕维东, 等. 知柏地黄汤加味治验尿崩症. 中医药信息,

1996, 1: 26.

[41] 焦树德. 类风湿关节炎从尪痹论治. 江苏中医药, 2008, 40 (1): 5.

[42] 邓华栋. 古方合用加味治疗类风湿性关节炎 15 例. 中国社区医师, 2007, 9 (8): 65.

[43] 邓伟明, 钟秀驰, 简小兵. 中西医结合治疗急性痛风性关节炎 38 例疗效观察. 新中医, 2007, 39 (8): 51.

[44] 李学爽, 向建敏, 吴克华. 知柏地黄汤加味治疗痛风性关节炎的疗效观察. 河北中医, 1997, 19 (2): 39-40.

[45] 李德伟. 加味知柏地黄汤治疗强直性脊柱炎 50 例. 中国自然医学杂志, 2002, 4 (2): 105-106.

[46] 张基栋, 陈军, 赵欣, 等. 加味知柏地黄汤治疗系统性红斑狼疮患者类柯兴氏征疗效观察. 吉林中医药, 2006, 26 (11): 46-47.

[47] 潘志坚. 系统性红斑狼疮治验 1 则. 福建中医药, 1997, 28 (5): 5.

[48] 靳风菊. 知柏地黄汤加味治疗杂病三则. 河北中医药学报, 1998, 13 (1): 21.

[49] 王伟明, 王苏云, 祝德军. 中药治疗白塞氏病 20 例. 山东医药, 1997, 37 (6): 20.

[50] 杨静波, 赵长普, 李学慧. 以中药为主辨证治疗原发性胆汁性肝硬化 14 例. 中医研究, 2007, 20 (3): 40-41.

[51] 刘志群. 知柏地黄汤的临床应用. 陕西中医, 2006, 27 (3): 358-359.

[52] 郭秋玲. 知柏地黄丸治疗诺雷德引起的潮热汗出 1 例. 河南中医, 2006, 26 (11): 82.

[53] 李萍, 杨宏. 知柏地黄汤临床应用举隅. 实用中医药杂志, 2001, 17 (4): 42.

[54] 柳建玲. 知柏地黄丸控制癌症发烧. 中医研究, 1988, 8 (1): 3.

[55] 朱德礼, 褚爱莲. 知柏地黄丸治愈疑难杂症举隅. 甘肃中医, 1998, 11 (3): 29.

[56] 周雯, 张思胜, 聂存平. 知柏地黄汤的临床应用. 河南医药信息, 2002, 10 (16): 93.

[57] 庄江传. 知柏地黄汤加减治疗阴虚自汗症 16 例. 新中医, 1999, 31 (11): 44-45.

[58] 曹德岐. 阴虚黄汗验案一则. 浙江中医杂志, 2005, 40 (8): 345.

[59] 刘东汉, 谢敏, 汪启成. 浅谈对血汗、汗血证的认识及治疗. 中国中医药信息杂志, 2006, 19 (4): 74.

[60] 游明田. 知柏地黄汤合犀角地黄汤治疗红汗证. 浙江中医杂志, 2005, 40 (4): 159.

[61] 巫绍蒙. 黑汗症治验. 江西中医药, 1994, 25 (3): 37-38.

[62] 张士英, 张荣. 滋阴补肾法消除肾上腺皮质激素副作用 18 例观察报告. 河北

中医学院学报，1995，10（1）：7-8.

[63] 汪贤聪，郭志义，朱小红．知柏地黄丸减轻大剂量激素应用后不良反应的临床观察．湖北中医杂志，2000，22（8）：16.

[64] 章伟明．知柏地黄汤加味治疗肿瘤放疗毒副反应 36 例．湖南中医学院学报，1999，19（2）：51.

[65] 贺西征，卢乐萍，尹富敏．知柏地黄汤加味治疗肿瘤放疗毒副反应 23 例分析．中医药学刊，2002，20（4）：522.

[66] 廖传桂．中药治疗恶性肿瘤康复期患者 30 例疗效观察．职业卫生与病伤，2003，18（1）：67-68.

[67] 秦伟霞，雷泽玉，刘伟．知柏地黄丸治疗老年口干症 30 例．中国民间疗法，1998，12（6）：36-37.

[68] 王水花，刘文朝．知柏地黄丸治疗脱发一例．甘肃中医，2005，18（4）：24.

[69] 苏秀梅．六味地黄丸致全身瘙痒 1 例．中国药业，2006，15（3）：35.

[70] 刘淑萍，徐忠信．知柏地黄汤加减治疗链霉素中毒症 39 例．河南中医，1994，14（6）：366.

[71] 范德斌．面红奇案一则．四川中医，1994，11（7）：42.

[72] 龚太喜．知柏地黄汤加味治愈黑苔 1 例．现代中医药，1988，（5）：16.

[73] 刘翠萍．足心奇痒．山东中医杂志，1994，13（7）：322.

第二章

神经及精神系统疾病

一、三叉神经痛

三叉神经痛可分为原发性（症状性）三叉神经痛和继发性三叉神经痛两大类，其中原发性三叉神经痛较常见。原发性三叉神经痛是指找不到确切病因的三叉神经痛，可能是由于供应血管的硬化并压迫神经造成，也可能是因为脑膜增厚、神经通过的骨孔狭窄造成压迫引起疼痛。继发性三叉神经痛是指由于肿瘤压迫、炎症、血管畸形引起的三叉神经痛。此型疼痛常呈持续性，并可查出三叉神经邻近结构的病理变化。本病多骤然发作，无任何先兆，多为一侧。发作时，疼痛剧烈如刀割、电击一样，持续数秒至1~2分钟，常伴有面肌抽搐、流泪、流涎、面潮红、结膜充血等症状，随着病情的加重，间歇期愈来愈短，发作愈加频繁。西医多采用药物治疗，亦可用手术治疗。

本病属中医学"头痛"、"偏头痛"、"面痛"等范畴。古医书中有"首风"、"脑风"、"头风"等名称记载，如《素问·风论》："首风之状，头面多汗恶风，当先风一日则病甚，头痛不可以出内。"针灸治疗效果良好。

【临床应用】

赵锦梅[1]等用针药辨证治疗三叉神经痛30例。观察对象48例均为门诊患者，男12例，女36例；随机分为2组，其中治疗组30例，对照组18例。辨证属肝肾阴虚者采用知柏地黄汤加减，配合针灸治疗。治疗组毫针疗法：第一支痛（额部痛）取攒竹、阳白、头维、合谷；第二支痛（上颌痛）取四白、颧、上关、合谷；第三支痛（下颌痛）取承浆、颊车、下关、合谷。随证配穴：肝肾阴虚配太溪、太冲。辨证用药：肝肾阴虚治宜滋阴降火，方用生地黄15g，知母、黄柏、山萸肉、泽泻、茯苓、丹皮各10g，延胡索6g，甘草3g。水煎服，每日1剂。穴位封闭：选穴太阳、下关、颊车、翳风、阿是穴。维生素B_{12} 200μg加0.2%利多卡因4ml，每穴每次注射1ml，每周2次。对照组：口服苯妥英钠0.1g，每日3次，肌注维生素B_{12} 500μg，每日1次。10

天为 1 疗程。结果：治疗组共 30 例，治愈 26 例，好转 4 例，治愈率 86.7％，总有效率 100％；对照组共 18 例，治愈 5 例，好转 10 例，治愈率 27.8％，有效率 83.3％。两组有显著差异（$P < 0.05$）。

二、精神障碍性头痛

本病系由精神原因引起的头痛。多采用心理治疗。中医辨证论治亦可取得一定的疗效。由于本病的发生与情志关系密切，故多从肝论治。

【临床应用】

王振海[2]等采用中西医结合治疗精神障碍性头痛。全部 60 例患者随机分为 2 组。治疗组 30 例，其中男性 10 例，女性 20 例；年龄 18～48 岁，平均 30 岁；病程 3 个月～9 年，平均 1.8 年。对照组 30 例中男性 12 例，女性 18 例；年龄 17～52 岁，平均 31.5 岁；病程 4 个月～10 年，平均 2 年。经统计学处理，2 组一般资料无显著性差异，具有可比性。对照组在采用心理治疗的同时，加用抗精神病药物分型治疗。治疗组在上述治疗的基础上加用知柏地黄丸和龙胆泻肝丸，2 周为 1 个疗程。结果：治疗组治愈 4 例，显效 10 例，有效 13 例，无效 3 例；对照组治愈 2 例，显效 7 例，有效 9 例，无效 12 例。经统计学处理，2 组疗效有显著性差异（$P < 0.01$）。

三、神经症

神经症又称神经官能症、精神症，是一组非精神病功能性障碍。其共同特征是：为一组心因性障碍，人格因素、心理社会因素是致病主要因素；是一组机能障碍，但非应激障碍，障碍性质属功能性而非器质性；具有精神和躯体两方面症状；具有一定的人格特质基础但非人格障碍；各亚型有其特征性的临床相；神经症是可逆的，外因压力大时加重，反之症状减轻或消失；社会功能相对良好，自制力充分。常见的类型有神经衰弱症、焦虑性神经症、恐怖性神经症、强迫性神经症、抑郁性神经症、疑病性神经症、癔症等。

神经症具有以下 5 个特点。①意识的心理冲突：神经症病人意识到自己处于一种无力自拔的自相矛盾的心理状态。通俗地讲就是自己总是跟自己过不去，自己折磨自己，病人知道这种心理是不正常的或病态的，但是不能解脱。②精神痛苦：神经症是一种痛苦的精神障碍，喜欢诉苦是神经症病人普通而突出的表现之一。③持久性：神经症是一种持久性的精神障碍，不同于各种短暂的精神障碍。临床诊断超过 3 个月。④妨碍病人的心理功能或社会功能：神经症性心理冲突中的两个对立面互相强化，形成恶性循环，日益严重地妨碍着病人的心理功能或社会功能。⑤没有任何躯体病作基础：患者虽然主诉繁多，但却没有相应的躯体疾病与之相联系。治疗多以心理疗法为主。

【临床应用】

陈瑜[3]等自 1981 年~1996 年 3 月间采用中医辨证论治神经症 141 例，其中男性 92 例，占 65.2%；女性 49 例，占 34.8%。患者中脑力及半脑力劳动者占绝大多数，中青年患者占大多数。其中肝肾阴虚型 21 例，占 14.9%，主症为心烦少寐，心悸不安，头晕耳鸣，腰酸梦遗，五心烦热，口干津少，健忘，舌质红，少苔，脉细数。选用黄连阿胶汤、朱砂安神丸、知柏地黄丸、天王补心丹加减。眩晕耳鸣甚者酌加牡蛎、龟板、磁石；不寐甚者加柏子仁、酸枣仁以养心安神。心肾不交型 9 例，占 6.3%，主症为少寐多梦，梦则遗精，伴心中烦热，头晕目眩，神疲乏力，精神不振，或月经不调，心悸怔忡，口干，小便短赤，舌红，脉细数。选用黄连清心汤、知柏地黄丸、大补阴丸、天王补心丹、交泰丸加减治疗。不寐甚者酌加镇静安神之品，遗精甚者可与金锁固精丸合方。但应用时应注意重在清心火，泻肝热，兼事滋阴，切勿轻重倒置，专用固涩补精等治肾之法。结果：治愈 114 例，占 80.9%；好转 20 例，占 14.2%；无效 7 例，占 4.9%。总有效率为 95.1%。

四、顽固性肌肉抽搐

肌肉抽搐作为一个症状，其发生的原因较为复杂，通常考虑为神经系统的疾病。中医认识本病多从肝风的角度出发。《至真要大论》："诸风掉眩，皆属于肝"。故多从肝论治。

【病案举例】

刘某，女，56 岁，2003 年 4 月 16 日初诊。颈部、腰背部及四肢肌肉不自主抽搐 1 年余，近 1 个月来抽搐频繁发作，每日 5~6 次，不能外出活动和进行家务劳动，精神十分痛苦。某院神经内科给予抗癫痫药苯妥英钠等治疗，开始能减少肌肉抽搐的发作次数，但治疗 3 个月后疗效越来越差。诊见形体消瘦，性情急躁，全身乏力，面红目赤，头目眩晕，口苦咽干，心中烦热，晚眠不佳，腰膝酸软，大便干结，小便黄赤，舌质干红，脉弦数。情绪激动时抽搐突发，颈项两侧、腰背部及四肢等处的肌肉频繁抽搐，颜面及口唇肌肉亦有轻微抽动，讲话时语音颤抖。血压 18/11kPa，血、尿、粪三大常规及心电图、肝肾功能基本正常，肝脏 B 超及颅脑 CT 均无异常。辨证为肝肾阴虚，阳亢化风。治法：滋阴清热，平肝熄风。处方：知柏地黄丸合天麻钩藤饮加减。太子参、钩藤、石决明、山羊角片、珍珠母、生白芍、丹参各30g，麦冬、生地、枸杞、桑寄生、熟女贞各20g，知母、焦黄柏、生山栀各15g，天麻、杭菊花、甘草各10g。每日1剂，水煎3次，每次取汁200ml，3次混合后分早、中、晚3次服。服7剂后肌肉抽搐发作次数渐减，精神较爽。上方再服14剂后，肌肉抽搐已停止发作5日，精神愉快，晚间能安眠，头目眩晕及腰酸基本消失，大便变软，舌质红润，脉弦细数。予原方减珍珠母、山羊角片、生山栀，再服14剂后诸症全消，外出活动及家务劳动时均不再发作。口服浓缩型杞菊地黄丸巩固，每日3次，每次10粒。随访6个月，未见复发。[4]

按：本证以肝肾阴虚为本，肝阳化风为标，故用知柏地黄丸合天麻钩藤饮加减以滋水涵木，平肝熄风，标本兼顾。

五、失眠

失眠为常见病证。通常指患者对睡眠时间和（或）质量不满足并影响白天社会功能的一种主观体验。按临床表现分类：①睡眠潜入期：入睡时间超过30分钟。②睡眠维持：夜间觉醒次数超过2次或凌晨早醒。③睡眠质量：多恶梦。④总的睡眠时间少于6小时。⑤日间残留效应：次晨感到头昏、精神不振、嗜睡、乏力等。

中医认为失眠的病因多为情志所伤、劳逸失度、久病体弱、五志过极、饮食不节等。病位涉及心、脾、肝、肾功能失调，最终导致阴血不足。阴阳失调，阴盛阳衰，阳不入阴而形成。血之来源，由水谷之精微所化，上奉于心，则心得所养，受藏于肝，则肝体柔和，统摄于脾，则生化不息，调节有度，化血为精，内藏于肾，肾精上承于心，心气下交于肾，则神志安宁。如劳损过度，伤及诸脏，精血内耗，彼此影响，形成失眠。

【临床应用】

刘铁梅[5]运用龙胆泻肝丸和知柏地黄丸同服治疗22例失眠患者，效果较满意，并与单纯服用安定治疗20例进行对照观察。2组病例均据临床表现，确诊为失眠证。其中年龄最小的43岁，最大的55岁，平均年龄49岁，病程最短者3个月，最长者1年。治疗组给予龙胆泻肝丸和知柏地黄丸同服，10天一疗程。对照组口服安定，用法遵医嘱。结果：治疗组治愈9例；有效12例；无效1例；总有效率95%。对照组治愈7例；有效11例；无效2例；总有效率90%。

【病案举例】

郭某，女，35岁，干部。2003年5月6日初诊。夜寐不佳10余年。诊见患者形体消瘦，两颧红赤，心烦急躁，手足心发热，面部有时烘热，口干不欲饮水，近 1 周来入睡尤为困难，几乎整夜不眠，白天精神不佳，头昏头痛，有时候情绪难以控制（某院诊断为精神衰弱，长期服用镇静剂），舌体瘦小、舌苔花剥，脉细数。中医诊为失眠，证属阴虚火旺，阴不敛阳。治宜滋阴降火，益阴敛阳。方选知柏地黄汤加减。处方：知母、熟地、茯苓、丹皮各 15g，黄柏 8g，山药 18g，泽泻 12g，山茱萸 10g，炒枣仁 30g。每日 1 剂，水煎服。服用上方 6 剂后睡眠转佳，手足心发热明显减轻，继服该方 1 月余，能安然入睡，诸症悉除。[6]

按：《灵枢·大惑论》曰："病而不得卧者，……卫气不得入于阴常留于阳；留于阳则阳气满，阳气满则阳骄盛，不得入于阴则阴气虚，故不暝矣。"中医对于睡眠的机理最根本的认识就是"阳入于阴"。目前对于失眠的各种阐释，都可以归结到这个问题上。本案阴虚火旺证候明显，阴虚不能敛阳，火旺则扰动心神。故选用知柏地黄丸滋阴降火而获效。

六、排尿性晕厥

排尿性晕厥又称小便猝倒，主要是由于血管舒张和收缩障碍造成低血压，引起大脑一时供血不足所致。该病多发生于 16 ~ 45 岁的男性，偶尔也可见于老年人。患者常在清晨、夜间或午睡后起床排尿时因意识短暂丧失而突然晕倒。多数患者在发病前可有头晕、恶心、心慌等不适感，但也有一些人在晕倒前并无任何不适的先兆。此种晕厥一般发生在排尿的终末期，也可发生在排尿前。晕厥持续的时间，少则数秒钟，多则半小时。本病的发病机理目前尚不清楚，但绝大多数专家认为该病的发生主要与自主神经功能紊乱、心律失常、血压波动，以及排尿时过度屏气而使胸腔的压力增高等有关。正是这些因素影响了患者心脏的排血量，使患者脑部缺血而发生晕厥。目前尚无有效的治疗措施。

本病属于中医"厥证"范畴。《石室秘录》有"人有小便之时，忽然昏眩而倒者……"的记载。因为发生与小便有关，因而多从肾与膀胱考虑，辨证论治。

【临床应用】

杨保永[7]自 1988 年 ~ 1994 年运用知柏地黄汤加味治疗夜尿晕厥证 27 例，疗效满意。27 例中，男 19 例，女 8 例；病程最短 3 个月，最长 3 年；本组患者均在夜间小便时发病，开始症状为头胀、头晕，继之四肢厥冷、不省人事，时间持续 10 ~ 20 秒钟不等。醒后自感腰膝酸软，周身乏力，稍休息后症状逐渐消失。其中伴高血压者6例，冠心病者9例。采用知柏地黄汤加味：知母、黄柏各12g，生地15g，山萸肉12g，山药、泽泻各15g，茯苓12g，丹皮、远志各9g，肉桂3g，川芎12g。水煎服，日1剂。结果：治愈21例；显效4例；有效2例。总有效率100%。

【病案举例】

孙某，男，23岁。1992年7月24日诊。自述5个月以来，每当夜起小便即感头胀、头晕，继之四肢厥冷，不省人事，同时伴有耳鸣、腰膝酸软等症，曾查血、尿常规，膀胱B超均属正常。经服中、西药物治疗，疗效不佳。舌质暗红、苔薄微黄，脉弦细。于上方3剂后症状明显减轻，夜起小便时仅出现头胀头晕，未再出现晕厥，续服6剂告愈。随访1年未复发。[7]

按： 本例患者肾虚证候明显，肾水亏虚，湿热内蕴，注结于膀胱。而肾与膀胱相表里，肾主骨生髓，脑为髓之海，故膀胱之疾延及脑髓而致夜尿晕厥。方中佐肉桂以引火归原，用远志宁神定志。诸药相伍，标本兼治。

七、非典型结核性脑膜炎所致精神障碍

结核性脑膜炎（简称"结脑"）是小儿结核病中最重要的一种类型，一般多在原发结核感染后3个月~1年内发病，多见于1~3岁的小儿。非典型结核性脑膜炎常以精神萎靡不振，沉默寡言或表情痛苦，烦躁，话多，易激惹，对声、光刺激敏感，睡眠不安等精神症状为主要临床表现，结核症状和体征不明显。

【临床表现】

（1）前驱期（早期）约1~2周，一般起病缓慢，在原有结核病基础上，出现性情改变，如烦躁、易怒、好哭，或精神倦怠、呆滞、嗜睡或睡眠不宁，两眼凝视，食欲不振、消瘦，并有低热，便秘或不明原因的反复呕吐。年长儿可自诉头痛，初可为间歇性，后持续性头痛。婴幼儿表现为皱眉、以手击头、啼哭等。

（2）脑膜刺激期（中期）约1~2周，主要为脑膜及颅内压增高表现。低热，头痛加剧可呈持续性。呕吐频繁，常呈喷射状，可有感觉过敏，逐渐出现嗜睡、意识障碍。典型脑膜刺激征多见于年长儿，婴儿主要表现为前囟饱满或膨隆，腹壁反射消失、腱反射亢进。若病情继续发展，则进入昏迷状态，可有惊厥发作。此期常出现颅神经受累症状，最常见为面神经、动眼神经及外展神经的瘫痪，多为单侧受累，表现为鼻

唇沟消失、眼睑下垂、眼外斜、复视及瞳孔散大，眼底检查可见视神经炎，视乳突水肿，脉络膜可偶见结核结节。

（3）晚期（昏迷期）约 1～2 周，意识障碍加重，反复惊厥，神志进入半昏迷、昏迷状态，瞳孔散大，对光反射消失、呼吸节律不整甚至出现潮式呼吸或呼吸暂停。常有代谢性酸中毒、脑性失铁钠综合征、低钾积压症等水、电解质代谢紊乱。最后体温可升至 40℃ 以上，终因呼吸循环衰竭而死亡。

【临床应用】

段宇峰[8]等运用知柏地黄汤加减治疗非典型结核性脑膜炎所致精神障碍 36 例。全部病例选自 1997～2002 年该院内科门诊治疗的 36 例非典型性结核性脑膜炎所致精神障碍患者。其中男性 25 例，女性 11 例，年龄 17～33 岁。36 例患者均确诊为非典型结核性脑膜炎所致精神障碍。西药治疗雷米封 0.4g/d，qid，乙胺丁醇片、吡嗪酰胺片各 0.75g/d，qid，复合维生素 B 5 片/天，qid。起始联合服用小剂量抗精神病药物，待精神症状减轻或缓解后逐渐停用抗精神病药。服药 1～2 月检查肝、肾功能，若有肝、肾功能损害及时调整用药剂量或更换抗痨药物，或停止服药。中药处方：知母、黄柏、熟地、山药、泽泻、茯苓、山萸肉各 6g，牡丹皮 5g。以烦躁多语、多动等精神症状为主者重用知母、黄柏各 9g，加苦参、黄连、寸冬各 6g，益智仁 12g，以醒神开窍；以情绪低落，沉默寡言为主者，减知母、黄柏，加吴茱萸、仙灵脾、香附、川芎、肉桂、柴胡、益智仁各 6g，以增强温阳理气开郁增智之效。用法：水煎 10 分钟，取汁 150ml 温服，1 天 1 剂，1 日 2 次。结果：以烦躁、多语、多动等精神症状为主的 11 例患者治疗 30 天末，9 例症状明显好转，6 个月末 11 例精神症状全部消失，18 个月末结核抗体试验、卡介苗试验均为阴性，治愈率为 100%；以情绪低落，沉默寡言等精神症状为主的 25 例患者治疗 30 天末，10 例症状明显好转，6 个月末 18 例精神症状明显改善，18 个月末 23 例临床症状消失，结核抗体试验、卡介苗试验转为阴性，2 例患者精神症状明显好转，但结核抗体试验、卡介苗试验仍为阳性，治愈率为 94%。

参考文献

[1] 赵锦梅，张慧，何屹. 针药辨证治疗三叉神经痛 30 例. 陕西中医，2005，26（11）：1219.

[2] 王振海，李真，谷彩萍. 中西医结合治疗精神障碍性头痛 30 例. 中国民间疗

法，2001，9（8）：13.

［3］陈瑜，张岩红．中医辨治神经症 141 例临床分析．甘肃中医学院学报，1996，13（4）：6－7.

［4］顾勇刚．顽固性肌肉抽搐治验 1 例．实用中医药杂志，2004，20（6）：319.

［5］刘铁梅．龙胆泻肝丸和知柏地黄丸同服治疗失眠证 22 例．航空航天医药，2003，14（3）：157.

［6］刘志群．知柏地黄汤的临床应用．陕西中医，2006，27（3）：359.

［7］杨保永．知柏地黄汤加味治疗夜尿晕厥证 27 例．江苏中医，1994，15（3）：16.

［8］段宇峰，段晖．运用知柏地黄汤加减治疗非典型结核性脑膜炎所致精神障碍 36 例临床分析．临床心身疾病杂志，2006，12（1）：56.

第三章

外 科 疾 病

一、乳糜尿

乳糜尿是因乳糜液逆流进入尿中所致。发病年龄以 30～60 岁为最高。乳糜尿的发病原因，目前认为是胸导管阻塞，局部淋巴管炎症损害，致淋巴动力学发生改变，淋巴液进入尿路，发生乳糜尿。另外有一部分患者与斑氏血丝虫病流行有关，由于丝虫进入淋巴管，造成淋巴管损害而成。临床以小便混浊，乳白如泔浆，解尿时疼痛为主症，可伴见血尿、血块。每因进食油腻、蛋白饮食或劳累过度，感冒而诱发或加重。体检可伴见睾丸肿块、阴囊积液及橡皮腿。小便乳糜定性试验阳性，尿常规有蛋白、红细胞，尿离沉淀可查到微丝蚴。必要时做膀胱镜检查以明确病位。

中医学认为乳糜尿属"膏淋"范畴，与脾、肾二脏有密切关系。《诸病源候论》云："膏淋者，淋而有脂，状似膏，此肾虚不能制于脂液，故与小便俱出也。"脾为生化之源，肾为藏精之所，脾虚不运，肾失封藏，精微下泄，清浊不分，下流膀胱，故小便浑浊，如乳汁或如脂膏。《丹溪心法》云："真元不足，下焦虚寒，小便白浊，凝如膏糊。"治疗基本大法是补中益气，清热利湿，健脾益肾。

【临床应用】

张文林[1]等对丝虫病所致的乳糜尿患者 196 例分 5 型进行辨证论治。其中阴虚火旺型用知柏地黄丸加减治疗。阴虚火旺型，主证：尿似牛奶，或黄浊，久置凝固，分层沉淀，有时尿鲜红色，头晕目眩，失眠多梦，心悸盗汗，遗精滑泄。舌红苔薄，脉沉细。治拟补肾固摄，滋阴降火。方选知柏地黄丸加减。药用：生熟地、甘杞子、山萸肉、粉丹皮、金樱子、粉芡实、龟板胶（烊化）、茯苓、肥知母、川黄柏、建泽泻、煅龙骨、煅牡蛎等。

【病案举例】

汪某某，女，69 岁。1988 年 10 月 6 日初诊。患者于 1987 年 10 月，发现尿如米泔水样，淋漓不尽，有时色红，伴畏寒发热，头昏目眩，腰酸疼痛，神疲乏力，口干不欲饮，夜寐不佳，纳谷不馨。经某院检查，确诊为乳糜尿，屡服中西药治疗，疗效不显。1988 年 7 月至 8 月，先后作摄片、B 超等检查，均示：左肾为重复肾、左下肾重度积水，梗阻部位在肾盂输尿管连结部（先天狭窄）或中下盂占位病变。由于患者不愿手术，遂来中医门诊求治。初诊症见形体消瘦，颜面少华，舌质红、苔薄黄腻，脉细弦而数，体温 37.8℃。尿常规：红细胞（＋＋＋），白细胞（－），蛋白定性（＋＋），乳糜尿试验（＋）。辨证为膏淋。治则：清热利湿，滋阴降火。方用萆薢分清饮合知柏地黄汤化裁：粉草薢 15g，石菖蒲 9g，黄柏 9g，泽泻 15g，茯苓 15g，生地 15g，淮山药 12g，益智仁 9g，芡实 9g，生白术 9g，淮牛膝 6g。二诊：服上方 5 剂后，体温降至正常，小便渐清，腰痛减轻。尿检：红细胞（＋），白细胞（－），蛋白（＋），乳糜尿（－）。继服原方半月余，面色红润，小便转清，但心烦失眠，舌质偏红、苔少，脉细偏数。治以滋补肾阴，佐以清心安神。处方：生地 30g，淮山药 15g，黄柏 9g，地骨皮 12g，益智仁 12g，芡实 9g，杭白芍 15g，太子参 15g，莲子心 9g，炒酸枣仁 12g，紫丹参 15g，泽泻 15g。三诊：服上方 10 剂，寐安，纳增，惟感疲乏，胸闷气短。治则：益气滋阴。方用膏淋汤加减：潞党参 30g，生地 30g，芡实 9g，杭白芍 12g，淮山药 15g，紫丹参 21g，全当归 9g，郁金 12g，莲子肉 9g，香橼皮 6g。服药 4 剂后诸症得减。检查尿常规（－），乳糜尿试验（－）。随访 2 年，未再复发，健康状况良好。[2]

按："膏淋"为"五淋"之一，系多种原因导致，不能分清别浊而致。若淋证日久反复不愈，或房事过度，肾虚下元不固，不能制约脂液，脂液下泄则见淋出如脂。本案病情较为复杂，初为虚实夹杂，用萆薢分清饮合知柏地黄汤化裁治疗，二诊之时，湿浊之邪渐化，而虚火尤存，故佐入清心安神之莲子心，养心血之酸枣仁、丹参等。三诊邪气已尽，而正虚为主，用补益收涩之膏淋汤收功。前后法度森严，主次分明故获良效。叶天士说："治病不循先后缓急之法，虑其动手便错，反致慌张矣。"正是强调了治疗疾病的先后主次问题，临证当予注意。

二、泌尿道结石

尿道结石绝大多数来自膀胱和肾脏，少数原发于尿道内的结石常继发于尿道狭窄或尿道憩室。主要症状有尿痛和排尿困难。排尿时出现疼痛，前尿道结石疼痛局限在结石停留处，后尿道结石疼痛可放射至阴茎头或会阴部。尿道结石常阻塞尿道引起排尿困难，尿线变细、滴沥、甚至急性尿潴留。有时出现血尿，合并感染时可出现膀胱刺激症状及脓尿。治疗主要通过外科方法取石，或通过各种手段碎石后排出。

【临床应用】

王强[3]采用加味知柏地黄汤治疗泌尿道结石60例。全部120例患者均来自门诊，男75例，女45例；年龄最大60岁，最小23岁，平均年龄45岁。随机分为中药组60例，西药组60例。两组临床资料相似，具有可比性。西药组治疗：654－2 10mg静脉滴注，速尿20mg静脉推注。口服阿莫西林等抗炎药，总输液量在1500ml左右，每天1次。中药组治疗：加味知柏地黄汤（知母、黄柏各15g，枣皮、生地、三棱、云苓、泽泻各10g，金钱草、鸡内金、川牛膝、海金沙、滑石、淮山药、车前子、冬葵子、苡仁各30g）为基础方，随症加减，每天1剂，水煎服。治疗10天为一个疗程，3个疗程后，结石排出为显效，结石下移为有效，结石位置无变化为无效。结果：中药组显效40例，有效18例，无效2例，显效率66.7%，有效率30%，无效率3.3%。西药组显效20例，有效24例，无效16例，显效率33.4%，有效率40%，无效率26.6%。两组比较，中药组显著优于西药组（$P<0.05$）。

【病案举例】

李某某，女，49岁。于1998年9月B超发现右肾下盏结石。症见右腰疼痛向同侧腹部放射，小便不畅，尿频、急、涩痛，口干苦，胃纳呆，舌淡红，苔黄，脉弦。右肾区叩击痛明显。中医诊为石淋，证属肾虚湿热，砂石阻滞下焦。以加味知柏地黄汤治疗：知母、黄柏各15g，枣皮、三棱、生地、云苓、泽泻各10g，金钱草、鸡内金、川牛膝、海金沙、滑石、车前子、冬葵子、延胡、白茅根各30g。每天1剂，水煎服。7天后症状消失，腹部平片及B超复查显示结石下移至右输尿管下段。继续按前方服药20剂后，排出结石1枚，如绿豆大，色黑，质硬。复查腹部平片，提示结石已经消失。至今未发。[3]

按： 泌尿道结石属中医学"腰痛"、"石淋"范畴。本病系肾气虚，湿热下注，瘀热阻滞而致。金钱草、海金沙、滑石、冬葵子具有利水通淋排石的作用，鸡内金具有化石功效，川牛膝、三棱有活血化瘀、软坚散结之功效。诸药皆对病治疗，而知柏地黄丸滋阴降火是对证治疗，病证结合，体现了中医辨证辨病相结合的治疗体系。

三、慢性前列腺炎

慢性前列腺炎分为细菌性前列腺炎和前列腺病。慢性细菌性前列腺炎常由急性前列腺炎转变而来；前列腺病常由病毒感染、泌尿系结石、前列腺慢性充血等引起。性交中断、性生活频繁、慢性便秘均是前列腺充血的原因。

慢性前列腺炎的症状多样，轻重亦千差万别，有些可全无症状，有些则浑身不适。常见的症状大致有以下几个方面：①排尿不适：可出现膀胱刺激症，如尿频、排尿时尿道灼热、疼痛并放射到阴茎头部。清晨尿道口可有黏液等分泌物，还可出现排尿困难的感觉。②局部症状：后尿道、会阴和肛门处坠胀不适感，下蹲、大便及长时间坐在椅凳上胀痛加重。③放射性疼痛：慢性前列腺炎的疼痛并不局限在尿道和会阴，还会向其附近放射，以下腰痛最为多见。另外，阴茎、精索、睾丸、阴囊、小腹、腹股沟区（大腿根部）、大腿、直肠等处均可受累。需要指出的是，慢性前列腺炎引起的腰痛在下腰部，与骨科原因的腰痛如肌筋膜炎、腰肌劳损等虽易混淆，但后者多在系皮带处附近，较前列腺炎引起的腰痛位置偏高，可以鉴别。④性功能障碍：慢性前列腺炎可引起性欲减退和射精痛，射精过早症，并影响精液质量，在排尿后或大便时还可以出现尿道口流白液，合并精囊炎时可出现血精。⑤其他症状：慢性前列腺炎可合并神经衰弱症，表现出乏力、头晕、失眠等；长期持久的前列腺炎症甚至可引起身体的变态反应，出现结膜炎、关节炎等病变。

（一）无菌性前列腺炎

无菌性前列腺炎的症状与细菌性前列腺炎相似，除前列腺疼痛，会阴、阴囊、腹股沟区以及下腰部胀痛不适外，大便时或者排尿后尿道口排出白色分泌物，即前列腺溢浊比较显著。有些患者还有不同程度的尿频、尿急和尿道灼热，部分病人可出现性功能障碍和神经衰弱。有上述症状，经直肠指检发现前列腺稍胀大，饱满，质软，按摩后甚至排出前列腺液，液体较稀薄而量多，多次尿液及前列腺液常规和培养均无细菌及其他病原微生物，但前列腺内有较多白细胞者可诊为本病。西医对该病的治疗多采用抗炎、解痉、镇痛等方法，但疗效欠佳。中医认为，本病的发生多因相火偏盛，湿热下注，气滞血瘀，寒凝血脉等原因，致使局部气血运行不畅所致。

【临床应用】

陈其华[4]运用加味知柏地黄汤治疗阴虚型无菌性前列腺炎。选取60例无菌性前列腺炎患者。随机分为2组：加味知柏地黄汤治疗组30例，知柏地黄丸对照组30例，平均年龄34岁，病程6个月~3年。治疗组与对照组年龄、病程差异无显著的统计学意义（$P > 0.05$）。治疗组取加味知柏地黄汤每日1剂，煎水400ml，分2次服；对照组取知柏地黄丸 10g，口服，每日 2 次。治疗组与对照组均以 4 周为 1 个疗程。连续治疗 2 个疗程，每个疗程结束后各进行 1 次疗效评定。治疗组：30 例患者，临床痊愈 16 例，显效 8 例，有效 4 例，无效 2 例，总有效率 93.3%。对照组：30 例患者，临床痊愈 9 例，显效 6 例，有效 10 例，无效 5 例，总有效率 83.3%。经 Ridit 分析表明，治疗组临床痊愈率和总有效率均明显高于对照组（$P < 0.05$）；治疗组治疗后前列腺液中白细胞消失、减少率明显高于对照组治疗后（$P < 0.05$）。

（二）慢性细菌性前列腺炎

慢性细菌性前列腺炎与尿路感染有关，多经生殖道逆行感染。最常见的致病菌为淋病双球菌、衣原体、支原体。因为前列腺外层有致密的包膜，使得药物难以渗透，所以西医治疗必须选择对前列腺具有很好的通透性和高效杀菌性的抗生素。而喹诺酮类抗生素具有酸性、脂溶性，故作为首选。特拉唑嗪片属于 α 受体阻滞剂，能使紧张的膀胱颈和前列腺组织松弛，降低尿道闭合压而缓解尿频症状，减少尿液逆行。

中医认为本病属于"淋证"、"精浊"的范畴。病因病机不外湿、热、瘀、虚，久病入肾致虚，虚实夹杂。临床症状复杂，常见 5 型，即湿热壅阻型、气滞血瘀型、湿浊下注型、肝肾阴虚型、肾阳虚型，故治疗难度大，难以使用单一方剂见效，必须体现"辨证论治"的原则，针对性治疗。

【临床应用】

容红兵[5]于 2003～2006 年采用中西医结合治疗慢性细菌性前列腺炎 45 例。全部 90 例患者，其中年龄最小者 19 岁，最大 60 岁，平均年龄（37 ± 2.2）岁；随机分为治疗组与对照组各 45 例，2 组在年龄、病程上无显著差异（$P > 0.05$），具有可比性。治疗组采用中西医结合治疗。中医治疗：其中证属肝肾阴虚者，表现为焦虑烦躁，会阴部隐痛，小便淋漓不尽，尿道滴白，腰膝酸软，失眠多梦，遗精、早泄，潮热盗汗，五心烦热，舌红苔少，脉细。治宜滋养肝肾。方用知柏地黄丸（《医宗金鉴》）加减：知母 12g，黄柏 10g，熟地 15g，丹皮 10g，泽泻 12g，淮山药 12g，茯苓 12g，山萸肉 10g。水煎服，日 1 剂。加减：腰膝酸软者，加淮牛膝 12g，续断 12g，杜仲 12g；尿道涩痛、小便淋漓者，加车前子 12g，灯芯草 9g；失眠严重者，加五味子 9g，夜交藤 12g；烦躁焦虑者，加远志 10g，龙眼肉 12g。西医治疗：氧氟沙星胶囊 0.2mg，Bid；特拉唑嗪片 2 mg，QN。对照组：单纯西药治疗，同观察组。1 月为 1 个疗程，经治疗 2 个疗程进行疗效评定，统计学方法，采用卡方检验、t检验及秩和检验。结果：治疗组 45 例，治愈 20 例（44.44%）；显效 13 例（28.89%）；有效 8 例（17.78%）；无效 4 例（8.89%）；总有效率 91.11%。对照组 45 例，治愈 9 例（20.00%）；显效 11 例（24.44%）；有效 13 例（28.89%）；无效 12 例（26.67%）；总有效率 73.33%。

【病案举例】

（1）李某某，男，29 岁。就诊于 1999 年 6 月 4 日。患者半年前因尿赤，淋痛不爽，尿液末段浑浊，伴下腹坠胀，腰酸不适，确诊为慢性前列腺炎，经用西药治疗，效欠佳。就诊时上述诸症依旧，伴失眠，消瘦，面色苍黄。尿检：白细胞（＋）。前列腺液常规检查：白细胞（＋＋＋）。舌质暗红，苔薄黄，脉沉涩带数。证属肝肾阴虚，湿热蕴结，气机阻滞。治以滋阴清热，利水通淋，佐以行气化瘀。方药：知母10g，黄柏 10g，生地 15g，怀山药 15g，泽泻 12g，丹皮 10g，茯苓 12g，川牛膝 12g，台乌药 12g，浙贝 12g，海藻 15g，昆布 15g，琥珀（冲服）3g，王不留行 10g，桃仁 10g，日 1 剂。连服 21 剂，病情好转，小便通畅，尿液末段浑浊明显减轻，睡眠改善，前列腺液常规示白细胞（＋），按上方继服 10 剂。复诊时上述诸症均已消失，惟感头晕，神疲乏力，夜寐较差，仍属肾精亏耗，清窍失养，按上方加女贞子 10g，旱莲草15g，调服半个月而告愈，半年后随访未见复发。[6]

（2）蔡某某，男，31 岁，工人。于 1999 年 2 月 4 日就诊。慢性前列腺炎病史 1 年余，时头晕头昏，腰背酸痛，消瘦失眠，尿液末段发觉有乳白色黏液流出，疲劳时加重，伴少腹胀坠感，舌质暗红，舌苔薄黄，脉沉涩而数。经服西药氟哌酸、泰利必妥及清热通淋的中药 10 剂，仍时发时愈。拟诊湿热蕴结日久，肾阴亏损，气化失司，络脉瘀阻。治以滋阴清热，利水通淋，佐以软坚导瘀。方药：知母 10g，黄柏 10g，生地 12g，怀山药 15g，泽泻 10g，丹皮 10g，车前草 30g，川牛膝 12g，浙贝 12g，琥珀（冲服）3g，海藻 15g，昆布 15g，日 1 剂。上方连服10 剂后，少腹坠胀及尿液末段乳白色黏液已明显减少，腰背酸痛亦见减轻，按上方加白茅根 10g 继服 10 剂。复诊时患者自觉症状已消失，精力充沛，嘱再服 1 周以巩固疗效。[6]

按： 两案均为慢性前列腺炎，而临床表现不尽相同。前者有小便淋痛不爽，后者但见尿液有乳白色黏液流出。故前者属中医学"淋证"范畴，后者当属"精浊"，病机治法亦不相同。

（三）前列腺增生合并前列腺炎

前列腺增生（BPH）合并前列腺炎已经越来越引起现代泌尿外科医师的重视。流行病学调查显示，50 岁以上的男性 BPH 的发生率具有普遍性。炎症是否为 BPH 发病的首要因素，目前尚未有定论。

【病案举例】

患者，男，78 岁，2006 年 10 月 26 日因"夜尿频数、涩痛 1 月余"就诊，小便频数，淋漓不畅，夜尿 8～10 次，难以成寐，茎中作痛，伴有头晕耳鸣，口干便燥，舌红少苔，脉来细数带弦。高血压病史，现血压 156/102mmHg，血清前列腺特异抗原（PSA）15.3ng/ml，最大尿流率（Qmax）9.2ml/s，B 超检查示前列腺 4.9cm×4.0cm×3.7cm，中叶凸入膀胱 1.8cm，残余尿 65ml。证属阴虚火旺。方用知柏地黄汤加牛膝 10g，煅龙骨 30g（先煮），煅牡蛎 30g（先煎），龟板 10g（先煎），灯芯草 6g，秦艽 10g，碧玉散 20g（包煎）。水煎取汁 200ml，早、晚每服 100ml，1 日 1 剂。服药 7 剂后尿频、尿痛明显减轻，血压 140/92mmHg。上方再加当归 10g，野菊花 10g，大麦芽 30g。又服 7 剂后大便转稀，上方去黄柏、知母，守前方共服 28 剂，夜尿 2 次左右，Qmax 14.4ml/s，血清 PSA 2.1ng/ml，随访 1 年未复发。[7]

按：本病属中医"淋证"，证属阴虚火旺，知柏地黄汤切中病机，但须针对病证加入清热利水通淋之品。对于前列腺增生，多主张归属于"癃闭"范畴，"癃"是以小便短少甚至闭塞不通为主症。而本案患者见小便频数，淋漓不畅，故还当属"淋证"范畴。在临床中，中西医病名切不可机械对仗，还要结合临床表现，具体分析。

四、癃闭

"癃闭"的病名出自《素问·五常政大论》"其病癃闭，邪伤肾也"。《类证治裁·闭癃遗溺》曰："闭者小便不通，癃者小便不利。"癃闭是以小便量少，点滴而出，甚则闭塞不通为主症的一种疾患。病情轻者涓滴不利为癃，重者点滴皆无称为闭。癃闭有虚实之分，实证多因湿热、气结、瘀血阻碍气化运行；虚证多因中气、肾阳亏虚而气化不行。癃闭常见以下证型：①膀胱湿热型，兼见尿黄灼热，口苦口黏，舌红苔黄腻，脉数。治宜清利湿热，方用八正散。②肺热壅盛型，兼见咳嗽气促、咽干口渴、苔薄黄、脉数。治宜清肺利水，方用清肺饮。③肝郁气滞型，兼见口苦易怒，胁腹胀满，舌红苔薄黄，脉弦。治宜疏肝行气利水，方用沉香散。④瘀血内阻型，兼见小腹胀痛，舌质紫暗，或有瘀斑，脉涩。治宜化瘀利水，方用代抵当丸。⑤肾阳虚衰型，兼见面白肢冷，神疲腰酸，舌淡脉细。治宜温阳利尿，方用济生肾气丸。⑥中气不足型，兼见小腹坠胀，神倦纳少，气短声微，舌淡脉细。治宜化气利水，方用补中益气汤合五苓散。

【病案举例】

刘某，女，38 岁。1985 年 8 月 10 日就诊。感暑后并发急性肾盂肾炎，用西药抗炎 1 周，寒热净，仍身重肢楚，尿色浊、频数热痛，复用重剂苦寒清利之八正、三黄 6 剂，头两天见效，继而尿变赤、短频急迫、涓滴难下，终而癃闭。施人工导尿，全日尿量不足 500ml。症见神疲，头昏沉，右腰酸痛拒按，少腹拘紧，烦躁潮热，口干欲饮，切肤稍热，久按热增。舌边尖红、苔黄干、根部腻糙，脉细滑稍数。下午体温38℃左右。尿检：白细胞（＋＋），红细胞（＋），脓球（0～3），蛋白（±）。此乃苦寒清利太过，气机困顿，湿热内郁不化，阴津重伤，肾失气行水之功而癃闭。治以滋水清热促气化，佐以轻清益肺行治节。处方：桑叶、淡竹叶各12g，桔梗6g，生地30g，麦冬、玄参各15g，花粉12g，黄柏12g，知母6g，芦根、茅根、石韦、苡仁各30g，滑石12g，甘草5g。服 3 剂后，热净神爽，尿量增，尚短频急迫、尿意难尽，加当归、白芍、枳壳，柔肝开郁行气，服 5 剂后，尿转畅、尿路激惹症状悉微，唇燥舌稍红、苔薄欠润。尿检：白细胞（＋），拟知柏地黄丸加参、芪、归、芍、枳壳、石韦出入，服 10 剂而瘥。随访 1 年半，小便一直畅利。[8]

按：癃闭之病，多病程较长，急性期多表现为标实之证。待病证缓解本虚之象方能显现。淡渗清利之品可一时收效，而若欲动其根本，非以补益之法缓图之不可，以扶其正，如此方是顾本之法。

五、前列腺癌

前列腺癌（PCa）是男性生殖系最常见的恶性肿瘤，发病率随年龄而增长。前列腺癌的病因尚未查明，可能与遗传、环境、性激素等有关。前列腺分泌功能受雄激素睾丸酮调节，属促性腺激素的黄体生成素发挥间接作用。幼年阉割者从不发生前列腺癌。

临床表现差别很大，与肿瘤分型有关。潜伏型、隐匿型皆无局部症状。临床型局部症状与前列腺增生症相类似。前列腺癌可分 3 种类型：①临床症状同前列腺增生症。②隐蔽型，肿瘤小，不引起梗阻和临床症状，可因体检或出现转移病灶（如骨盆、脊柱等）症状时被发现。③潜伏型，仅在病理检查时发现。西医多采取手术，放、化疗等手段治疗。目前在癌症的治疗中，中医多处于辅助治疗的地位，在改善临床症状，提高生存质量，放、化疗后的恢复方面有所应用。

【病案举例】

李某，男，73 岁，退休教师。2000 年 10 月 20 日初诊。患者 2000 年 2 月始无明显诱因出现小便淋漓不尽，尿线变细，小腹坠胀，当地医院予以抗感染治疗，效果不显。同年 4 月初，就诊于其他医院，查血清 PSA 540 ng/ml，前列腺 CT 提示前列腺癌，侵犯精囊腺，全身骨扫描见全身多处骨代谢旺盛，考虑肿瘤转移所致，经直肠前列腺穿刺活检，病理示前列腺低分化腺癌，诊断为前列腺癌。患者拒绝行双侧睾丸切除术，后口服氟他胺治疗，服用 4 周后，患者排尿症状略有好转，查血清 PSA 300ng/ml，继续服用该药治疗 5 个月后，复查血清 PSA 500ng/ml，患者小便淋漓不尽加重。求诊于王老时，证见小便淋漓不尽、刺痛，腰酸，小腹坠胀，夜间尿频，盗汗，胃纳差，舌质红，苔少，脉细数。王老四诊合参，认为此证属肾阴不足，湿热蕴结下焦，治宜益阴泻火，利湿通淋，佐以健脾。药用：熟地黄 15g，枸杞子 15g，黄柏 6g，知母 10g，山药 15g，黄芪 20g，猪苓 12g，茯苓 12g，薏苡仁 30g，赤芍 10g，野菊花 6g，全蝎 6g，半枝莲 30g，龙葵 30g，甘草 5g。服药 7 剂后，小便不利有所改善，后以上方为基础加减，服用 1 月后，小便淋漓不尽、刺痛、小腹坠胀等症状明显改善，复查血清 PSA 水平有所下降，前列腺 CT、全身骨扫描提示病情稳定，长期服用，至今 3 年余无特殊异常变化，全身状况佳。[9]

按：本案扶正祛邪兼顾，是其特色。癌症晚期患者，多体质虚弱，而不耐攻伐。而癌肿本身，又属有形之积聚，当攻逐之。两相比较，需当体会患者虚实之间的关系，或以祛邪为主，或以扶正为主，用药恰当，比例合宜自可收效。而非一味选择具有抗肿瘤药理活性的中药治疗。否则失却中医辨证论治之根本。

六、肠道血管畸形致下消化道出血

肠道血管畸形（AD）是引起下消化道出血的重要原因之一，尤以 60 岁以上患者多见。临床往往诊断困难，多数患者在反复出现便血多年后方能确诊。肠道血管畸形的病因尚不清楚，有学者认为可能与后天获得性退行性变、先天血管发育异常、慢性黏膜缺血及放射性治疗有关。部分患者反复发生下消化道出血以致长期处于贫血状态，部分患者甚至因无预兆的消化道大出血而危及生命。

【临床应用】

马保华[10]运用知柏地黄丸加味治疗肠道血管畸形致下消化道出血。全部 10 例均为住院患者，其中男 4 例，女 6 例；临床均有慢性、间歇性反复出血和失血性贫血史。治疗以知柏地黄丸加味：知母 3 份，黄柏 1 份，熟地 3 份，丹皮 1 份，山茱萸 1 份，泽泻 1 份，山药 2 份，白花蛇舌草 5 份，莪术 1 份，三七粉 0.3 份。以上药物除三七粉外均予以煎煮后取汁、浓缩成浸膏，后加三七粉，经 60℃ 恒温烘干、制成片剂。每片 0.3g，每次 5 片，每日 3 次。观察期间除出血期间使用西药止血药或必要输血外，平时不再使用其他针对出血治疗的中西药。结果：治疗后 10 例患者一年内发生下消化道出血次数有明显减少，其中 3 例出血消失，仅 1 例改善不明显。

【病案举例】

患者，男，59 岁。慢性肾小球肾炎，慢性肾功能不全，尿毒症期，肾性贫血，肾性高血压。患者素有痔疮病史，因体内湿毒内蕴，阴虚火旺，常内痔出血，每于透析前 1 天便血量多，导致 15~20 天输血 1 次，后经长期口服知柏地黄丸 10g，每日 3 次，便血次数明显减少，每月 1~2 次，有便血时加服槐角丸 10g，每日 3 次，大便干结时加服黄连上清丸 10g，每日 3 次。患者精神食欲均转佳，现 2~3 个月输血 1 次，透析每 2 周 3 次，已维持 4 年余。[11]

按：本案系维持性血液透析患者，其病机阐述甚明，因透析患者需要控制水分摄入，故不宜使用汤药，与成药知柏地黄丸切中病机。丸者缓也，对于各种慢性疾病较好，久服方可收效。

参考文献

[1] 张文林，丁沧清 . 196 例乳糜尿辨治初探 . 辽宁中医杂志，1995，22 (9)：398.

[2] 程珂兰 . 治膏淋一得 . 山西中医，1996，12 (4)：38.

[3] 王强 . 加味知柏地黄汤治疗泌尿道结石 60 例疗效观察 . 四川中医，2005，23 (1)：51.

[4] 陈其华 . 加味知柏地黄汤治疗阴虚型无菌性前列腺炎 30 例 . 中国性科学，2007，16 (4)：24，26.

[5] 容红兵 . 中西医结合治疗慢性细菌性前列腺炎 45 例 . 河南中医，2007，27 (8)：50-51.

[6] 黄鼎明 . 知柏地黄汤加减应用 4 例 . 福建中医药，2000，31 (2)：40-41.

[7] 陈应前 . 前列腺增生合并前列腺炎证治体会 . 实用中医药杂志，2008，24

　　（4）：260 – 261.

[8] 唐承孝. 热淋过利致癃闭. 江西中医药，1988，19（3）：30.

[9] 卢伟. 王居祥主任医师治疗前列腺癌经验举隅. 南京中医药大学学报，2005，
　　21（3）：186 – 187.

[10] 马保华. 知柏地黄丸加味治疗肠道血管畸形致下消化道出血. 湖北中医杂志，
　　2007，29（7）：47.

[11] 饶克琅. 中成药在维持性血透病人中的应用. 江西医学院学报，1999，
　　S1：32.

第四章

骨 科 疾 病

一、膝关节骨性关节炎

骨性关节炎是一种慢性关节疾病，主要改变是关节软骨面的退行性变和继发性的骨质增生。主要表现为关节疼痛和活动不灵活，X线表现关节间隙变窄，软骨下骨质致密，骨小梁断裂，有硬化和囊性变，关节边缘有唇样增生。后期骨端变形，关节面凹凸不平。关节内软骨剥落，骨质碎裂进入关节，形成关节内游离体。

膝关节骨性关节炎的诊断标准：有膝痛及该膝X相示有骨赘，并伴有下述任一条者：①年龄＞50岁。②受累膝僵硬＜30分钟。③有骨摩擦音。

本病的治疗手段主要包括：①非药物治疗，包括患者的健康教育、自我训练、减肥、有氧操、关节活动度训练、肌力训练、助行工具的使用、膝内翻的楔行鞋垫、职业治疗及关节保护、日常生活的辅助设施等；②药物治疗，如透明质酸钠、氨基葡萄糖、非甾体镇痛抗炎药；③手术治疗，有人主张先行关节镜下关节清扫术，这一类手术对有些病人有一定的近期疗效，但远期效果则不能肯定。还有人主张行关节置换术，这一类手术对于大多数骨关节炎、股骨头坏死、类风湿关节炎病人，在缓解疼痛、恢复关节功能方面具有显著效果，但关节置换手术存在一定的近期和远期并发症，如部件的松动和磨损、骨溶解，这些并发症目前还不能完全解决。因此，手术应当慎重。手术指征包括：有关节损害的放射学证据；存在中到重度的持续疼痛或者已造成残疾；对各种非手术治疗均无效。

本病属中医"骨痹"、"膝痹"范畴。中医学认为，风、寒、湿邪复合入侵，致使经络气血阻滞，闭阻不通而为"痹"。因肝主筋，肾主骨，膝为宗筋之所聚，若肝肾亏虚，气血凝滞，复感风、寒、湿、热之邪，致经络气血阻滞，迁延日久，邪实正虚而形成骨痹证候。

【临床应用】

伍星[1]等自2006年9月～2007年7月间依据中医理论，采用小针刀为主配合内服中药共治疗膝关节骨性关节炎 40 例。所有病例均为门诊病人，共计 80 例，按就诊顺序将患者随机分为小针刀加知柏地黄汤组（治疗组）和知柏地黄汤组（对照组）各 40 例（46 个关节）。2 组患者在性别、年龄、病程、轻重程度方面差异无统计学意义（$P > 0.05$），具有可比性。治疗组采用小针刀疗法结合知柏地黄汤内服。小针刀每周 1 次，3 次 1 疗程，共 2 个疗程；间隔半个月进行第 2 个疗程，双膝关节痛者交替治疗。治疗期间配合中药知柏地黄汤（黄柏 10g，知母 10g，生地 15g，丹皮 10g，云苓 6g，泽泻 6g，淮山 15g，山茱萸 10g）以补益肝肾，强筋壮骨。头煎加水 500ml，武火煎沸，文火再煎 20 分钟，取汁 300ml；二煎加水 500ml，煎取 200ml，两煎药汁混合，分 2 次服，每天 1 剂。对照组仅知柏地黄汤内服，剂量、煎服方法、疗程均同治疗组。结果：治疗组 40 例中，临床治愈 6 例；显效 21 例；有效 10 例；无效 3 例；总有效率 92.5%。对照组 40 例中，临床治愈 5 例；显效 10 例；有效 20 例；无效 5 例；总有效率 87.5%。两组治疗间前后症状总积分比较，治疗前及治疗 2 个疗程后两组症状积分比较，差异无统计学意义（$P > 0.05$），与本组治疗前比较，差异有统计学意义（$P < 0.05$）。

二、颈椎病

颈椎病又称颈椎综合征，是颈椎骨关节炎、增生性颈椎炎、颈神经根综合征、颈椎间盘脱出症的总称，是一种以退行性病理改变为基础的疾患。主要由于颈椎长期劳损、骨质增生，或椎间盘脱出、韧带增厚，致使颈椎脊髓、神经根或椎动脉受压，出现一系列功能障碍的临床综合征。表现为颈椎间盘退变本身及其继发性的一系列病理改变，如椎节失稳、松动；髓核突出或脱出；骨刺形成；韧带肥厚和继发的椎管狭窄等，刺激或压迫了邻近的神经根、脊髓、椎动脉及颈部交感神经等组织，并引起各种各样症状和体征的综合征。主要症状是头、颈、肩、背、手臂酸痛，颈项僵硬，活动受限。颈肩酸痛可放射至头枕部和上肢，有的伴有头晕，房屋旋转，重者伴有恶心呕吐，卧床不起，少数可有眩晕、猝倒。有的一侧面部发热，有时出汗异常。肩背部沉重感，上肢无力，手指发麻，肢体皮肤感觉减退，手握物无力，有时不自觉地握物落地。还有一些病人下肢无力，行走不稳，双脚麻木，行走时如踏棉花的感觉。当颈椎病累及交感神经时可出现头晕、头痛、视力模糊、双眼发胀、发干、张不开、耳鸣、耳堵、平衡失调、心动过速、心慌、胸部紧束感，有的甚至出现胃肠胀气等症状。目前主要采用各种物理疗法治疗本病。

本病属中医学"痹证"范畴。临床辨证主要分为肝肾亏虚、风寒湿痹两种类型。

【临床应用】

纪国珍[2]等于2003～2005年用中西医结合治疗颈椎病44例。男25例，女19例，年龄29～80岁，病程最短2个月，最长31年。神经根型21例，椎动脉型9例，交感神经型7例，脊髓型3例，其他4例（混合型，食道梗阻型）。西药用20%甘露醇125ml静脉滴注，每日2次；丹参注射液50ml加入10%葡萄糖液250ml静脉滴注，每日1次；治疗7天。中药用熟地15g，山药、枸杞、橘皮、白芍、山茱萸、川芎、知母、黄柏、怀牛膝、狗脊各10g，龟板20g。阳虚湿重者去熟地、枸杞、知母，加桂枝、茯苓、泽泻各10g；痰湿重者去熟地、枸杞，加法半夏、浙贝各10g；气血亏虚者加党参10g，黄芪15g。每日1剂，水煎，早晚分服。治疗后再辨证用六味地黄丸、知柏地黄丸巩固疗效。结果：痊愈31例，占70.5%；好转9例，占20.4%；无效4例，占9.1%；总有效率90.9%。服中药最少者14剂，最多者60剂。

三、下颌骨痛

【病案举例】

魏某，女，63岁。1994年10月2日初诊。下颌骨疼痛数月，每于午后加重，难以嚼食，中西药备尝，或小效，或无效。诊时伴耳鸣、齿痛，手足心热，舌红少苔，脉细数。证属肾阴亏虚，阴虚火旺，虚火上炎，治宜滋阴降火。用知柏地黄汤加减，处方：熟地黄16g，山茱萸、炙龟板、炙鳖甲、山药各12g，泽泻、知母、黄柏、白芷各6g。水煎服，日1剂。2剂后，下颌骨痛减轻，已能嚼食；上方加减继服3剂，诸症消失。嘱继服知柏地黄丸1周，随访未再复发。[3]

按：许多疾病或症状，往往难以查明原因，从中医角度进行辨证论治，多可以取得较好的疗效。本例下颌骨痛，属肾阴亏损，阴虚火旺，虚火上炎。肾主骨、主齿，肾水不足，骨齿失养，阴虚火旺，虚火上炎是其主要病机，故遵《内经》"壮水之主，以制阳光"之旨。

四、石骨症伴左股骨干感染

石骨症又称大理石骨、原发性脆性骨硬化、硬化性增生性骨病和粉笔样骨，是一种少见的骨发育障碍性疾病。最早由 Albers - Schonberg（1904年）发现，又叫 Albers - Schonberg病。其特征为钙化的软骨持久存在，引起广泛的骨质硬化，重者髓腔封闭，造成严重贫血。本病常为家族性，绝大多数病例为隐性遗传。石骨症可分2型，即幼儿型（恶性型）和成人型（良性型）。患者易发生骨折，多位于骨干部，其愈合不延迟。因骨髓腔变窄，引起进行性贫血，髓外造血器官可代偿性增大。诊断主要依靠X线的表现，还可以通过其家族史发现。有时还需要通过生化和免疫学检查结合CT、X线片才能确定其分型。同时要和某些化学元素中毒，如磷、铅、氟中毒及成骨性骨转移相鉴别。恶性型临床表现复杂，诊断较困难，注意要和地中海贫血、白血病及骨髓纤维化相鉴别。对于本病，中医无明确对应病名，但可根据临床表现辨证论治。

【病案举例】

戴某，男，19岁，农民。1989年2月14日不明原因寒战高热，随即左大腿红肿热痛，右下肢不能站立，经多方求治，病情不断加重，于1991年8月16日住院。患者精神萎靡，面色㿠白，表情痛苦，心、肺、肝、脾、肾及诸脏器无异常。右大腿髌骨上10cm处较健侧肿胀4cm，右膝关节内上缘可见5cm×4cm大小的皮下肿块，局部灼热，扪及有波动感，穿刺抽出淡黄色脓液。右膝关节活动受限，呈50°屈曲，僵硬畸形，疼痛难忍。体温波动在39.5℃～40℃。血常规检查：Hb 98g/L，WBC $14.5×10^9$/L，N 0.80，Pt $215×10^9$/L，ESR 156mm/h，大小便常规，肝功能、心电图检查均正常，X线片显示：右股骨密度增高，骨干增粗，髓腔闭塞，右膝关节周围软组织肿胀。入院诊断为右股骨硬化性骨髓炎、右膝关节化脓性关节炎。行右大腿远端内侧切开引流术，右腿骨开窗减压术。术中排出淡黄色脓汁约500ml，脓汁深达骨皮质，右股骨骨皮质表面光滑，色白如石，骨质增厚、变硬，三易钻头均被糯米粉样骨屑填塞钻头螺丝纹口，直达穿通对侧骨皮质也未触及髓腔的空虚感。术后患者体温下降，伴有咳嗽不止，考虑为肺部疾病，加胸部X线平片发现，胸廓肋骨普遍密度增高，两肺野在高密度肋骨的映衬下显示清晰透亮，锁骨肩峰端硬化，似截断状，随即加照了颅骨、脊柱、骨盆及四肢骨骼片，均显示骨密度增高影。根据全身广泛性骨皮质增厚硬化，髓腔变小消失，髂骨呈年轮样改变，椎体呈"夹心蛋糕征"等特点，即可珍断为石骨症。本例属成人型，即良性型，投服加味知柏地黄汤450剂后照片复查，骨质密度较前明显减低，髓腔通。[4]

按：本病证候表述不清楚，可能是考虑"肾主骨"的理论，运用加味知柏地黄汤滋肾阴、降虚火。

参考文献

［1］伍星，杨明，祁开泽．小针刀配合中药治疗膝关节骨性关节炎40例临床观察．湖南中医药大学学报，2007，27（6）：62－63.

［2］纪国珍，朱雅琴．中西医结合治疗颈椎病44例．实用中医药杂志，2006，22（1）：19.

［3］李萍，杨宏．知柏地黄汤临床应用举隅．实用中医药杂志，2001，17（4）：42.

［4］毛世友，彭小完．石骨症伴左股骨干感染治验．湖南中医杂志，1997，13（2）：31.

第五章

妇科疾病

第一节 月经病

一、围绝经期综合征

围绝经期旧称更年期，1994 年世界卫生组织在"90 年代绝经会议"上提出，更年期的定义欠准确，始改用"围绝经期"。围绝经期综合征是女性机体内功能减退、细胞老化凋亡过程中的生理变化反映出来的某些症状。通常表现出烘热、汗出、失眠、烦躁、易激动等症状，或相继出现心悸、高血压、阴道干涩、性欲低、尿频急、牙松动、腰背疼痛、腓肠肌痉挛、记忆力明显减退、认知障碍等症状。尚有雌激素量减低，周期性变化消失，促性腺激素在绝经后均增高，卵泡刺激素（FSH）比黄体生成素（LH）上升早且高，高促性腺激素与低雌激素提示卵巢功能衰竭。此外根据临床情况还可进行诊断性刮宫、骨质相关检查、心电图检查、B 超检查等。但并不是所有的围绝经期妇女都出现症状，只约有 10%～15% 的人症状明显，需要医治，而多数妇女症状很轻或无症状。围绝经期分为绝经前期、绝经期和绝经后期 3 个阶段，年龄范围在 40～65 岁。一般在绝经前 5～10 年，生殖功能开始减退，绝经后 6～8 年，可以认定已进入老年。

中医学认为，妇女在绝经前后，生理上随着肾气的衰减，天癸衰少，精血日趋不足，肾阴阳失调，因此，在此年龄阶段会或早或迟地出现某些与肾生理变化有关的现象，临床以肾阴虚为多见。

【临床应用】

陈军梅[1]等采用知柏地黄汤加减治疗围绝经期综合征 62 例。均为门诊患者，年龄最大 56 岁，最小 42 岁；病程最长 3 年，最短 6 个月。均排除原发精神、神经性疾病和其他内分泌紊乱及器质性病变。予知柏地黄汤加减：生地黄、熟地黄、山茱萸、泽泻、牡丹皮各 20g，女贞子、墨旱莲、何首乌、百合各 20g，当归、知母、黄柏各 10g，茯苓、鸡血藤各 15g。加减：急躁易怒加郁金 12g，头晕头痛失眠加炒酸枣仁

20g、夏枯草 12g；月经失调加益母草 15g、枸杞子 20g；精神症状加珍珠母 10g、磁石 10g；烘热汗出加地骨皮 10g、煅龙骨 20g、煅牡蛎 20g。每日 1 剂，水煎，分早晚 2 次温服。治疗 1 个月为 1 个疗程。治疗 2 个疗程观察疗效。结果：痊愈 55 例；好转 6 例；无效 1 例，总有效率 98.3%。

孙平[2]于 1996～2000 年选用知柏地黄汤加减治疗更年期综合征患者 80 例。给予知柏地黄汤：熟地黄 30g，山萸肉 15g，知母 20g，黄柏 15g，淮山药 15g，炒丹皮 10g，茯苓 10g，泽泻 10g。随症加味：心烦易怒、情志不畅者，加郁金、柴胡、川连；心悸失眠、心神不宁者，加酸枣仁、合欢皮、煅龙牡；头晕耳鸣、腰膝酸软、手足心热者，加炙鳖甲、枸杞子、怀牛膝、地骨皮。每日 1 剂，水煎 3 次分服。2 周为 1 个疗程。临床治愈 56 例；好转 21 例；无效 3 例。总有效率为 96.2%。

荣晓华[3]采用知柏地黄汤配合耳压治疗更年期综合征 40 例。药物组成：生地、熟地、山药各 15g，知母、黄柏各 6g，丹皮 10g，泽泻、茯苓、菟丝子、山茱萸、仙灵脾各 15g。耳压取穴：肾、子宫、卵巢、内分泌、神门、交感。兼心悸、胸闷，加淮小麦、炙甘草、青龙齿各 30g，耳压心、皮质下；兼头晕、头痛，加天麻、杭菊花各 15g，珍珠母 30g，耳压肝、内耳、外耳、肾上腺；兼烦躁易怒，加广郁金、苏橹子各 15g，耳压肝、肾上腺；兼失眠多梦，加远志 15g，合欢皮、夜交藤各 30g，耳压脾、心；兼烘热汗出，加生黄芪 20g，龙骨、牡蛎各 30g，耳压肝、肾上腺；兼腰酸乏力，加补骨脂、桑寄生各 15g，耳压肾上腺；兼胃纳减少，加谷芽、麦芽各 15g，鸡内金 30g，耳压脾、胃。汤药每日 1 剂，水煎 2 次，早晚 2 次分服，耳压用王不留行籽进行耳穴贴压，嘱患者每日用手按压每个穴位，每次每穴按压 10 下，2 日更换 1 次，双耳交替。14 天为 1 个疗程。连续治疗 6 个疗程。结果：显效 15 例；有效 22 例；无效 3 例。总有效率为 92.5%。

【病案举例】

（1）余某，女，48 岁。1995 年 5 月 18 日初诊，自诉停经半年，伴情绪异常，或抑郁易哭，或烦躁易怒，自觉发热，时有汗出，心悸，五心烦热，口咽干燥，夜寐不安，舌质红，苔薄白，脉弦数。诊为更年期综合征，给予更年康口服，无明显疗效，遂求治于中医，诊断为郁证（阴虚火旺），治以滋阴降火，方用知柏地黄汤加减：知母 15g，黄柏 15g，胡黄连 10g，合欢皮 10g，生地 15g，山萸药 15g，山药 15g，山栀 10g，五味子 5g，酸枣仁 10g，泽泻 10g，茯神 15g，白芍 15g，川楝子 5g，沙参 10g，麦冬 10g，生甘草 6g。日 1 剂，水煎，分 2 次服，连服

15 剂，诸症减轻，效不更方，继服 10 剂，诸症大减，遂改服六味地黄丸合天王补心丹各 8 粒，1 日 2 次，以善其后。[4]

（2）翟某，女，51 岁。2000 年 3 月 9 日初诊。自 1 年前开始月经不规则来潮，经常阵发性周身烘热，面部潮红，汗出，片刻自缓。近半年月经未潮，上述症状越加明显，且伴有手足心热，腰酸耳鸣，心烦失眠，口咽干燥，舌质偏红、苔薄白，脉细弱。经心电图、同位素等多项检查，排除心脏病、甲亢等病变，而同位素激素水平检测示雌激素（E2）水平下降。诊断为更年期综合征。证属肾阴不足、肝失滋养的阴虚火旺型。治以增水涵木，滋阴除火。药用知柏地黄汤加枸杞 15g、怀牛膝 10g、炙鳖甲 15g、玄参 10g。5 剂后，自觉症状明显减轻，效不更方，继服 10 剂，诸症若失。随访 6 个月未见复发。[2]

按：更年期综合征主要因为卵巢功能衰退，卵巢内卵泡数量急剧减少，卵巢分泌的雌激素、孕激素等均相应下降，导致下丘脑－垂体－性腺轴生殖内分泌紊乱，从而引起更年期变化和临床的一系列症状。本病属于中医学"经断前后诸证"范畴。月经的产生与肾中精气的盛衰有着密切的关系，女子"七七"之时，肾中精气衰竭，"任脉虚，太冲脉衰少，天癸竭，地道不通，故形坏而无子也"。本病以肾阴虚为本，以心火旺、肝郁火旺为标。由于肾水不足，不能上济于心，则心火亢盛，故心悸、心烦、失眠、多汗等，而乙癸同源，肾阴不足，肝失涵养，肝阳上亢，肝火上逆则头晕、头痛、急躁、急怒、燥热阵作等。故在治疗这类疾病的时候，通常以补肾为主。此处所举 2 例患者，前者以情志抑郁为主要表现，证属肾虚肝旺；后者以发热诸症为主，证属阴虚火旺。2 者虽然同为更年期综合征，亦同有肾阴亏虚之基本病机，但合并之证候不同，故前者加入疏肝解郁之品，如川楝子；后者则用鳖甲、玄参等滋阴降火之品。临证加减的当。

二、月经周期性尿路感染

月经周期性尿路感染是由细菌、真菌、病毒、原虫直接引起的泌尿系炎症，与月经周期密切相关，缠绵难愈。西医多采用抗生素治疗。而中医以养阴清热，佐以活血通淋法治疗，治愈率较高，复发率低。西医学认为女性月经期阴道酸性环境受到破坏，对各种细菌的抵抗力下降而致月经周期性尿路感染。

本病归属中医学"劳淋"范畴，亦属"经行伴证"范畴。本病属本虚标实之证，湿热郁结下焦，气化失司，水道不利是其标；而湿热屡犯，或湿热流连不解，热灼阴津，日久伤阴，故阴虚是其本。虚火内炽，逢经作乱，灼伤脉络是月经期尿急、尿频、尿痛等症状的主要病机。故治以养阴清热通淋。

【临床应用】

邱明英[5]等运用加味知柏地黄汤治疗月经周期性尿路感染50例。将80例月经周期性尿路感染患者随机分为治疗组50例，对照组50例，2组年龄、病程、感染史、月经史差异均无显著性意义（$P > 0.05$），具有可比性。治疗组口服加味知柏地黄汤。方药组成：知母、黄柏、丹皮各10g，茯苓、淮山药、女贞子、墨旱莲各20g，益母草、车前草、山茱萸、泽泻各15g，生地30g。气虚加太子参30g，西洋参5g；失眠加五味子6g，夜交藤20g；头痛加天麻、杭菊花各10g。每天1剂，水煎分2次服，月经前3~5天开始服用，连服14天为1疗程。对照组口服诺氟沙星每次0.2g，先锋Ⅵ每次0.5g，均每天3次，14天为1疗程。2组合并真菌感染者均加服里素劳0.2g，每天1次，连服7天；合并滴虫感染者加服甲硝唑每次0.2g，每天3次，连服7天。2组在治疗期间停用其他外用及口服药，用药2~3个疗程后评定疗效。结果：治疗组50例经过2~3个疗程治愈35例；好转13例；无效2例，治愈率为70%，总有效率96%。对照组30例经过2~3个疗程治愈12例；好转15例；无效3例，治愈率为40%，总有效率90%。随访结果：治疗组35例治愈者中停药3个月内无1例复发，停药4~6个月有5例复发，复发率14.1%；对照组12例治愈者中停药3个月内有2例复发，停药4~6个月有5例复发，复发率58.3%。

三、倒经

月经期在子宫以外部位，如鼻黏膜、胃、肠、肺、乳腺等部位发生的出血，称为倒经，亦称"代偿性月经"、"周期性子宫外出血"。此时，月经量少，甚至无月经，鼻衄或吐血量可多可少。常伴有全身不适、精神不畅、烦躁不安、下腹部胀痛等症状。倒经大多是由子宫内膜异位症引起，病因可能和各胚层上皮分化异常相关。血液病也是引起倒经的因素之一。目前，对倒经还没有较理想的治疗方法。一般治疗原则是，有局部病变就纠正局部病变，多采用电灼出血点及子宫内膜异位灶。如无明显局部病变发现，而衄血、吐血量甚多时，可采用单纯孕激素假孕疗法或雄激素治疗，也有人主张长期应用雌激素-孕激素周期治疗，但效果均不理想。中医多从火热迫血妄行的角度认识本病。临床常见的证型有：肾阴不足、肝气上逆，治当补肾清肝，方用顺经汤加减；阴虚肺燥，治当养血清热，调经降逆，方用加味麦门冬汤加减。临床当中不可拘泥证型，还当结合临床表现具体分析。

【临床应用】

雷晓荥[6]以知柏地黄汤为基础方加减治疗倒经 36 例。基本方：知母、黄柏、丹皮、茯苓、泽泻各 12g，熟地 32g，山茱萸、山药各 18g。肝经郁火加白芍 30g，栀子炭、川楝子炭各 12g；肺阴不足加北沙参 30g，荆芥炭 15g。每日 1 剂，水煎服。经 20～40 天治疗后，30 例治愈，5 例好转，1 例无效。

【病案举例】

侯某，女，21 岁，幼儿教师。1999 年 8 月 13 日初诊。主诉：经后衄血半年余。现病史：患者月经初潮 12 岁，月经周期 20～23 天，月经期为 5 天左右，量一般。2 年前曾患盆腔结核，术后情况良好。近半年来，每于经净后开始出现鼻衄，量少，色鲜红，一周内鼻衄自止，月月如此。平时头晕，耳内如蝉鸣，手足心热，晚上低烧，体温波动在 37℃～38℃之间。观其形体消瘦，面色略暗，唇红口干，舌质红，脉细数无力。曾在耳鼻喉科检查，拍胸片、B 超、血液化验均无异常，服西药无效。末次月经 8 月 6 日。证属阴虚火旺、迫血上逆，治以滋阴降火、清热止血，用知柏地黄丸加味：知母 10g，盐黄柏 12g，生地 12g，熟地 12g，炒丹皮 10g，山萸肉 12g，山药 18g，仙鹤草 15g，白茅根 30g，栀子 12g，龟板 10g，鳖甲 10g，茯苓 6g，地骨皮 10g。8 月 19 日复诊，服上药 5 剂，鼻衄已止。惟感胃部不适，改用知柏地黄丸合香砂养胃丸，经来停服，如此调治 2 月余而愈。[7]

按：本例患者形体消瘦，并见晚间低热，手足心热，唇红、口干，阴虚火旺之征明显。手术时再伤阴血，月经过后阴血更伤，虚火上冲，迫血妄行，故经后衄血。治疗宜用知柏地黄丸滋阴降火。其中白茅根、栀子、仙鹤草清热止血；龟板、鳖甲、地骨皮滋阴潜阳，退虚热。

四、经期头痛

经期头痛为妇女常见病证之一，属西医学"经前期紧张综合征"范畴。临床表现为经来前 3～7 天头痛发作，经来或行经后缓解或消失。其发病多与肝、脾、肾三脏关系密切。临床常见有：①肝郁气滞型，症见经前头痛多随情志变化波动，伴胸胁胀闷、烦躁易怒，耳鸣眼花，舌红苔黄，脉弦或滑。治宜疏肝解郁、行气止痛，方用柴胡舒肝散加减。②肝郁脾虚型，症见头痛多胀闷或头重如裹，呕恶纳差，胁腹胀满，乏力嗜睡，或嗳气频作，舌苔薄白或厚腻，脉弦滑。治宜疏肝解郁，健脾化湿，用逍遥散合四君子汤加减。③痰瘀内阻型，症见经期头痛如锥刺或胀闷跳痛，痛处固定，面色黯黑，呕恶烦躁，口渴欲饮，舌暗或有瘀斑，舌苔厚腻，脉弦滑。治宜活血化瘀，祛痰通络，药用二陈汤合活络效灵丹加减。④肝肾阴虚型，症见头痛绵绵隐发，或头胀发热，咽干口燥，潮热耳鸣，腰膝酸软，夜卧梦多，胁胀或痛，舌红少苔，脉细或数。治宜滋补肝肾，养血止痛，方用一贯煎合二至丸或知柏地黄丸加减。⑤脾肾阳虚型，症见头痛绵绵紧束感，遇寒加重，头晕耳鸣，腰膝酸软冷痛，腹胀纳呆，经期延后，血色偏暗，大便溏薄，舌淡苔薄或滑腻，脉沉细或无力。治宜温肾健脾、通阳止痛，方用人参养荣汤合右归饮加减。

【病案举例】

赵某某，女，22岁，未婚。1992年9月29日初诊。每逢经期头痛剧烈，甚则呕吐，已有5年，月经先期，经量偏多，伴腰酸软，肌肤灼热，舌红，苔薄，脉弦细。证属肾水不足，阴虚火旺，治拟滋阴补肾，平肝制火。方用知柏地黄汤加减：大熟地、萸肉各12g，怀山药、煅石决明各15g，丹皮、炒川柏、蔓荆子、钩藤、炒娑罗子、制僵蚕各9克，炒知母6g，茯苓10g，5剂，常规水煎，早晚分服。10月23日二诊：月经将届，病期将即，再拟前方进退，5剂。药后此次经至，头痛未作，再以知柏地黄丸，每次6g，日服2次，以资巩固。随访3月，病未再发。[8]

按：*肝肾同源，阴虚则肝火亢盛，火性炎上，故发本病。妇人以血为本，经期血注胞宫，满溢而下，血衰水亏，无所制约肝阳，循经上窜，头痛加剧。肝火横逆犯胃，则见呕吐。治以知柏地黄汤为主，加入散风止痛疏肝之品而瘥。*

五、崩漏

崩漏是指妇女非周期性子宫出血，其发病急骤，暴下如注，大量出血者为"崩"；病势缓，出血量少，淋漓不绝者为"漏"。崩与漏虽出血情况不同，但在发病过程中两者常互相转化，如崩血量渐少，可能转化为漏，漏势发展又可能变为崩，故临床多以崩漏并称。青春期和更年期妇女多见。崩漏可见于西医学的功能失调性子宫出血及其他原因引起的子宫出血。西医学认为功能失调性子宫出血是由于调节生殖的神经内分泌机制失常引起的异常子宫出血，而全身及内外生殖器官无器质性病变存在，可分为排卵性和无排卵性2类。

【病案举例】

王某某，女，50岁，已婚。1992年10月21日初诊。患者每于经前见阴道咖啡色分泌液，量少，持续 10 余天后转为红色，量多如崩，4～5天后血量减少，色转淡，8 天方净。曾予妇科检查：子宫、附件未见异常。经来 24 小时诊断性刮宫示：增殖期子宫内膜。未次月经 10 月 10 日。午后潮热，腰脊酸楚，劳作无力，夜寐多梦，心烦急躁。舌红苔少，脉细弦。此乃肾阴亏损，阴虚内热，迫血妄行之证。治拟养阴清热止血。方用知柏地黄汤加减：川柏炭、丹皮炭、黄芩炭各 9g，生地、熟地、萸肉、怀山药、炙椿皮、生白芍、禹余粮各 12g，炒知母 6g，仙鹤草 30g，茜草 15g，3 剂，常规水煎，早晚分服。10 月 24 日二诊：阴道出血已止，仍感腰酸、头昏，潮热口干，舌红苔薄，脉细弦。再拟前方加减：炒川柏、丹皮、泽泻各 9g，大熟地、怀山药各 15g，萸肉、茯苓、生白芍、炙椿皮、制黄精、制玉竹各 12g，炒知母 6g。10 剂。12 月 25 日。三诊：末次月经 12 月 20 日，量偏多，5 天净，潮热汗出、腰脊酸楚已除。继续上方治疗 2 月，月经量正常。[8]

按：本患者适值更年期，肾阴不足，肝火亢盛，灼伤冲任。对此类病证，当补肾水以涵养肝木为本。兼用清热凉血止血之品，以标本兼顾。故用知柏地黄丸滋阴降火以顾其本，佐炭类诸药凉血止血。

六、经间期出血

2 次月经中间，即氤氲之时，出现周期性少量阴道出血者，称为经间期出血。在月经中期，即排卵期，由于雌激素水平短暂下降，使子宫内膜失去激素的支持而出现部分子宫内膜脱落引起有规律性的阴道出血，西医称为排卵期出血。中医以辨证论治为主，临床常见的证型有：①肾阴虚，治当滋肾养阴、清热止血，方用六味地黄丸或知柏地黄丸加减。②湿热内蕴，治当清利湿热、调经止血，方用固经丸加减。③瘀血内阻，治当活血化瘀、调经止血，方用血府逐瘀汤加减。

【临床应用】

杨灵君[9]运用知柏地黄汤治聊经间期出血 22 例。22 例患者均用知柏地黄汤加味治疗。药物组成：熟地 20g，山萸肉 12g，茯苓 15g，山药 12g，丹皮 10g，泽泻 10g，知母 10g，黄柏 10g。阴虚较重者合二至丸；湿热较重者熟地换生地，并加薏苡仁 12g，公英 15g。每于月经过后开始服药，每日 1 剂，服至排卵为 1 个疗程（一般服 7～9 剂）。结果：22 例经治 1 个疗程痊愈者 18 例；经治 2 个疗程痊愈者 4 例，无效 2 例。痊愈率为 90.91%。

【病案举例】

管某某，女，23 岁。2006 年 10 月 30 日初诊。半年来，每于月经干净后 10 天左右，阴道见有少量出血，持续 2～3 天干净。月经周期正常，伴有小腹隐痛，腰酸困不适，乳房胀痛，纳可，眠可，二便调。查舌质淡红、苔薄白，脉沉细。末次月经 2006 年 10 月 17 日。西医诊断为排卵期出血，中医诊断为经间期出血。治宜温补肾阳，活血化瘀。药用知柏地黄丸加减：知母 10g，黄柏 10g，熟地 15g，山萸肉 15g，泽泻 10g，丹皮 10g，棕榈炭 10g，乌贼骨 10g，益母草 10g，黄芪 15g，白术 10g，炒蒲黄 10g，仙灵脾 10g。水煎服，日 1 剂。同时配合服用独一味胶囊，1 日 3 次，每次 2 粒。共服用 2 个月经周期，未再出现经间期出血，腰部酸困不适症状缓解。[10]

按：本案主要是肾中阴精不足所致，两次月经中间，为氤氲之状萌发"的候"（排卵）之时，是月经周期中一次重要转化。而患者肾阴不足，阳气内动之时，阴阳转化不协调，血海固藏失职而发病。治以知柏地黄丸补肾中之阴而降虚火，佐以棕榈炭、乌贼骨、益母草养血止血活血，黄芪白术健脾以固摄，仙灵脾补肾中之精，又可温阳，以助阴阳协调而能正常转化。独一味胶囊是由藏药独一味加工而成，功能活血化瘀止痛。

七、经行口唇青紫

经行口唇青紫在妇科临床较为常见，《诸病源候论》曰："脾气通于口，心气通于舌"，口舌为心脾之门户。冲脉隶属阳明经之火，脾胃之湿、热，得经前冲气偏胜，血海冲盛阳气旺盛之机，蕴热于上，升发于外而致，或阴虚火旺，挟热上扰而成。故本病多从心、肝、肾三脏辨治。

【病案举例】

尹某某，女，已婚，农民。患者 3 年来，每逢经期辄口唇青紫，麻木灼痛，口舌生疮，心烦易怒，两乳胀痛，经后则症状自行消失。近 1 年来病情加重，经水过后其唇青如故。诊为固定性口唇青紫症。曾用泼尼松、复方睾丸酮及中药治疗不显效，于 1986 年 11 月 9 日来诊。刻诊：形体壮实，神情焦虑，面色红褐略显晦暗，两唇色青而深紫、肿胀疼痛，开阖困难，伴胸闷嗳气，心烦易怒，时以深吸为快，两乳及脘腹胀痛。经信适至，后期量少，色暗质稠夹有瘀块。查体：胸部对称，两乳丰满略显下垂，均可扪及结块数枚，大小若鹅卵，质软，触痛可移动。心肺（-），腹软，无包块，无压痛，舌边尖红赤，舌面及口腔黏膜可见红色粟粒形口疮，苔微黄乏津，脉弦数有力。超声波检查为乳腺增生，左侧附件炎。心电图，X 线胸透，及血、尿常规均未发现异常。

证属：肝郁化火，热淤胞宫，冲气上逆。拟清肝解郁，化瘀通络。处方：当归12g，生地20g，赤芍15g，川芎10g，醋柴胡10g，牛膝15g，炒枳实12g，桃仁10g，丹参15g，丹皮12g，黄柏10g，炮山甲12g。11月20日复诊，前药连进10剂，口唇肿痛大减，唇色变淡，两乳胀痛亦轻。因经水已过，遂改服知柏地黄丸、丹栀逍遥丸交替服用。之后，继续采取经期服汤剂，以治其标，平时服丸剂以图其本。经3个月治疗后，诸症消失，唇色如常。[11]

按：本例患者发病时表现为肝气郁结化火冲逆于上，故用疏肝清热解郁，化瘀通络之法治之。而本病的发生与月经来潮有关，女子月经之发生，与肝、肾生理功能最为相关。肝之疏泄，有助月经之排泄，而肾之固藏，为月经生发之根本。两者一收一发，相辅相成，相互协调，月经乃能正常。因而本案急期之后，采用知柏地黄丸与丹栀逍遥散交替服用，便是为了协调肝肾，从而达到根治的目的。

八、经行口糜

每值月经前或行经时，口舌糜烂，如期反复发作，经后渐愈者，称"经行口糜"。本病历代医家很少论述。根据其病变部位，主要表现在口、舌，而"舌为心之苗"，"口为胃之门户"，故其病多由心、胃之火上炎所致。其热有阴虚火旺，热乘于心者；有胃热炽盛而致者，每遇经期，阴血下注，其热益盛，随冲气上逆而发。

【病案举例】

李某，女，已婚，28岁，护士。1990年5月20日初诊。自1988年8月顺产一女孩后，每次行经前1周左右时出现口舌糜烂，以下唇为甚，常见约0.5cm^{2}之溃疡，逐日加重，至经净2日后方渐消失，伴口渴，月经量多，经期延长，少气乏力。舌尖红赤糜烂，脉洪数，累服维生素 B_2 和维生素C等无效。拟"消糜方"：生地、山药、花粉各15g，木通、丹皮各10克，竹叶5克，另加人参10g（另炖服），嘱其于行经前1周开始服用，水煎，2日1剂，日3服。服3剂尽，月经来潮，而口糜未作，且经量经期亦恢复正常，患者仅诉腰背酸痛，少气乏力，手足心热，遂改用知柏地黄丸调理1月，随访至今，再未复发。[12]

按：本患者产后阴血亏虚，致使经期之时，阴血下行而虚火上炎，发为口糜，若单纯清热降火多无效。"消糜方"从其组成来看，主要是养阴清热之品，从心、肾两脏入手，盖"心开窍于舌"，故口舌生疮多由心火而来，而细考其火热之源，本系肾中之阴不足，不能上交心火而致，故用木通、竹叶，降心火以下济肾水，用生地养肾阴、上济心阴而制约心火，山药通补肺、脾、肾三脏之气阴，用之调和上下，故可收效。而药后口糜虽愈，肾阴不足，虚热内生之象显现。故用知柏地黄丸善后固本，缓图根治。非如此亦不能收全功矣。

第二节　带下病

一、霉菌性阴道炎

霉菌性阴道炎由霉菌感染引起，发病率已高于滴虫性阴道炎。医学上把霉菌感染称为念珠菌感染，因此霉菌性阴道炎也称"念珠菌性阴道炎"。多见于幼女、孕妇、糖尿病患者，以及绝经后曾用较大剂量雌激素治疗的患者。念珠菌感染最常见的症状是白带多，外阴及阴道灼热瘙痒，外因性排尿困难，外阴地图样红斑（霉菌性或念珠菌性外阴阴道炎）。典型患者的白带呈凝乳状或片块状，阴道黏膜高度红肿，可见白色鹅口疮样斑块附着，易剥离，其下为受损黏膜的糜烂基底，或形成浅溃疡，严重者可遗留瘀斑。但白带并不都具有上述典型特征，从水样直至凝乳样白带均可出现，如有的完全是一些稀薄清沏的浆液性渗出液，其中常含有白色片状物。妊娠期霉菌性阴道炎的瘙痒症状尤为严重，甚至坐卧不宁，痛苦异常，也可有尿频、尿痛及性交痛等症状。根据典型的临床表现及目检阴道排泄物，诊断霉菌性阴道炎，通常并无困难。但对非典型病例，为了证实诊断，凡疑为带霉菌者，或了解治疗效果，必须做阴道分泌物检查。

中医认为，本病属"带下"、"阴痒"范畴，其发病每与"湿邪"有关，故有"无湿不成带"之说。湿从热化，湿热下注是本病的主要病因病机，故临床此型最常见。

【临床应用】

张凤婵[13]运用中西药配合疗法治疗霉菌性阴道炎 100 例。全部患者均为门诊病人，年龄 18～49 岁，病程 1 天～6 个月，随机分为中西药治疗组（60 例），西药对照组（40 例）。治疗组按湿热下注型或阴虚夹湿型分别口服龙胆泻肝丸或知柏地黄丸，每次 6g，每日 3 次；每晚以蛇床子散（蛇床子、川椒、枯矾、百部、苦参各 30g）煎水熏洗外阴 30 分钟后，将克霉唑栓 1 枚纳阴道内。对照组以 2%～4% 碳酸氢钠溶液坐浴 30 分钟后，克霉唑栓 1 枚纳阴道内，每晚 1 次。疗程：用药 7 天为 1 疗程，停药 1 周后续 1 疗程后判定疗效。注意事项：遇经期停药，经净后续完疗程；急性期禁性生活，必要时用避孕套；性伙伴同时用药。结果：治疗组痊愈 44 例，显效 12 例，有效 4 例，无效 0 例，总有效率100%；对照组痊愈16例，显效17例，有效5例，无效2例，总有效率95%。两者痊愈率有非常显著性差异（$P<0.01$），提示治疗组疗效明显优于对照组。

二、老年性阴道炎

老年性阴道炎是指妇女绝经或长期闭经后，因卵巢功能衰退，雌激素水平降低，阴道壁萎缩，黏膜变薄，局部抵抗力下降，而致病菌入侵繁殖引起的炎症。主要症状为阴道分泌物增多及外阴瘙痒、灼热感。阴道分泌物稀薄，呈淡黄色，严重者呈血样脓性白带。检查见阴道呈老年性改变，上皮萎缩，皱襞消失，上皮变平滑、菲薄。阴道黏膜充血，有小出血点，有时见浅表溃疡。若溃疡面与对侧粘连，阴道检查时粘连可被分开而引起出血，粘连严重时可造成阴道狭窄甚至闭锁，炎症分泌物引流不畅可形成阴道积脓甚或宫腔积脓，目前这种情况少见。

中医虽无"老年性阴道炎"之病名，但就其临床表现而言当属"阴痒"、"带下病"的范畴。其病机为肾气虚衰，肾精不足，湿热入侵而致。中医学认为，肾主五液，司前后二阴，任脉主司阴液，为阴脉之海，属肾所主。《诸病源候论》指出："肾荣于阴器，肾气虚，虚则内邪所乘……而正气不泄，邪正相干，在于皮肤，故痒。"《校注妇人良方》："阴内痒痛……元气虚损，湿热所致。"所以，老年性阴道炎以肾虚为本，湿热为标。

【临床应用】

刘春丽[14]运用知柏地黄汤化裁治疗老年性阴道炎20例。全部符合诊断标准的门诊患者40例，随机分为治疗组20例和对照组20例。2组在年龄、病程等方面具有可比性（$P>0.05$）。治疗组：采用知柏地黄汤化裁。药物组成：知母15g、黄柏10g、熟地10g、山药20g、粉丹皮15g、泽泻10g、茯苓15g、茵陈20g、苍术10g、甘草6g。临床加减：带下量多色黄质稠，有腥臭味，舌红、苔白腻微黄，脉细，加红藤、蒲公英以清热解毒；外阴瘙痒较甚加地肤子、苦参、白鲜皮利湿止痒；带下夹血丝加仙鹤草、茜草炭止血；纳呆乏力、大便稀溏加白术、淮山药、黄芪益气健脾；头昏面色少华加当归、首乌、阿胶、枸杞子以滋肾养血，祛风止痒。每日1剂，水煎服。对照组：尼尔雌醇，口服2.5～5mg，每半月1次，连服2～3个月；己烯雌酚，0.25～0.5mg，阴道上药，每晚1次，连用1～2周；甲硝唑200mg，纳入阴道深部每天1次，连用1～2周。上述药物联合或交替使用。2组均连续治疗3个月，观察疗效。治疗期间注意饮食清淡，避免过度劳累、感冒；讲究卫生，勤换内衣、内裤，被褥用开水烫、日晒；不食辛辣食物等。结果：治疗组的总有效率为85%，对照组的总有效率为80%，两组相比差异无显著性（$P > 0.05$）。治疗组的显效率显著高于对照组（$P < 0.05$）。两组症状改善率比较：两组治疗后，患者阴部瘙痒、干涩疼痛症状有不同程度的改善，与治疗前相比差异有显著性（$P < 0.05$），两组治疗后相比差异无显著性（$P > 0.05$）。治疗后治疗组的有关症状如带下黄赤、头晕耳鸣、五心烦热、心烦易怒、腰膝酸软、口干欲饮、舌红少苔等出现率显著低于治疗前（$P < 0.05$）；而且，除五心烦热以外，治疗组治疗后的其余症状出现率均显著低于对照组（$P < 0.05$）。

肖静[15]等对2006年1月~2007年6月间运用知柏地黄丸原方内服配合蛇床子散原方外洗治疗老年性阴道炎31例。运用门诊电子病历系统以"老年性阴道炎"为主题词调出病例，筛选出符合纳入标准及运用以上疗法的病例，进行疗效分析。治疗以知柏地黄丸（《医宗金鉴》）原方煎汤口服配合蛇床子散（《中医妇科学》1979年版）原方外用治疗。内服处方：知母10g，黄柏10g，熟地20g，山药15g，泽泻10g，丹皮10g，茯苓10g，山萸肉10g。上方水煎服，1天1剂，7天为1疗程。外治处方：蛇床子30g，苦参30g，白矾10g，百部10g，川椒30g。1天1剂，煎汤熏洗，坐浴15~20分钟，7天为1疗程。治疗期间停用其他外用和口服中西药物。结果：31例病例均治疗7天，停药3~7天复查，治愈15例，好转13例，无效3例，总有效率90.3%。

【病案举例】

谷某，60岁，农民。1994年11月17日初诊。罹患带下症2年，虽经多方治疗，效差。综观以往用药大多是完带汤、易黄汤之类加减。刻诊：带下色黄或时如血色样，阴道干涩，头晕目眩，口干咽燥，五心烦热，舌质淡红，苔薄而干，脉细数。此乃肾阴亏耗，阴器失养，带脉失约而致。给予知柏地黄（丸）汤加减，处方：知母、黄柏、芡实各12g，白术、茯苓各15g，丹皮、泽泻各9g，生地、乌贼骨各30g，金樱子15g。二诊：服6剂后，带下及其他症状好转十之六七，上方去丹皮、泽泻，加旱莲草、女贞子各12g，加强滋养肾阴之功，又4剂，带下正常，症状消失。为巩固疗效，易汤为丸，连服月余。追访1年未复发。[16]

按：本案系年老肾阴亏损，阴器失养，阴虚火旺损伤任带，治疗投以滋阴降火之知柏地黄丸，辅以收敛固带之乌贼骨、芡实、金樱子。而以往所用之完带汤，重在健脾化湿止带；而易黄汤重在清热祛湿，益肾止带。完带汤虽以补益为主，但所补在脾；易黄汤中只用一味山药通补肺、脾、肾，病重而药缓，杯水车薪，且全方以祛邪为主。两方虽为治疗带下病的常用方剂，但于本案之中却都不能切合病机，故难以收效。

三、带下病

广义的带下病泛指各种妇科疾病。这里所说的带下病，主要是指带下的量、色、质、气味发生异常。其发生多由脏腑功能失调或由于湿邪影响任、带，以致带脉失约、任脉不固所形成。

【临床应用】

王佳媚[17]等运用知柏地黄丸治疗妇女带下病30例。患者年龄最小者18岁，最大者42岁。临床的主要证候为带下量多，赤白，质稍黏无臭，阴部灼热，并可伴见头晕目眩，或面部烘热，五心烦热，失眠多梦，大便艰难，小便色黄，舌红少苔，脉细数。已婚女性做妇科检查外阴（－），阴道黏膜无充血。白带常规检查阴道清洁度Ⅱ度，显微镜检查无滴虫、无霉菌。治疗以知柏地黄丸加减：熟地黄、山萸肉、泽泻、牡丹皮、茯苓、知母、黄柏。若白带量多绵绵不断，加用金樱子、芡实、龙骨、牡蛎、海螵蛸以固涩止带；若脾虚湿盛，带下质稠，形体肥胖，痰多，苔白腻，加半夏、石菖蒲、白芥子以祛痰燥湿；若阴中瘙痒，加苦参、金银花、蛇床子、百部以清热解毒，杀虫止痒；若热盛加蒲公英、金银花、野菊花。每日1剂，水煎，分2次温服，14剂为1个疗程。服药期间嘱忌食辛辣刺激之品。结果：全部病例服用7剂后均有效，其中20例服用1～2.5个疗程后痊愈，好转9例，无效1例，总有效率为96.7%。

李婴[18]运用知柏地黄丸加减治疗带下病57例。予知柏地黄丸加减治疗：知母10g，黄柏10g，生地20g，丹皮10g，泽泻15g，茯苓15g，山萸肉10g，淮山药15g，白芍10g，薏苡仁20g，海螵蛸10g，椿根皮15g，白槿花15g。若患者带下量多，色白或色黄，纳食减退，便溏，证属脾虚湿盛，加炒白术15g，党参15g，芡实20g；若患者带下量多，色黄，质稠而有臭味，口苦心烦，证属湿热下注，去生地、加焦栀15g，土茯苓20g，车前子10g，苦参10g。水煎取汁400ml，早晚各服1次，7天为1疗程。若为阴道炎患者，加外用中药（苦参、生地、防风、地肤子各30g，百部、苍术各20g，黄柏、白矾、川椒各10g），煎液，先熏后坐浴，1日1次，7次为1疗程，经期停用。结果：57例病例，治愈34例，占59.6%；显效21例，占36.8%；无效2例，占3.6%。总有效率96.4%。

【病案举例】

（1）患者，女，35 岁。2006 年 3 月 12 日初诊，因工作劳累而起，近 1 个月来自觉白带量多，绵绵不断，色赤白，质稍黏无臭，阴部瘙痒，面部烘热，腰膝酸软，眠差，口干，大便干，小便黄，舌质红，脉细数。妇科检查外阴（－），阴道黏膜无充血，阴道内白色分泌物较多，宫颈光，内诊（－），阴道清洁度Ⅱ度，镜检（－）。诊断为带下病，证属肾阴虚型，治以滋肾育阴、清热止带，佐补肾固涩。用知柏地黄丸加减：知母 10g，黄柏 10g，熟地黄 20g，山萸肉 10g，山药 10g，泽泻 10g，牡丹皮 10g，茯苓 10g，金樱子 10g，芡实 10g，海螵蛸 10g。7 剂，水煎服。二诊：白带量较前减少，睡眠好转，仍有瘙痒，治宗原法出入。方药：知母 10g，黄柏 10g，生地黄 20g，山萸肉 10g，山药 10g，泽泻 10g，牡丹皮 10g，茯苓 10g，金樱子 10g，芡实 10g，海螵蛸 10g，苦参 10g，金银花 10g。服 14 剂痊愈。[17]

（2）杨某某，女，25 岁。2005 年 1 月 12 日就诊。人流 2 次，带下量多，曾多次用药，效果不佳，反复发作 1 年余；近 1 周来又见带下，赤白相兼，量多质稠，气味异常，伴有腰酸腹胀，面部烘热，失眠头晕，舌质红苔薄，脉细数。妇科检查：宫颈轻度炎症。诊断为：带下病，证属肝肾阴虚夹湿。治宜滋补肝肾，清热除湿。方用生地 15g，知母 10g，黄柏 10g，丹皮 10g，山萸肉 10g，泽泻 12g，茯苓 12g，淮山药 15g，椿根皮 15g，海螵蛸 10g，芡实 15g，香附 10g，白术 15g，焦栀 10g，白槿花 15g，薏苡仁 20g，甘草 5g。水煎服 4 剂后，带下量、色、质正常，伴随症状减轻，上方改六味地黄汤加枸杞子 15g，党参 15g，桑寄生 15g，芡实 20g，炒杜仲 10g，当归 10g，服 4 剂治愈。随访 1 年未复发。[18]

按：两例患者一为劳累引发，一为人流损伤气血引发，皆为虚证。从其临床表现看，阴虚火旺之象明显，故均以知柏地黄汤为底方加减，佐以收涩止带。又有"无湿不成带"之说，故两案皆略加清热燥湿之品。所不同者，前案虚证明显，故用补益收涩为法；后案带色赤白相兼，并有气味异常，显是湿热较重，故多用清热燥湿之药。临床当中，能够抓住病机固然重要，而往往对于一些细节的把握，亦是成败的关键。

附：赤带

在非行经期，阴道内流出赤色或赤白相间的黏液，称为赤带或赤白带，以育龄期妇女多见，也可见于青春期妇女。如更年期妇女见此情况要警惕肿瘤的可能。赤带和赤白带可见于西医的排卵期出血、子宫颈出血、宫颈息肉出血、放环后出血、生殖道肿瘤出血等疾病中。临床常见有肝火亢盛，肾虚火旺两型。前者属实，后者属虚。

【临床应用】

严宇仙[19]运用知柏地黄汤加味治疗赤带。全部患者共52例，年龄25~44岁，病程3~14个月，41例宫内放置节育环。症见带下色赤、绵绵不断，头晕眼花，心烦少寐，腰膝酸软，阴道灼热，性交疼痛，形体消瘦。有的带赤量多、质稠、有腥臭。有的心烦口苦、胸腹胀痛、阴阜瘙痒。舌红苔少或黄，脉细数。治疗以知柏地黄汤为基本方：知母、黄柏、生地、山萸、山药、茯苓、丹皮、泽泻、鸡冠花、马齿苋、女贞子、旱莲草。带赤量多、质稠、腥臭加黄芩、银花、红藤；带赤暗红，心烦口苦，胸腹胀痛，阴阜瘙痒加鱼腥草、马齿苋、焦山栀。1日1剂，分2次煎服，20剂为1个疗程。结果：52例中治愈45例，好转3例，无效4例。

【病案举例】

李某某，女，28岁，农民。宫内放置节育环5年，近半年来，带下色赤，绵绵不断，质较黏稠，伴腥臭味，头晕眼花，心烦少寐，腰膝酸软，阴阜灼热、痛痒，同房疼痛，形瘦。尿赤、舌红、苔少、脉细数。治拟滋阴清热，利湿止带。方拟知柏地黄汤加味：知母10g，生地15g，黄柏10g，黄芩、银花、马齿苋各15g，山萸10g，山药、茯苓各15g，鸡冠花10g，丹皮12g，泽泻10g，女贞子15g，旱莲草10g。服7剂后带仍赤但轻，不臭，心情平稳，睡佳，阴阜灼热痛痒均减轻。原方去山萸、山药，加银花、红藤、焦山栀各10g，再进20剂，服后而安。[19]

按：本案带下色赤、质稠、伴腥臭味，系火热旺盛之征，火势上炎，则心烦少寐，头晕眼花。而考其火势之由来，本在肾阴不足，故用知柏地黄丸滋阴降火，加女贞子、旱莲草补肝肾之阴，马齿苋清热解毒，鸡冠花清热活血止带。本患者病程达半年，前后服药近30剂而获全效。若不能守方，则无此效果。

第三节　妇科杂病

一、女性尿道综合征

女性尿道综合征可能与炎症、过敏、雌激素水平低下、精神因素等有关；日本学者研究认为，女性尿道综合征与瘀血密切相关，特别是盆腔内血流的缓慢，局部体液的郁积均可导致本病的发生。其诊断标准为：①有尿频（或尿急），排尿不适等尿路刺激症状；日间平均排尿2～3次/小时，且尿量不多，伴尿痛、耻骨上疼痛、下腹坠胀；②有明显精神因素，少数有排尿困难和性交后症状加重，以及缺乏性高潮；②多次尿沉渣镜检和中段尿培养无细菌生长或菌落数 $< 10^4/ml$，且又排除了假阴性可能，尿常规正常。

本病属中医学"淋证"范畴，中医认为本病与肾虚、湿热等因素致膀胱气化功能障碍有关。临床以尿频、尿急、排尿不畅、尿后淋沥、小腹坠胀等为主症。中医辨证主要分为：①肾气不足型：神疲乏力，气短声低，腰膝酸软、遇劳即发，舌淡苔薄白、脉细弱；若见尿道口灼痛者为伴下焦湿热型。②肾阳虚损型：腰以下冷，四肢欠温，畏寒喜暖，面色㿠白，舌淡苔白，脉沉细，若见尿道口灼痛者为伴下焦湿热型。③下焦湿热型：口苦咽干，大便干结，小便短赤，尿道灼热刺痛，舌红苔黄腻；脉细数。④肝郁气滞型：胸胁胀满，烦躁易怒，情志抑郁，月经不调，舌红苔薄，脉弦。

【临床应用】

苏喜[20]等运用知柏地黄丸配伍腰肾膏治疗女性尿道综合征 130 例。观察对象为符合标准的女性患者共 240 例，随机分为 2 组。治疗组 130 例，平均 40.5 岁，中青年女性 90 例，占 69.23%。对照组 110 例，平均年龄为 39.5 岁，中青年女性 76 例，占 69.09%。2 组在年龄、病程及辨证分型上，经统计学处理无显著性差异，具有可比性（$P > 0.05$）。治疗组：知柏地黄丸口服，每次 6g，每天 2 次；腰肾膏（佛山德众药业有限公司生产）外贴关元、肾俞穴，每日 1 次。对照组：安定片，每次 5mg，每晚睡前口服，每日 1 次。两组均以 14 天为 1 疗程，两疗程间休息 7 天，2 个月后评定疗效。结果：治疗组 130 例中，近期治愈 37 例（占 28.46%），显效 45 例（占 34.62%），有效 31 例（占 23.85%），无效 17 例（占 13.08%）。对照组 110 例中，近期治愈 5 例，占 4.55%；显效 6 例，占 5.45%；有效 30 例，占 27.27%；无效 69 例，占 62.73%。治疗组疗效优于对照组（$P < 0.01$）。2 组均无不良反应发生。

二、免疫性不孕症

抗精子抗体是引起女性不孕的主要原因之一，约 15%～18% 不孕妇女体内有抗精子抗体，所有的研究表明抗体水平的下降与受孕率的上升呈现为负相关。女性生殖道的抗精子抗体来源于血液及局部黏膜下浆细胞，因此针对女性免疫性不孕的治疗除局部用药降低生殖道局部的抗体外还应降低血中抗体水平，以增加受孕率。免疫性不孕是近年来才被人们认识的新问题，人工授精法（宫内人工授精法、体外授精法、洗涤精液后人工授精法）疗效尚难肯定，且需具备一定技术设备，技术含量高，治疗费用昂贵，基层难以推广。

本病属中医学"月经不调"及"不孕症"范畴，多由肝肾阴虚，精血亏损，胞脉失养或阴虚火旺血海蕴热而不孕，治疗上宜滋阴降火，补养肝肾。

【临床应用】

李大金[21]等运用知柏地黄丸治疗免疫性不孕症。病例均来自医院门诊。经 BA – ELISA 检测分析，明确夫妇双方或一方精子抗体及透明带抗体阳性的不孕夫妇，检测前未接受过免疫抑制剂等有关治疗，共32 对。治以滋补肾阴，清泻虚火。给有免疫异常一方服知柏地黄丸，每日 3 次，每次 6g，连服 3 个月，若女方同种精子抗体阳性，配以避孕套避孕。3 个月后复查有关异常指标。若抗体转阴后，在女方排卵期嘱其性生活或做丈夫供精的人工受精，若抗体仍未转阴，重复 3 个月中药治疗，并复查有关免疫异常指标。32 对免疫性不孕夫妇治疗前后精子抗体及透明带抗体测定结果表明，夫妇双方只有一项指标异常者占总病例数的 78.1%（25/32 例），而 2 项指标合并异常者仅占 21.9%（7/32例）。滋阴降火中药治疗免疫性不孕症的疗效分析：32 对不孕夫妇抗体阳性一方经口服知柏地黄丸 3~6 个月后，26 例（81.3%）患者精子抗体和（或）透明带抗体转为阴性。其中 8 例受孕，受孕率为 25.0%。在 8 例受孕患者中仅 1 例通过人工授精受孕，其余 7 例均通过夫妇性生活受孕。对 8 例受孕夫妇进一步分析，发现患者均在精子抗体及透明带抗体转阴 1~9 个月内受孕，受孕时重复检测既往异常的免疫指标（宫颈黏液标本除外），均显示阴性。因此，免疫性不孕症患者的生育预后与精子抗体及透明带抗体水平的高低有比较密切的关系。

孙晖[22]等于 1999 年 1 月~1999 年 9 月间，运用小剂量免疫抑制剂与知柏地黄丸联合治疗女性免疫性不孕。全部 109 例患者随机分为 3组，实验组 68 例，对照一组 24 例，对照二组 17 例。实验组与对照组一般情况比较无统计学差异，具可比性。方法：对照一组，隔离法（即避孕套避孕）；对照二组，隔离法 + 泼尼松阴道用药每晚 5mg（经期停用）；实验组，隔离法 + 泼尼松阴道用药每晚 5mg（经期停用），泼尼松口服 5mg/次，每日 3 次；知柏地黄丸 8 粒/次，每日 3 次（经期停用），1 个月经周期为 1 个疗程。结果：实验组治愈率达 92.6%，明显高于对照一组之 45.8% 及对照二组之 76.5%，疗程（1.8±0.9）月，较对照一组（5.7±1.8）月及对照二组（4.8±1.3）月明显缩短，有显著性差异。副反应：实验组68例患者服药期间出现轻度双下肢水肿1例，恶心1例，无需特殊处理。

三、高泌乳素血症

高泌乳素血症（HPRL），系指由内外环境因素引起的，以泌乳素（PRL）升高（≥25ng/ml）、闭经、溢乳、无排卵和不孕为特征的综合征。西医认为本病是下丘脑－垂体－性腺轴功能失调所致，治疗首选溴隐亭。

中医学无此病名，但《济阴纲目》中有"未产前乳汁出者，谓之乳泣，生子多不育"的记载。中医学认为本证病因病机较为复杂，但原则上可分为虚实两类，虚者为肝肾亏损，精血不足，血海空虚，无血可下则闭经；气血虚弱，肾气不固则乳汁自溢。实者为肝郁气滞，血瘀痰阻，脉道不通，经血不得下行；或肝经郁热，疏泄失常而迫乳汁外溢。

【临床应用】

袁惠霞[23]等运用中西医结合治疗高泌乳素血症32例。其中辨证属肾虚肝旺者选择知柏地黄丸加减治疗。全部32例患者病程最长6年，最短半年。平均年龄33岁。患者均有血清PRL>23ng/ml，月经后期量少或闭经、溢乳等。其中月经后期量少溢乳23例，闭经溢乳9例，患者均行妇科检查，生殖器官未见异常。治疗：肝郁化热型，症见月经量少或稀发或闭经，乳汁自溢，抑郁寡欢，胸闷胁胀，乳房胀痛或乳头痒痛或不孕。血清PRL>23ng/ml。舌淡红，脉细弦。治以疏肝理气，活血调经。方选柴胡疏肝散加减。肾虚肝型，症见月经后期或经闭不行，色暗红，乳汁自溢，量少质稠，或流产后数载不孕，头晕腰酸，心烦，口干咽燥，舌红苔薄，脉细数。血清PRL>23ng/ml。治以滋水涵木，调养冲任。方用知柏地黄丸加减：生地12g，龟板（先煎）、枸杞子、麦冬、知母、当归、赤白芍、牛膝、黄柏、丹皮各10g，泽兰6g，生麦芽20g。日1剂，水煎服10剂。乌鸡白凤丸，1丸/次，2次/天。月经周期第10天服用，共10天。当归丸，10粒/次，3次/天，于周期第24天服至月经来潮。维生素B₆，100mg/次，3次/天，连服10天。1疗程结束后，若血清PRL>50ng/ml，维生素B₆减量为50mg/次，3次/天，连服10天。若血清PRL<23ng/ml，维生素B₆停服，中成药继服2个疗程，以恢复正常月经。结果：痊愈23例，好转6例；无效3例。总有效率91%。

四、女童乳房早发育症

乳房发育是女童第二性征发育开始的一个最常见、最重要的指标。一般女童于10岁左右乳房开始发育，最早8岁。若早于8岁发育很可能就是女童性早熟的一个重要先兆症状，控制不好将来很可能发展为真性性早熟。关于人体的生长发育生殖问题，《素问·上古天真论》云："女子七岁，肾气盛，齿更发长；二七而天癸至，任脉通，太冲脉盛，月事以时下，故有子……""天癸"是生长发育的重要物质。肾为先天之本，主元阴元阳，阴阳失调，相火偏亢，"天癸"早至，则冲任二脉为病，易发为"乳病"。治疗重在调整肝、肾及冲、任二脉。以滋阴降火，调和气血阴阳，软坚散结为原则。

【临床应用】

武凤英[24]于2001年1月~2005年1月，采用知柏地黄丸加减治疗女童乳房早发育症24例，患者均来自门诊病例，均符合诊断标准。年龄4~8岁，平均6岁；其中22例为双侧乳房发育，只有2例为单侧乳房发育；病程1~12月不等，平均5月。临床表现：均有乳房增大，有的伴有乳房胀痛、触痛或阴道白色分泌物增多等。全部病人均采用知柏地黄丸加减治疗。处方：知母10g，黄柏10g，熟地黄6g，牡丹皮6g，茯苓6g，泽泻10g，夏枯草20g，生牡蛎10g，炙鳖甲10g，龙胆草6g，昆布10g，生麦芽15g。日1剂，水煎2~3次，饭后口服，3月为1个疗程，治疗1~2个疗程。加减：便秘者加玄参、瓜蒌；乳房胀痛者加川楝子、延胡索；肝火盛者加青黛、菊花等。结果：共治疗24例，其中治愈15例，好转8例，未愈1例。有效率为95.8%。随访1年，有2例治愈半年后复发，嘱其到上级医院检查骨龄，血清性激素水平测定，子宫、附件B超，以防发展为特发性性早熟。

【病案举例】

李某，女，6岁。2002年8月初诊。家长代诉：发现患儿双侧乳房增大2月，伴阴道有少量白色分泌物1月，平素心烦急躁，便秘。检查：患儿两侧乳房增大，直径约为2cm，有轻度触痛，外阴呈幼女型，面赤，舌质偏红，舌苔薄白，脉细数。诊断为乳房早发育症（乳病）。属肾阴不足，相火偏亢，肝胆郁热。治宜滋阴潜阳，抑肝泻火，软坚散结。在上述原方（注：指临床应用部分所报道的处方）基础上加玄参15g，水煎分3次口服。1月后复诊，乳房明显缩小，阴道分泌物消失；又服1月，增大的乳房完全消失。嘱家长让患儿少吃辛辣刺激性食物，禁吃含雌激素的补品及食物。随访1年，未再复发。[24]

按：患者乳房增大，阴道有少量白色分泌物，两处皆肝经所过，肝肾阴虚，肝胆郁热，故发本病。治疗除滋阴降火以针对病机外，当考虑到乳房增大，属有形之结聚，当用鳖甲、昆布等药缓缓消之。临床当中所见到的大部分性早熟患儿，多因喂养不当，过食含有激素类食品所制，因而加强有关知识的宣传与教育才是预防这类疾病发生的最好方法。本案当中，医者叮嘱患儿家长的饮食禁忌，其意义并不亚于临床药物治疗。

五、女性性欲亢进

性欲亢进是指性欲过旺，超过正常性交欲望，出现频繁的性兴奋现象，对性行为迫切要求、性交频度增加、性交时间延长。性欲亢进的原因主要是性中枢兴奋过程增强所致，但大多数属生理性改变，或对性知识认识不足，其次为内分泌不足，此外，躁狂症、精神病，或某些慢性疾病，精神因素，如反复看色情小说或电影，热恋、受性刺激过多也可导致性欲亢进。性欲主要受性激素作用的影响。激素平衡失调，雄激素增高，导致性欲亢进。阴蒂包皮是女性动欲的重要部位，同时与中枢神经直接有关。由于性的机理复杂，长期以来，性欲亢进在医学领域中较少涉及。

中医学对本病有相关记载，如朱丹溪在《格致余论》中说："人之情欲无涯……主闭藏者肾也，司疏泄者肝也。二脏皆有相火，而其系上属于心。心者君火也，为物所感则易动，心动则相火亦动，动则精自走，相火翕然而起……"本病的病机关键是阴虚火旺，多由肾阴亏损，心肾不交；君火偏亢，引动相火所致。

【病案举例】

（1）葛某某，女，21岁，学生，未婚。1999年9月29日初诊。患者月经初潮13岁，周期30天，行经7天，量中，色红，腹不痛。2年来阴部阵发性挚跳性快感，且性欲过旺，但常能自我克制，不以为然，又难于启齿，不愿就医。5天前月经来潮，量中，色红，小腹灼痛，迄今未净。同时见有性欲亢进，今又出现阴部阵发性挚跳性快感，触凳坐下时性欲亢进更明显，不可名状，阴道分泌物增多。伴见急躁易怒，五心烦热，不寐梦交，腰酸膝软，面部痤疮，尿溺无力，余沥不尽。平时白带不多，大便正常。舌红，苔薄黄，脉弦细数。妇检（肛腹诊）：外阴未婚式，局部充血，阴蒂稍肥大；子宫中位，正常大小，活动无压痛；附件（－）。B超：子宫附件均无异常。血清：T（睾酮）3mmol/L，

LH/FSH 比值增大。诊断：性欲亢进。证属阴虚火旺，心肾失交，心神不宁。治以滋阴降火，交通心肾，宁心安神。方选知柏地黄丸合交泰丸。处方：知母 12g，黄柏 10g，丹皮 10g，熟地 20g，山萸肉 10g，淮山药 10g，茯神 10g，酸枣仁 10g，白芍 10g，甘草 6g，黄连 4g，肉桂 3g（后下），醋柴胡 6g。每日 1 剂，水煎，早晚 2 次分服，连服 7 剂。10 月 7 日二诊：服上方，随着月经干净，阴部阵发性掣跳性快感亦减，触凳时性欲亢进尚未消除，急躁易怒、五心烦热、不寐梦交等症好转，苔脉如前。上方有效，治宗原意，于原方中去酸枣仁，续服 7 剂。10 月 15 日三诊：共服药 14 剂，症状明显改善，痤疮隐现，阴部阵发性掣跳性快感得到遏止。嘱口服知柏地黄丸 6g，每日 2 次。每值经期、经后期连服 3 个月经周期。随访半年，未再出现性欲亢进现象。[25]

　　（2）吴某，女，53 岁。1991 年 10 月 6 日初诊。患梦交症 3 月余。因丧夫寡居 3 年。近 3 个月思夫之念频起，每晚睡中与夫梦交，自觉阴户不自主挛缩，醒后自止。羞于启齿，发作次数渐频繁，发作时间延长甚则昼间也数次发作，不能自止，带下量多，稀薄。诊断为"性欲亢进症"。服用甲基睾丸素片 1 周无效。转诊中医。症见：患者面容憔悴，两颧红赤，手按小腹，自觉阴户挛动不止，寝食不安，坐卧不宁，十分痛苦。问其宿疾，素有头眩、耳鸣、失眠多梦、五心烦热、盗汗、易怒。察舌红少苔，按脉细数。证属阴虚火旺，相火妄动。治拟滋阴降火，用知柏地黄汤加味治疗。处方：肥知母 30g，盐黄柏 15g，熟地 24g，山药 12g，茯苓 12g，丹皮 12g，山萸肉 15g，泽泻 15g，白芍 12g，夏枯草 12g，龙胆草 10g。水煎服，日 1 剂，每剂 3 煎，分早、午、晚 3 次服，每服 250ml。服药 6 剂，发作次数明显减少，夜能睡眠。继服上方 12 剂，诸症遂愈。[26]

　　按：相火源于命门，寄于肝胆三焦，与君火相互配合，以温养脏腑。当肝肾阴虚之时，水不制火，则相火妄动。心神不收，所欲不遂，可以引动相火；而相火妄动，亦可扰动心神，出现情志方面的问题，两者可互为因果。前案阴虚火旺，相火妄动，致使心肾不交，而心神不宁，性欲亢进；后者由思虑引起，《素问·本病论》："人忧愁思虑即伤心。"心神不安，君火不宁，扰动相火而发病。病因不同，而病机一致，故治疗皆以滋阴降火为法。

六、梦交

　　梦交的病名出自《金匮要略·血痹虚劳病脉证并治》："夫失精家少腹弦急，阴头寒，目眩，发落，脉极虚芤迟，为清谷，亡血，失精。

脉得诸芤动微紧，男子失精，女子梦交，桂枝龙骨牡蛎汤主之。"。又名梦与鬼交。症见睡则梦中交合，头痛、头晕、精神恍惚，甚则喜怒无常，妄言妄见等。多因摄养失宜，气血衰微；或为七情所伤，心血亏损，神明失养所致。治宜养心安神。临床多用柏子养心丸、桂枝龙骨牡蛎汤等治疗。

【病案举例】

李某，女，65 岁，退休工人。1998 年 4 月 21 日初诊。患者自诉近 2 月余梦交，加重 1 周。1 年前其丈夫因病去世，自感郁郁不乐，每至午后 3 时许面部潮红、全身发热，即使深秋季节在室内也要脱去外衣，打开风扇，约持续 10 ~ 15 分钟，待热退后，才穿衣，近 2 月来出现梦交，开始 1 月偶发 3 ~ 4 次，近 1 周加重，每晚梦交 2 ~ 3 次，次晨精神萎靡不振，头晕乏力，两腿软，无故悲伤欲哭。观其眼眶发黑，面色灰暗，大便干、小便黄，舌根部有裂纹，脉弦细而数，证属肝肾阴虚，相火妄动无制，治以滋阴降火，养心安神。处方：生地 10g，熟地 10g，山药 15g，山萸肉 12g，丹皮 10g，泽泻 10g，茯神 18g，莲子心 3g，知母 10g，黄柏 12g，酸枣仁 15g，百合 12g，小麦 30g，甘草 10g，大枣 6 枚。4 月 28 日复诊，服上药 5 剂，梦交次数明显减少，较前有精神，二便已趋正常，但感目干涩、盗汗。上方去泽泻，加枸杞子 10g，菊花 10g，五味子 12g，再服 7 剂。三诊时已无梦交，两目干涩稍减，让其用知柏地黄丸、杞菊地黄丸交替服用，以善其后，半年后随访，未再复发，身体健康。[27]

按： 男女精血盛则思欲，但此患者年近七旬，反复梦交，乃属肾阴亏虚，阴虚不能涵养心肝，心神失养，不能下交于肾，水火不济，相火妄动而致本病。梦交一证与性欲旺盛往往兼见，辨证治疗亦多有相似之处。但两者主症不同，故分论之。盖梦由心生，凡以梦为主者，多考虑心神的问题，因而在临床当中，细节处理会有所不同。

七、阴道干涩症

妇女绝经后，由于卵巢功能的衰退或消失，体内性激素水平明显降低，阴道黏膜随之萎缩、变薄，常常出现阴道干涩现象。但中青年妇女发生阴道干涩，一般不是因为性激素水平明显降低所致，西医认为有可能是因为缺乏维生素 B_2。中医认为阴道干涩之症属前阴病变，足厥阴之脉绕阴器至少腹；肾主水，亦为相火之源。因而本病的治疗，多从肝肾两脏入手。采用养阴生津、滋阴降火等方法。

【病案举例】

胡某某，38岁。2002年9月15日初诊。患者于1月前患"伤寒"病，高热（40℃以上），持续10天左右，经住院治疗痊愈出院。20余天房事后有阴道内火热疼痛感，妇科检查外阴正常，阴道经产型，阴道壁干涩，光亮充血，宫颈轻度糜烂，附件（-），经用清宫片、金鸡胶囊等西药治疗无效。诊见形瘦，面色无华，两颧轻度发紫，毛发枯焦，咽喉干燥，声音低怯，精神倦怠，手足心热，舌质红无津无苔，脉细数。证属肾阴受损，相火妄动。治宜滋阴降火，平调阴阳。选用知柏地黄汤加减。处方：知母、黄柏各10g，熟地15g，丹皮10g，山茱萸15g，山药60g，泽泻、茯苓各15g，地骨皮、枸杞子、女贞子各20g，旱莲草15g。1天1剂，水煎，分2次服。嘱服药期间严禁房事，注意营养和休息。5剂后精神好转，手足心热、咽喉干燥减轻，继服原方10剂诸症渐除。再服10剂后房事感觉恢复正常。为巩固疗效，易汤为丸调理月余，以善其后。[28]

按：依照本病例原文所载，"阴道干涩症"是该作者自拟命名，中医古今书籍中未有记载，并认为与西医学的席汉综合征相吻合。编者在此不予修改，仍沿用原始材料。本例患者因"伤寒"病后，高热伤津，虽经治疗，但肾阴受损，阴液遭竭。肾阴虚，则脏腑形体失养，故阴道干涩，阴虚火旺，见颧紫，手足心热。法当滋阴降火，方用知柏地黄汤加减合二至丸治疗，并佐地骨皮清透虚热。火热每易伤阴，阴伤多生虚火。临床当中应先别虚实。火热伤阴，以清热为先；阴虚火旺，则以养阴为主。然又有"急则治标，缓则治本"之说。若火热为急，自当先清其热；若火热不急，则可养阴以固本。

八、顽固性阴痛

又名"阴中痛"、"阴户痛"，包括"小户嫁痛"、"嫁痛"。《诸病源候论》："阴痛之病，由胞络伤损致脏虚受风邪。……其风邪乘气冲击而痛者，无疮，但疼痛而已"。中医认为主要与肝、肾关系密切。肝藏血，主疏泄，为气血之本，肾主生殖为阴脉之本，二者皆绕阴器而过，与妇女生殖器有经络上的联系。症见阴痛，甚则痛极难忍。郁热挟湿下注者，兼见阴户肿胀疼痛，带多色黄，治宜和肝理脾，清热除湿，方用丹栀逍遥散加味，外以四物汤料合乳香捣饼纳阴中；中气下陷者，兼见阴户坠痛，气短懒言，治宜补中益气，方用补中益气汤；风邪壅滞者，兼见肿胀痛甚，治宜祛风散瘀，方用菖蒲散水煎空心服，外用艾叶、防风、大戟水煎熏洗局部。

【病案举例】

李某，女，40岁，农民。1995年9月18日初诊。患者已生育2胎，末次生产为5年前的剖宫产，同时行输卵管绝育术，产后半年开始阴部干涩掣痛。以后日渐加重，反复发作，痛苦异常。曾多处求治均未见效。刻诊：阴部干涩掣痛，腰酸乏力，头晕耳鸣，肛门坠胀，带下量少，色黄，无异味。妇检：外阴略充血，阴道内少量黄色分泌物，宫颈轻度糜烂，子宫后倾正常大小，压痛（-），双侧附件（-）。白带化验：清洁度Ⅲ°，pH 6.0。脉细数，舌红，苔薄光。证属肝肾阴虚，精血不足，治宜清肝滋肾，缓急止痛。方用清经导滞汤合知柏地黄丸加减：柴胡、陈萸肉各9g，炒白芍、黄柏、川楝子、延胡索各10g，生地、红花、忍冬藤、淮山药、茯苓各12g，炒川断15g，7剂，水煎服，1日2次。复诊：患者上药服7剂后阴部掣痛明显减轻，腰酸头晕耳鸣等症亦均有改善，白带亦趋正常。原方再服7剂后阴痛愈，诸症瘥。以后偶有阴部不适，但无疼痛之虞。[29]

按：大凡痛证，或不通而痛，或不荣而痛。肾司二阴，为水脏，其经络路线亦过阴部，其筋结于阴器。肾虚阴亏，精血不足，阴道失于濡润，阴部筋脉失养而致抽掣而痛。阴虚湿热下注，故带下量少色黄，脉细数，苔薄光。诸证合参，系肾虚阴亏，湿热壅滞之证。故用清经导滞汤合知柏地黄丸，以滋肾清肝，利湿止痛。

九、女阴白色病变

女阴白色病变系指女阴皮肤和黏膜组织发生变性及色素改变的一组慢性疾病。病变区域皮肤和黏膜多呈白色，并伴有瘙痒，或呈过度角化，或呈不同程度的萎缩状，甚至还有癌变的可能。本病变属中医妇科的"前阴病"、"阴痒"范畴。《素问·厥论》曰："前阴者，宗筋之所聚"。肝足厥阴之脉"入毛中，过阴器，抵少腹"。足厥阴、足少阴之筋，皆"结于阴器"，即前阴通过经络、经筋及冲任督三脉与肝、脾、肾等脏腑直接或间接联系。因此肝肾亏损，阴部筋脉或肌肤失养，导致阴痒，肌肤发白。

【临床应用】

张玉[30]等采用中西医结合疗法治疗女阴白色病变。全部患者32例，年龄在28~63岁之间，平均年龄38岁。病程在1~20年。全部已婚，其中生育者27例，未育者5例。32例均经病理检查确认为外阴营养不良，并排除不典型增生和癌变者。病人取膀胱截石位，常规消毒外阴，用丹参注射液4ml加1%普鲁卡因2ml于病变区皮下注射，具体用量视病情及患者耐受情况而定。注射完毕，将光热治疗仪的功率调到 2～5W，照射头垂直对准病变部位，距离 1～2cm 处，扫描照射 20 分钟，照射程度以局部潮红、温热，病人不感到烫灼为度。隔日 1 次，10 次为 1 疗程，2 个疗程之间休息 10 天，同时服用知柏地黄汤加制首乌、白鲜皮，每日 1 剂、水煎服。一般 1～3 个疗程见效，治疗最短时间 1 个疗程，最长时间 3 个疗程。注意事项：治疗期间，减少活动，避免刺激病变区。一般选择非经期治疗，以便操作和观察。多数患者于注射后局部会有轻度痛胀感，休息即会消失，无大影响。治疗即嘱病人调节情志，精神乐观，忌食辛辣食物，保持外阴清洁，切忌搔抓，避免性生活及热水洗烫，勿乱用其他药物。结果：显效 1 例，有效 24 例，无效 7 例，总有效率 78%。停止治疗后随诊者 18 例，其中病情稳定无变化者 11 例；病情复发 7 例，其中加重 2 例。

【病案举例】

王某某，女，49 岁。1997 年 10 月 9 日初诊。绝经 4 年，外阴瘙痒 1 年余，加重 2 月。1 年前出现阴唇奇痒，坐卧不安，以夜间为甚，影响睡眠。经某医院检查确诊为外阴白色病变，曾用多种方法治疗，效果欠佳。近 2 月瘙痒加重，并伴心烦少寐，腰膝酸软，手足心热，面色萎黄，大便干，数日一行，小便短黄，舌红、苔薄黄，脉弦数。妇科检查见外阴大小阴唇萎缩，左侧大阴唇下 1/3 及小阴唇外侧皮肤灰白，弹性下降，表面粗糙，有搔痕；宫颈、子宫及附件未见异常。病理检查确诊为硬化苔藓型营养不良。中医辨证为病久肝肾阴虚，精血不足，不能濡养肌肤。治宜滋补肝肾，养阴润燥。内服知柏地黄丸 2 丸，每日 2 次。并用蛇床子、苦参、百部各 15g，川椒、土茯苓、覆盆子、防风、紫草各 10g，水煎取汁约 2000ml，先熏后洗，坐浴 30 分钟，每日 2 次，2 日 1 剂。浴后以氢化考的松软膏 10g 加入己烯雌酚末 3g，混匀外涂，每日 2 次。10 月 14 日二诊：阴痒已明显减轻，心烦少寐、手足心热、腰膝酸软等症好转，舌、脉同前，效不更方，继用外洗方，内服药加养血归脾丸 2 丸，每日 2 次。经治 2 月后，阴痒消失，症状消除，妇科检查，外阴病损处皮肤颜色、弹性基本正常而痊愈。[31]

按：本病与肝、脾、肾关系密切，若肝肾阴虚，或脾虚致精血不足，均可导致局部失于濡养而致阴唇奇痒，颜色灰白，弹性降低。对于这类疾病，往往考虑内外合治，内服药以辨证论治为法，针对患者病机治疗，外用药多根据疾病选择，专病专药，对于缓解局部症状有着明显的效果。临床应根据具体情况，灵活权变。

十、阴门瘙痒

阴门瘙痒又名"阴门痒"、"外阴瘙痒"，指妇女外阴及阴中瘙痒，甚则波及肛门周围，痒痛难忍，坐卧不宁。多因脾虚湿盛，郁久化热，湿热蕴结，注于下焦；或忧思郁怒，肝郁生热，挟湿下注；或因外阴不洁，久坐湿地，病虫乘虚侵袭所致；或年老体弱，肝肾阴虚，精血亏耗，血虚生风化燥，而致外阴干涩作痒。本证属西医"阴道炎"范畴。

【病案举例】

（1）患者，女，34 岁。2003 年 2 月 12 日入诊。主诉于温暖的卫生间洗衣半天，隔日便感到阴部灼热，瘙痒不堪，外阴干涩，无白带增多，喜用凉水冲洗患部。刻诊：外阴红肿，未溃破，无脓液渗出。头晕目眩，胸闷纳差，肢倦体乏，口干不欲饮，耳鸣，腰酸，舌质红，少苔，脉细数无力。西医诊断：急性阴道炎。中医诊断：阴门瘙痒，证属肝肾阴虚型。治以滋肾降火，调补肝脾肾。方药：知柏地黄丸，外用洁尔阴冲洗。2 月 17 日二诊：患者主诉服用知柏地黄丸 2 丸后即感瘙痒减轻，4 天后瘙痒症状全无。现只觉口渴，腹胀，食欲不振。此属脾虚，给予人参健脾丸 2 盒。[32]

（2）王某，女，58 岁，农民。1993 年 8 月 2 日初诊。48 岁绝经，嗣后身体一直健康，近 1 年来觉头昏眩晕，耳鸣不聪，寐少梦多，手足心热，腰膝酸软，皮肤干燥，1 月前发现少量带下，阴部瘙痒且有灼热感，西医诊断为"老年性阴道炎"。给予氟哌酸、复方新诺明、维生素 E、谷维素、脑乐静等，外用高锰酸钾（1∶5000）、洁尔阴坐浴外洗，并用甲硝唑、乙蒗酚塞入阴道，无效。症见患者形体消瘦，舌红少苔，脉细而数。宜调养肝肾，滋阴降火，内服知柏地黄汤加味，外用中药煎汤坐浴。方药：生地 15g，山茱萸、丹皮、泽泻、淮山药、茯苓、黄柏、知母、白鲜皮、当归、制首乌各 10g，5 剂，水煎服，每日 1 剂，早晚各服 1 次。外洗方：蛇床子 30g，海桐皮 15g，乌梅、鹤虱、蝉蜕、百部、土槿皮各 10g。5 剂，每日 1 剂，煎汤坐浴。8 月 8 日复诊：患者药后第 4 天阴痒减半，带下已除，头晕耳鸣、腰膝酸软亦轻。原方再投 5 剂，1 个月后诸恙悉除。[33]

按：前案发病甚急，而阴虚证候明显，可能因素体阴虚，受热诱发。后者年长，肾阴亏损，虚火亢盛。故治疗同法。最当留意者，医者每以养阴为缓，但可用于慢性疾患，而急性发病者，多以实证论治。不知中医辨证发病之缓急虽可为参考，但非决定虚实的关键因素。如外感温热病，不数日即可见下焦阴竭之证，而吴鞠通治以填补滋阴之复脉辈，孰谓养阴之法不可用于急症？

十一、睡中黑影压身

此病名"梦魇"，指在睡眠时，因梦中受惊吓而喊叫；或觉得有什么东西压在身上，不能动弹。梦魇是人睡眠时发生一过性脑缺血引起的，凡是容易发生脑缺血的身体虚弱、过度的恐惧、服用会引起低血压的奎尼丁、睡眠时枕头过高或睡姿不正导致颈部受屈、受压血流不畅等的人，夜里睡眠深时就会相应地做胸部被某种可怕的恶魔压住或追捕，又喊不出、跑不了的现象。

【病案举例】

田某，女，30岁，急诊室护士。2000年5月6日初诊。2年前患者爱子因病夭折，过度悲伤，时有精神恍惚。为换环境，1年前搬入新居，不久，出现晚上睡觉时黑影压身。自述朦胧中看到一人形黑影向床边走来，"忽"一下扑到身上后即全身不会动，心中清醒，欲努力挣扎，但动弹不得，想大声喊叫，但说不出话，少顷，约10~15分钟，看到黑影缓缓离去，才恢复常态。其丈夫讲，妻子发作时，口中嗯嗯作声，轻呼不应，用力推，大声呼喊，方长出一口气，清醒过来，言其因恐惧，彻夜不敢睡，或睡觉整夜不关灯，苦不堪言。曾请民间有"特异功能"者诊视，谓其鬼怪压身，求神拜佛，服安定片、朱砂安神丸等，百般调治无效。特来我处求治。诊见其面色晦暗，身体瘦削，肌肤干燥，面容憔悴，月经稀少，头晕目眩，腰部困痛，手心热，睡觉时习惯把两脚伸到被子外方感舒服，舌体瘦小，舌质红、暗，有2块壹分钱大之瘀斑，脉沉细而涩。证属肾虚肝郁兼血瘀，治以滋肾、舒肝、化瘀安神。药用生地10g，熟地10g，山药12g，山萸肉10g，丹皮10g，泽泻10g，茯苓15g，丹参30g，当归12g，琥珀6g，知母10g，黄柏10g，蝉蜕12g，香附12g，郁金15g。5月12日复诊，服上药6剂，晚上已能安睡，1周内仅发作2次，偶有心前区刺痛。前方去山药、熟地，加元胡15g，丹参加至45g，并嘱其睡觉时取侧卧位，不仰面睡。先后共服药18剂，未再发作，为巩固疗效，继用知柏地黄丸、琥珀研细面冲服，随访至今未再复发，已喜得一子。[27]

按： 本案病情怪异，然细考其病因，亦由情志所伤，抑郁化火，损伤肝肾之阴，阴伤则神无所主而魂无所依，故梦寐不祥。此类疾病，自古就有鬼魅作祟之谈，而每延巫蛊，《内经》直斥其非，谓"据于鬼神者，不可与言至德。"而有关梦境的诊断意义，亦有相关论述。《淫邪发梦》专篇讨论了这些内容。本案表现与癔症相似，而其梦境之象，在

《病源辞典》中有所记载"见黑色鬼祟。若明若昧，迥异常人，见黑色鬼者，为肾病，宜补其肾。"方中除用知柏地黄丸滋肾降火外，复加入琥珀以安神，蝉蜕定惊。患者血瘀之象显现，用郁金、当归、丹参、香附、元胡活血解郁止痛。

十二、房厥

【病案举例】

刘某，女，25岁。1982年5月4日初诊。患者素体虚弱，婚前常有腰酸乏力之感。且月经后期，经量甚少。婚后每次同床后即感头目眩晕，耳鸣心烦。半年后在一次同床之时突然昏厥，不省凡事，四肢抽动，约10分钟后方渐清醒，尔后每遇同床均如此，至今已2年余。曾做脑电图及脑CT检查未见异常，经口服多种中西药物均无效验，故特来我院求治。诊见面色欠润，舌红少苔，脉沉细弦。处方：熟地、怀牛膝、白芍各15g，山药、枸杞子、龟板、鳖甲、五味子各12g，山茱萸、麦冬、阿胶（烊）、知母各10g，生龙牡各18g，黄柏、炙甘草各6g。水煎2次，早晚分服。并嘱其节淫欲，远房事。服药10剂后偶又同床，未见昏厥，惟觉腰酸头晕。原方又进8剂，诸症皆除。继以知柏地黄丸善后，随访至今病无复发。[34]

按：厥的概念有二：一指突然昏倒，不省人事的病证；一指四肢逆冷的病证。两者病机不同。房厥指男女同床时突然昏厥的病证，临床罕见。多为肝肾阴虚，摄养不慎，行房事时又耗肾阴，以至水不涵木，肝阳暴张，上扰清窍而发病。投以左归饮合三甲复脉汤化裁，补益肝肾，息风潜阳。而此案后期调养尤为关键，一方面用知柏地黄丸滋阴降火，以固其本；另一方面嘱患者节房事，以存肾精。若无此二者，则极易复发，为难治矣。

十三、阴阳交合痛

性交痛是指夫妻性交时不是感到愉快而是感到不适甚至疼痛。疼痛部位有时仅在外阴部，有时在阴道内，有的还影响到下腹部、腰部、背部，疼痛持续时间也长短不等。引起性交疼痛的原因很多，生殖器官和泌尿系统的各种疾病、先天畸形等都可能引起。较典型的病变是接近阴道后穹窿的宫底韧带上有内膜异位结节，盆腔内炎症使腹膜脏器粘连，阴茎插入时撞击宫颈，引起腹膜振动而牵动脏器产生疼痛。阴道润滑不足时可以发生疼痛，女性盆腔脏器炎症粘连、局部疤痕、宫颈炎、子宫内膜炎、卵巢的囊肿或肿瘤、阴道痉挛等都会产生性交疼痛。一方面要针对病因治疗，由局部病理变化引起者，其局部病变治愈后，疼痛自然消失。心因性性交疼痛常与阴道痉挛伴发，阴道痉挛治愈，性交疼痛亦随之治愈。部分性交疼痛可能系性交方式不正确或有性交焦虑者，应予以性交指导并消除性交焦虑。中医认为此类疾病多与肝肾亏虚，阴道失于濡养有关，当从肝肾入手治疗。

【病案举例】

姚某，女，30岁，已婚，干部。1984年3月15日诊。自述婚后性生活正常，因连续3次孕50余日流产后，出现性生活时阴道干涩疼痛不舒，因而拘于性生活，又因年岁偏大，求子心切，故急求医治。诊见手足心热，心烦口渴，夜寐梦多，醒时烘热汗出，腰酸困，足跟痛，月经每次提前3~5日，小便色黄有热涩感，舌质偏红，脉细数。脉证合参，乃肝肾阴精亏虚，虚火上炎所致。治宜滋阴降火。予知柏地黄汤加味：生地30g，生山药25g，丹皮、泽泻、茯苓、盐知母、盐黄柏各10g，地骨皮、五味子各15g，炒枣仁30g，女贞子24g，山萸肉、怀牛膝各12g，6剂，每日1剂，水煎分2次服。3月22日二诊：服上药后诸症均减，效不更方，继予原方6剂。3月28日三诊：述连续2次性生活后阴道已不觉疼痛，余症几除，惟劳力或性交后腰困痛仍显，原方去地骨皮、泽泻、炒枣仁，另加黑杜仲、川断各15g，再进3剂以强肾固效。[35]

按：本患者由于连续3次流产，大伤肾阴。肾阴亏虚，无以濡润阴道，故见性生活时阴道干涩而痛；阴虚则火旺，虚火上炎，故手足心热，心烦口渴，夜寐梦多；冲任失调，则月经先期。诸症均为阴虚火旺见症，辨证并不困难。方用知柏地黄汤以滋阴降火，加入地骨皮透虚热，枣仁安神，牛膝引热下行。病虽变化多端，但若能探本求原，从复杂的临床表现中抓住其证候特点，辨证论治，当能取得良好疗效。

十四、黄褐斑

黄褐斑也称为肝斑，是面部黑变病的一种，是发生在颜面的色素沉着。本病病因不清，常认为与内分泌功能改变有关。可能因女性内分泌失调，精神压力大，各种疾病（肝肾功能不全、妇科病、糖尿病）等以及体内缺少维生素及外用化学药物刺激引起。对于皮肤的黄褐斑，主要本着预防与治疗结合的方法。调理好女性内分泌环境，保持心情舒畅，积极预防妇科疾病等是预防黄褐斑的有效手段。

【病案举例】

赵某，女，38岁，面部起褐色斑半年。半年前开始面部两颊出现褐色斑，对称发生，局部无异常感觉。伴失眠多梦，易怒易上火，反复口腔溃疡，月经延期量少，大便干燥。查体：血压正常，B 超示子宫附件未见异常，无其他异常发现。舌红苔少，脉细。诊断：黄褐斑（黧黑斑）。辨证属肝肾阴虚，血不华面。予知柏地黄丸，每次 30 粒，每日 3 次口服。用药 4 个月后，面部黄褐斑明显变淡。[36]

按：本案阴虚火旺证候典型，惟病程较长，当以丸药缓图，不可操之过急。

参考文献

［1］陈军梅．知柏地黄汤加减治疗围绝经期综合征 62 例．河北中医，2005，27（4）：278.

［2］孙平．知柏地黄汤治疗更年期综合征 80 例．江西中医药，2003，34（1）：24.

［3］荣晓华．知柏地黄汤配合耳压治疗更年期综合征 40 例．辽宁中医学院学报，2004，6（1）：40.

［4］周雯，张思胜，聂存平．知柏地黄汤的临床应用．河南医药信息，2002，10（16）：93.

［5］邱明英，卢玉珍．加味知柏地黄汤治疗月经周期性尿路感染 50 例．辽宁中医杂志，2004，31（3）：232 – 233.

［6］雷晓荣．知柏地黄汤治疗倒经 36 例．浙江中医杂志，2001，36（7）：281.

［7］吴桂荣．知柏地黄丸新用．卫生职业教育，2003，21（7）：137.

［8］叶平．妇科临床活用知柏地黄汤的体会．浙江中医杂志，1994，29（10）：459.

［9］杨灵君．知柏地黄汤治经间期出血 22 例．国医论坛，1999，14（2）：25.

［10］路艳清．知柏地黄丸加减治疗经间期出血．黑龙江中医药，2008，37（1）：22 – 23.

［11］李保民．经行口唇青紫症治验．中医药学报，1989（2）：38.

［12］熊万寿．经行口糜治验．湖北中医杂志，1992，14（3）：42.

［13］张凤婵．中西药配合治疗霉菌性阴道炎 100 例疗效分析．福建中医药，1999，30（4）：4.

［14］刘春丽．知柏地黄汤化裁治疗老年性阴道炎 20 例．安徽医药，2004，8（5）：330.

［15］肖静，具春花．中药治疗肾阴虚夹湿型老年性阴道炎 31 例临床总结．现代食品与药品杂志，2007，17（4）：32 – 34.

［16］朱德礼，褚爱莲．知柏地黄丸治愈疑难杂症举隅．甘肃中医，1998，11（3）：29.

［17］王佳媚，徐文军，肖好霞．知柏地黄丸治疗妇人带下 30 例．中国民间疗法，

2007，15（10）：33 - 34.

[18] 李婴. 知柏地黄丸加减治疗带下病 57 例. 实用中医内科杂志，2007，21 （3）：75.

[19] 严宇仙. 知柏地黄汤加味治疗赤带. 浙江中西医结合杂志，2003，3 （8）：517.

[20] 苏喜，郭晓俭，方青，等. 知柏地黄丸伍用腰肾膏治疗女性尿道综合征 130 例. 江西中医药，2007，38（1）：44 - 45.

[21] 李大金，李超荆，朱影. 滋阴降火中药治疗免疫性不孕症. 中国中西医结合 杂志，1995，15（1）：3 - 4.

[22] 孙晖，姚利，王秋宇. 小剂量免疫抑制剂与知柏地黄丸联合治疗女性免疫性 不孕的临床应用. 河南中医，2003，23（6）：21 - 22.

[23] 袁惠霞，王惠萍. 中西医结合治疗高泌乳素血症 32 例. 陕西中医，2000，21 （5）：193.

[24] 武凤英. 知柏地黄丸加减治疗女童乳房早发育症 24 例. 河南中医，2006，26 （11）：67.

[25] 徐敦玉. 女性性欲亢进治验. 江苏中医药，2002，23（11）：44.

[26] 靳风菊. 知柏地黄汤加味治疗杂病三则. 河北中医药学报，1998，13 （1）：21.

[27] 吴桂荣. 知柏地黄丸新用. 卫生职业教育，2003，21（7）：137.

[28] 罗向群. 罗忠祥治疗妇科疑难杂症举隅. 浙江中西医结合杂志，2008，18， （1）：54 - 55.

[29] 宋世华. 宋光济教授治疗顽固性阴痛验案举偶. 浙江中医药大学学报，2007， 31（2）：189，191.

[30] 张玉，金荣. 中西医结合治疗女阴白色病变的疗效观察. 贵阳中医学院学报， 2002，24（2）：22 - 23.

[31] 石素兰，田和林. 外阴白色病变治验 1 例. 山西中医，1999，15（2）：51.

[32] 常晓波. 阴门瘙痒症治疗 2 例. 中国医师杂志，2004（增刊）：160 - 161.

[33] 张亚平. 阴痒验案二则. 吉林中医药，1998，18（1）：40.

[34] 王保贤，赵玉民. 房厥 1 例治验. 山西中医，1993，9（1）：23.

[35] 王俊苗，尹海英. 阴阳交合痛治验举隅. 国医论坛，1997，12（6）：6 - 7.

[36] 王黛丽. 知柏地黄丸可以治疗皮肤病. 浙江中医杂志，2006，41（5）：293.

第六章

儿 科 疾 病

一、哮喘合并心肌炎

哮喘是由多种细胞特别是肥大细胞、嗜酸性粒细胞和 T 淋巴细胞参与的慢性气道炎症。哮喘病的发病原因错综复杂，但主要包括两个方面，即哮喘病患者的体质和环境因素。患者的体质包括遗传素质、免疫状态、精神心理状态、内分泌和健康状况等主观条件，是患者易感哮喘的重要因素。环境因素包括各种变应原、刺激性气体、病毒感染、居住的地区、居室的条件、职业因素、气候、药物、运动（过度通气）、食物以及食物添加剂、饮食习惯、社会因素，甚至经济条件等均可能是导致哮喘发生发展的更重要原因。

急性发作期的治疗目的是尽快缓解气道阻塞，纠正低氧血症，恢复肺功能，预防进一步恶化或再次发作，防止并发症。一般根据病情的分度进行综合性治疗。首先要脱离诱发因素，包括①吸氧，纠正低氧血症；②迅速缓解气道痉挛（首选雾化吸入）；③经上述处理未缓解，一旦出现 $PaCO_2$ 明显增高（<50mmHg）、吸氧下 PaO_2 >60mmHg、极度疲劳状态、嗜睡、神志模糊，甚至呼吸减慢的情况，应及时进行人工通气；④注意并发症的防治。

中医辨证论治多分发作期与缓解期治疗。发作期：①寒性哮喘，治当温肺散寒、化痰定喘，方用小青龙汤合三子养亲汤。②热性哮喘，治疗当清肺涤痰、止咳平喘，方用麻杏甘石汤合苏葶丸加减。③外寒内热，治当解表清里，定喘止咳，方用大青龙汤加减。④肺实肾虚，治当泻肺补肾、标本兼顾，偏于上盛者用苏子降气汤加减，偏于下虚者用都气丸合射干麻黄汤加减。缓解期：①肺脾气虚，治当健脾益气、补肺固表，方用人参五味子汤合玉屏风散加减。②脾肾阳虚，治当健脾温肾、固摄纳气，方用金匮肾气丸加减。③肺肾阴虚，治当养阴清热、补益肺肾，方用麦味地黄丸加减。临床还要根据具体情况化裁。

心肌炎是心肌发生的局限或弥漫性炎症，可原发于心肌，也可是全身性疾病的一部分。病因有感染、理化因素、药物等，最常见的是病毒性心肌炎，其中又以肠道病毒，尤其是柯萨奇 B 病毒感染最多见。常见症状有疲乏、发热、胸闷、心悸、气短、头晕，严重者可出现心功能不全或心源性休克。常见体征有心率增快，与体温升高不成比例，心界扩大，杂音改变，心律失常。本病属中医学"风温"、"心悸"、"怔忡"、"胸痹"、"猝死"等范畴，可参照辨证论治。

两病皆为儿科常见疾病，中医认为，心肺同居上焦，故常相间同病。

【病案举例】

姚某，女，11 岁。1993 年 5 月 12 日初诊。患儿自幼有哮喘病史，半年前哮喘发作后出现胸闷、心慌等症，在某医院诊为病毒性心肌炎，经住院治疗后痊愈。4 个月前哮喘发作后又感胸闷、心慌，安静时心率达 140 次/分。心电图示：窦性心动过速，偶发房早。谷草转氨酶（GOT）、肌酸磷酸激酶（CPK）、乳酸脱氢酶（LDH）明显增高。余症见夜间哮喘时作，心烦少眠，动则气急，心悸不宁，形体消瘦，手足心热，头晕健忘，舌红、苔薄黄，脉细数。证属阴虚火旺，上扰心神。拟滋阴降火，宁心安神，给药知柏地黄汤加沙参、五味子各 9g，丹参 15g。服 10 剂后，自觉心悸、气急减轻，夜间哮喘消失。又服 10 剂，心率降至 100 次/分，心电图及心肌酶恢复正常，又给 15 剂以巩疗效。以后给予沙参、蛤蚧粉长期服用，随访至今，哮喘发作次数明显减少，心肌炎未再反复。[1]

按： 肺主一身之气，肾主纳气，因而对于哮喘一类的病证，多有虚实之分，通常所说"实喘在肺，虚喘在肾"，大凡久病多及于肾，而这类的哮喘，往往从补肾入手取效。心肾相交，水火既济，则人无病，本案肾阴素虚，阴虚火旺，虚火上炎扰心，则见心悸、心烦诸症。病虽发于心肺，而探其本原，则在于肾阴不足。故用知柏地黄汤以滋阴降火。患儿久病哮喘，肺肾气虚，故待急性期过后，常服沙参、蛤蚧益气养阴以纳气。

二、肾病综合征

肾病综合征是一组由多种病因引起的临床证候群，以大量蛋白尿、低蛋白血症、高脂血症及不同程度的水肿为主要特征。好发于 2～8 岁小儿，男多于女，部分患儿因多次复发，病程迁延。本病属中医学"水肿"范畴，且多属"阴水"，以肺、脾、肾三脏虚弱为本，尤以脾肾亏虚为主。小儿禀赋不足，久病体虚，外邪入里，致肺、脾、肾三脏亏虚是发生本病的主要因素。

【临床应用】

苗晋[2]等采用中西医结合疗法治疗小儿肾病综合征 67 例。男性 48 例，女性 19 例。西药给予口服泼尼松。中药治疗辨证分为 6 型，即脾肾阳虚型、肺脾气虚型、肝肾阴虚型、气阴两虚型、湿热型、气滞血瘀型。其中肝肾阴虚型 17 例，采用知柏地黄汤治疗，方药：知母、黄柏、山萸肉、生地、茯苓、泽泻、丹皮。结果：全部 67 例患者，完全缓解 37 例，基本缓解 28 例，部分缓解 2 例。

三、血尿

本病属于中医学"血证"范畴，临床当中如急、慢性肾炎，IgA 肾病，尿路结石等均可见血尿。中医治疗主要从清热凉血或益气健脾固摄两方面入手。

【病案举例】

赵某，女，5 岁。2001 年 1 月 12 日初诊。尿急、尿频 3 个月，尿常规检查示镜下红细胞 3～10 个/HP；尿培养、肾功能、乙肝抗原及抗体、补体等各项检查正常，已肌肉注射青霉素 1 周，口服再林 1 周，服用中药八正散、小蓟饮子等 15 日，但症状及尿常规检查未见好转。刻诊：精神好，胃纳可，口干多饮，尿少尿频，尿黄便干，夜寐欠安，舌红苔薄。辨证肾阴不足，虚火内灼，血不循经。治宜滋阴益肾为主，佐以清火利尿。药用知柏地黄丸加减：盐知母、盐黄柏、生地黄、山茱萸、泽泻、牡丹皮各 6g，山药、茯苓、焦栀子、白茅根各 10g。每日 1 剂，水煎 2 次，早、晚分服。用药 7 剂后，尿频、尿急、尿黄症状明显好转，2 次尿检镜下红细胞均为 2～3 个/HP。续服 1 周，尿检镜下红细胞 0～1 个/HP，后服浓缩知柏地黄丸 1 个月，4 次尿检正常而愈。[3]

按：本案火热征象明显，但当辨清虚实，实火以小蓟饮子、导赤散之类方剂当可收效，若为虚火，则当滋阴降火，用知柏地黄丸之辈。患儿先服八正、小蓟无效，当知非为实火，转用知柏地黄丸而收效。

四、儿童遗尿症

遗尿又称尿床，是指 3 岁以上小儿睡中小便自遗，醒后方觉的一种病证。少儿多因发育不健全，肾精气不足，肾气失固，膀胱开阖失调而遗尿，故治疗遗尿症，多强调补肾固摄止遗。临床常见有肾气不足，肺脾气虚，心肾不交，肝经郁热等证型。应当注意的是，若患儿自幼缺乏教育，没有养成良好的夜间排尿习惯，或 3 岁以后仍用"尿不湿"，任其自遗，不属于药物治疗的范畴，正如《景岳全书·遗尿》曰："其有小儿从幼不加检束而纵肆常遗者，此惯而无殚，志意之病也，当责其神，非药所及。"

【临床应用】

邹世昌[4]运用知柏地黄丸合金锁固精丸治疗儿童遗尿症 48 例。男 29 例，女 19 例。口服瓶装小丸金锁固精丸，5～10 岁，每次服 5g，2 次/日；10～16 岁，每次服 8g，2 次/日；空腹温开水送服。同时服用同一生产厂生产的瓶装小丸知柏地黄丸，5～10 岁，每次 3g，2 次/日；10～16 岁，每次 5g，2 次/日；空腹温开水送服。结果：一般服药 7 天左右即见夜寐较易叫醒，夜尿次数减少；多数服药 20～30 天后停止遗尿。48 例中，最多服药 30 天，最少 10 天。其中痊愈 39 例，占 81.3%；好转 7 例，占 14.6%；无效 2 例，占 4.2%；总有效率 95.8%。

【病案举例】

（1）患者，男，10 岁。自幼遗尿至今，每夜尿床 1～2 次，多在后半夜尿床，且不易叫醒。自觉头晕，神疲乏力。舌质嫩红，苔薄微黄，脉细数。治疗服用金锁固精丸每次 8g，知柏地黄丸每次 5g，均为 2 次/日，空腹温开水送服。服药 6 天后减至每周遗尿 2～3 次，精神好转。服药 20 天后痊愈，随访 2 年未见复发，且身体健壮。[4]

（2）徐某，男，6 岁 6 个月。2000 年 10 月 21 日初诊。遗尿 3 年余，现隔夜 1 次甚或 1 夜 2 次，尿臊味明显，尿色淡黄，尿常规等多项检查正常，无家族史，屡用中西药治疗未效。刻诊：体型瘦小，面黄不华，夜寐不安，手足心热，舌红苔薄，脉细数重按无力。辨证属肾元不足，阴虚火旺，膀胱失约。治宜平阴秘阳。药用知柏地黄丸加减：盐知母、盐黄柏、生地黄、山药、茯苓、焦栀子、金樱子各 10g，山茱萸、牡丹皮、桑螵蛸各 6g。每日 1 剂，水煎 2 次，早、晚分服。服 15 剂后遗尿明显减少，继服 15 剂而愈。[3]

（3）杨某，男，8 岁。1990 年 5 月 6 日初诊。患儿自幼遗尿，曾服中药数剂，未见疗效。症见心急易烦，夜寐不安。遗尿频频、短赤，溲黄，平素胆怯心虚，爱玩弄生殖器，舌红、苔黄腻，脉细滑数。证属阴虚火旺，湿热困扰，拟滋阴降火，清利湿热，药用知柏地黄汤加石菖蒲、莲须各 9g，并嘱睡前少饮水，夜间按时解溲。服 5 剂后，患儿性情趋于平静，夜寐踏实，遗尿好转，又服 10 剂告愈。[1]

按：3 例患者皆属于阴虚火旺之遗尿，但临床表现又不尽相同。大凡阴虚火旺之体，多有形瘦、烦躁、潮热、盗汗、舌红、少苔、脉细而数。但临床当中诸如此类的表现，或见一二症，甚或一症不见，很少有诸症齐备者。因而需要临床医生详细分析，抓住不同证候的特点，加以判断。案一舌脉齐备而病发于后半夜，夜半之后属阴中之阴，收藏之时，阴虚火无所制，当藏而不能藏，故发遗尿；案二形瘦，手足心热，夜寐不安，结合舌脉，已不难判断为阴虚火旺；案三平素爱玩弄生殖器，此为小儿阴虚火旺之重要表现。前两例患者，或合用金锁固精丸，或加金樱子、桑螵蛸等收涩之品。对于遗尿患者，运用收涩之品，必要确认证属纯虚无邪者，否则闭门留寇，反画蛇添足矣。若案三当中，兼有湿热之象，故不用收涩。

五、儿童性早熟

性早熟是指女孩 8 岁以前，男孩 9 岁以前，出现青春期特征，即第二性征的一种内分泌疾病。其临床表现有：乳房早发育、大小阴唇着色、阴道出血、骨龄超前，若不及时治疗，骨骺过早闭合，影响患儿最终身高。中医认为性早熟乃真阴亏虚、肝肾不足、阴虚火旺或肝郁化火所致。前 3 个证型多选用知柏地黄丸加减治疗；肝郁化火型则以丹栀逍遥散为主方。

【临床应用】

杨美琳[5]等运用知柏地黄丸治疗儿童性早熟 25 例。男 2 例，女 23 例。真性性早熟 6 例，占 24%；假性性早熟 19 例，占 76%。2 例颅内肿瘤者采用手术治疗，其余 23 例用知柏地黄丸治疗，每次 1 丸，每日 2 次，口服；4 例真性性早熟者同时加用安宫黄体酮治疗，开始用量 4 ~ 8mg/d，最大量用至 10mg/d，每日 1 次肌注。4 例真性性早熟者于用药 1.5 ~ 2 月，阴道出血停止，3 个月后乳房开始缩小、皮肤色素纹消失，复查骨龄维持在治疗前水平，骨龄提前情况相对下降。19 例假性性早熟者单用知柏地黄丸治疗，乳房发育均在 2 个月内开始缩小，3 ~ 5 月内外阴着色消退，大小阴唇变小，骨龄维持在治疗前水平，骨龄超前情况相对治疗前下降。7 例随访病人于 2 年内骨龄恢复至正常水平。

六、儿童多动障碍症

儿童多动障碍症又称"注意缺陷障碍"，是儿童期常见的一种行为障碍。一般在 5 岁前起病，特征是在需要认知参与的活动中缺乏持久性，易由一项活动转向另一项，但哪一项也完不成，同时伴有混乱、控制不佳和活动过度。患儿常粗心大意并有冲动性，易出事故，违反纪律，但不是故意蔑视纪律，而是因缺乏考虑所致。患儿与成人在相互交往时常有脱抑制表现，缺乏正常的慎重与节制。认知、运动和言语发育

的特异性延迟很常见。可继发社交紊乱行为及自卑。本病为儿童常见的心理发育与行为疾病之一，且有逐年增多的趋势，

中医学认为，儿童多动障碍症是因先天不足，后天失养或其他疾病导致阴阳失调所致。由于患儿先天不足，肾虚脑髓不充而发育迟缓，肾精不足，不能上济于心，心火上亢不能下交于肾，致心神不宁，多动难静，冲动任性等。此外脾胃虚弱必致精神体力亦虚，肝失条达，郁久化火，灼伤心阴，干扰心神，肝阳上亢。治疗上均选用养心安神，补气滋阴之品治其本，同时根据脏腑虚实不同，选用化痰、泻肝之药治其标，以达标本同治之目的。

【临床应用】

薛凤荣[6]辨证治疗儿童多动障碍症 93 例。其中阴虚火旺，心肾不交型 38 例。症见心神不宁，胆怯不安，不能专心，神思恍惚，易丢东西，精神涣散，多动难静，盗汗，便秘，手足心热，舌红，苔薄黄，脉细数。此乃阴虚火旺，心肾不交所致。治以滋阴降火，交通心肾。方用知柏地黄汤加减。处方：生地黄 12g，熟地黄 12g，山药 6g，山茱萸 6g，茯苓 5g，牡丹皮 5g，泽泻 5g，知母 10g，黄柏 10g，莲子 10g，阿胶 10g，生龙骨 10g，生牡蛎 10g。结果：93 例中显效 75 例，有效 13 例，无效 5 例。有效率为 95.7%。

【病案举例】

范某，男，10 岁。2003 年 8 月 3 日初诊。其母代诉：患儿自幼多动少静，过分地跑跳，不走直路，不听话。进入学龄期后，上课心神不宁，多动难静，精神不集中，上课好做小动作，有时自言自语，有时烦躁不安，易丢东西，夜惊，盗汗，舌红苔黄，脉细数。诊为儿童多动障碍症。证属阴虚火旺，心肾不交型。治以滋阴降火，交通心肾。方用知柏地黄汤加减，每天 1 剂，水煎服。连服 5 剂，隔 2 天续服 5 剂，嘱家长、老师多予鼓励，强化其良好习惯的形成，每隔 2 周复查 1 次。1 月后上课注意力较前集中，小动作减少，学习成绩稳步提高，夜寝安宁。先后服药 60 剂，3 月后，上课能受约束，活动有度，学习成绩较稳定。随访 1 年未复发。[6]

按：《灵枢·天年》曰："人生十岁，五脏始定，血气已通，其气在下，故好走。"儿童时期好动本属天性，但若过于妄动，则多为火热表现。小儿稚阴稚阳之体，易实易虚，或因喂养不当，或因先天不足，或因疾病耗伤，致使阴虚火旺，而见多动。采用知柏地黄丸滋阴降火以调其体质，同时要结合心理治疗。

七、小儿多发性抽动症

小儿多发性抽动症，又称"儿童抽动－秽语综合征"。其主要特征是经常出现不自主重复性加快的肌肉痉挛，常见眨眼，面肌抽动，肩、上下肢局限抽动，可同时伴有发声性抽搐，如干咳、清喉咙等，其病好发于学龄前，男多于女，病因尚不明确。近年来该病有逐年增加的趋势，由于其表现的多样性和复杂性，很容易误诊而滥用多种无谓的药物。

中医学将其归属于"痏疾"、"筋惕肉瞤"、"瘛疭"、"肝风"范畴，究其病因，主要为先天禀赋不足，肝肾亏虚；饮食失节，嗜食辛燥肥甘之品，致脾运失健，脾虚肝旺；家长的过高要求或学习负担过重，致患儿心理压力沉重而肝气郁结，化热生风；外感六淫时邪而引动肝风。以上诸因素单独或合参，均可形成阴不足而阳有余、脾虚而肝旺的证候。故治当健脾安神、镇肝熄风止痉，方取归脾汤合撮风散加减。缓解期，则以知柏地黄丸清虚热养肝阴，意在巩固也。

【临床应用】

徐菁[7]用分期辨治小儿多发性抽动症32例。男24例，女8例；年龄最大13岁，最小3岁；病程最长2年，最短1月。发作期：以健脾安神、镇肝熄风止痉为主，用归脾汤合撮风散加减。缓解期：待症状缓解后，以知柏地黄丸清虚热养肝阴，维持治疗3个月。结果：8例临床治愈，9例显效，8例好转，7例无效，总有效率78.13%。

【病案举例】

患儿，男，7岁。2006年11月8日就诊。瞬目、干咳反复2月，曾被眼科及五官科诊为"沙眼"、"咽喉炎"，治疗无效。笔者观察其双目不自主眨动，翻白眼，喉间"吭吭"有声，不时咳嗽、清嗓无痰，患儿自诉眼睑奋拉睁不开，喉间似有物梗阻吐不出。拟诊为"小儿抽动症"，证属脾虚肝旺，肝风上扰所致。予健脾镇肝熄风止痉法，选归脾汤合止痉散加减：黄芪15g，党参、白芍、茯神、柴胡、黄芩各10g，钩藤、远志、僵蚕、当归、甘草各6g，全蝎3g。每日1剂，水煎3次服，每周复诊1次。二诊时症状即明显减轻，1月后诸症消失。改用知柏地黄丸2丸，每日3次口服，共3个月，至今已将近1年未发作。[7]

按：本案患者阴虚风动，先用平肝熄风之品，而脾主肌肉，故合用归脾汤。诸症缓解后，以知柏地黄丸滋阴固本，方为根本。

八、小儿情感交叉症

情感交叉症又称习惯性阴部摩擦，多发于婴幼儿时期。中医认为肾开窍于二阴，肾阴不足，阴虚火旺是该病的主要病机。因而治疗多从滋阴补肾入手。

【临床应用】

周慈发[8]运用知柏地黄汤加味治疗小儿情感交叉症30例。男8例，女22例。用知柏地黄汤加味：知母6g，黄柏6g，生地黄9g，山茱萸6g，淮山药9g，泽泻9g，茯苓9g，牡丹皮9g，白蒺藜、沙苑子各9g，磁石30g，生石决明12g，钩藤9g，生牡蛎30g，五味子3g。根据病情酌情加减，每日1剂，3～4次分服，1个月为1个疗程。结果：服药1个疗程后，痊愈24例；显效4例；无效2例。总有效率93.3%。

【病案举例】

（1）患儿，女，8岁。1996年11月5日初诊。近半年来，每于下课时与临睡前接触桌子角后两腿频动，全身扭动，面红振怒，屏气汗出后感觉乏力，欲睡，每周约有5～6次，家属否认有癫痫病史。检查：咽部稍红，颈软，两肺呼吸音清，心腹无异常，四肢温暖，神经系统检查无异常，脑电图正常。诊断为情感交叉症，由神经科转入中医科治疗。初诊：面色少华，形体消瘦，胃纳尚可，口干欲饮，上课思想不集中，脾气急躁，大便干结，舌苔中剥，质偏红，脉濡。证属阴虚火旺，肾阴不足，津液损耗，治拟滋阴泻火、补肾益精，拟用知柏地黄汤加味。知母6g，黄柏6g，山茱萸6g，泽泻6g，牡丹皮9g，茯苓9g，生地黄9g，淮山药9g，磁石30g（先煎）。服14剂后，两腿抽动、屏气次数明显减少，脾气急躁好转，上课精力较前集中，二便、舌苔如前，上方加酸枣仁9g、何首乌9g润肠通便，再服14剂以巩固疗效。1年后随访未复发。[8]

（2）毛某，女，4岁。1990年10月4日初诊。患儿平素性急烦躁。多动少静，时常憋尿，每当玩耍时突然站立不动或坐下，两目凝视，屏气、面色通红，两腿交叉、夹紧，用力摩擦，呼之不应，约1分钟后自行缓解，1日少则3～4次，多则10余次，舌偏红、苔薄黄、脉细数。证属肝肾阴虚，肝阳上亢，拟滋阴平肝、潜阳宁神。药用知柏地黄汤加煅龙牡各15g，钩藤9g，并嘱其常清洁外阴，勤撒尿，发作时分散患儿注意力，服7剂后发作次数较前减少，性情趋于平静，再服7剂告愈。[1]

按：本病与情志有关，本在肝肾阴虚，表现为火旺阳亢之象。故治疗之时，滋阴降火为主，而前案加磁石重镇，以潜肝阳；后案加钩藤以平肝熄风。皆标本兼顾，肝肾同治之法。

九、风痉

【病案举例】

黄某，女，10岁。2000年9月25日初诊。患儿6个月前因不能自止"眨眼"而去眼科就诊，经中西药针灸等治疗好转。3个月前始出现头颈不由自主前伸，同时伴有喉间清嗓音，日渐加剧，仍用针灸、中药治疗月余未效。刻诊：上述症状入睡即止，醒即频作，口气热秽，口干多饮，性情急躁，上课注意力不够集中，舌质红，苔薄黄、少津，脉弦细。辨证属肝肾阴虚，风火内扰。给药知柏地黄丸合龙胆泻肝汤加减：盐知柏、生地黄、山茱萸、牡丹皮、泽泻、焦栀子、白芍药各10g，龙胆草4g，柴胡、生甘草各6g，全蝎2g，每日1剂，水煎2次，早、晚分服。5剂后症状减缓，原方再进10剂而痉止，诸症好转。继服浓缩知柏地黄丸1个月以巩固疗效。[3]

按：本案以风动表现为主，系肝肾阴虚，肝火炽盛，肝风内动。知柏地黄丸滋阴降火，龙胆泻肝汤清肝胆之热，全蝎清肝抑肝而有祛风之效。然中医风痉的概念有三：一是指风伤太阳经脉，复受寒湿所致的痉症，如《圣济总录》："其状口噤不开，腰背强直如发痫。盖风邪内薄于经，则荣卫凝泣，筋脉紧急，故令口噤不开，卒然倒仆，不知所以。凡发极则复苏，苏则复作。"二是指产后中风，如《千金要方》："产后百日，中风痉口噤不开，并治血气痛、劳伤。补肾。独活紫汤方。"三是指妊娠子痫，如《济阴纲目》："羚羊角散，治妊娠冒闷，头项强直，角弓反张，名曰子痫风痉。"而本病的临床表现显然与上三类不符。故将本例患者诊断为风痉或可商榷。本案表现与小儿多发抽动症相似，系内风引发，或可参照辨治。

十、口疮

口疮即口腔之唇颊等处黏膜出现圆形或椭圆形淡黄色或灰白色之小点，单个或多个不等，周围红晕，表面凹陷，局部灼痛，反复发作，饮食吞咽有碍。口疮有虚火和实火之分。实火者，诸经之热，皆应于心，心火上炎，熏灼于口，则口舌生疮。治宜泻火清心。虚火者，肺肾阴亏，虚火上炎于口，则发口疮。治宜补肺滋阴降火。可选用补肺阿胶汤等加减。

【病案举例】

邹某，男，6岁。2000年2月18日初诊。口腔溃疡1年余，时轻时重。重时口腔、牙龈、舌面多处溃破疮面直径0.5～1.0cm，轻时口腔黏膜红赤，疼痛较轻，但不能进食酸、辣等刺激性或粗、硬、烫食物，曾用六神丸、牛黄解毒片、维生素类药物及中药治疗疗效欠佳。刻诊：口腔黏膜充血明显，上龈、下唇各见一处约0.5cm×0.6cm大小的溃疡面，口气酸臭，舌红苔薄，脉细数。辨证为病久脾肾阴虚，虚火上炎。药以知柏地黄丸加减：盐知母、盐黄柏、山茱萸、牡丹皮、泽泻各6g，熟地黄、山药、鲜石斛、焦栀子、人中白、怀牛膝各10g。每日1剂，水煎2次，早、晚分服。药进5剂而疼痛消失，疮面缩小，再进10剂疮面平复。随访2个月未复发。[3]

按：口疮久发者，阴虚火旺之证多见。然小儿、成人起因治法不同。小儿多因饮食不节化火伤阴，或穿衣过多，阳气不得宣泄，郁而化火伤阴。故多兼脾胃不足之证候，治当兼顾脾胃。成人多因情志内伤，化火伤阴，故在滋阴补肾的基础上，多兼顾肝胆。

十一、儿童白塞病

白塞病又名口、眼、生殖器三联征或白塞综合征。1937年，由土耳其眼科医生首先报道2例患者的口腔、眼、生殖器部位均有溃疡，累及的部位有皮肤、关节、胃肠道、心血管等。临床表现：反复出现口疮，以后逐渐有生殖器溃疡、结节性红斑、虹膜睫状体炎、关节炎、消化道溃疡等发生。

1990年白塞病国际研讨会的诊断标准是：①复发性口腔溃疡；②复发性阴部溃疡；③眼色素层炎等；④皮肤结节性红斑等；⑤过敏反应性试验阳性。凡具有①者加上②～⑤四项中的2项即可诊断。白塞病以成年人为多见，但在临床观察治疗中儿童也可见。其全身治疗以皮质激素为主，及时选用以快速、有效地使病情得到缓解，避免各种并发症的发生。本病与中医学之"狐惑病"临床表现相似，"狐惑病"系由于肝肾阴虚、湿毒熏发而致病。

【病案举例】

王某某，女，4岁。反复口腔、外生殖器溃疡2个月余，伴哭吵不安，夜卧不宁，经抗生素治疗乏效。查体：口腔内多处散在溃疡，外生殖器、大阴唇和小阴唇处有散在溃疡，溃疡边缘清楚，其上有灰白色渗出物。实验室检查：血白细胞$11.3×10^9$/L，血小板$258×10^9$/L，血沉40mm/h，尿常规见血细胞少许，皮肤过敏性试验阳性。西医诊断为白塞病。西药以泼尼松 3mg，3 次/日，口服，佐以中药知柏地黄丸（汤）合甘草泻心汤加减治疗。处方：生地、怀山药各 6g，泽泻 5g，茯苓 6g，丹皮 5g，知母 4g，黄柏 3g，黄连 2g，白芍 5g，石斛 4g，甘草 3g。1 日 1 剂，水煎服。服药 3 天后明显好转。再守方 5 剂，泼尼松每次 2mg，3 次/日，服 5 天。随访诸症消失。[9]

按：甘草泻心汤为《金匮要略》治疗狐惑病之主方。《金匮·百合狐惑阴阳毒》："狐惑之为病，状如伤寒，默默欲眠，目不得闭，卧起不安，蚀于喉为惑，蚀于阴为狐，不欲饮食，恶闻食臭，其面目乍赤、乍黑、乍白。蚀于上部则声嗄，甘草泻心汤主之。"然甘草泻心汤重在治疗上部病证，而辨证属阴虚火旺，故合用知柏地黄丸而顾其下部病变。

十二、儿童幻视

【病案举例】

李某，男，5 周岁。1997 年 8 月 7 日诊。其家长代述：3 周前因发烧入院治疗，基本痊愈后出院，频述眼前有小球，时有时无，闭目更甚。小球白色，滚动，大小不一，始觉好玩，后烦躁。服少量镇静药，嗜睡，停药后，症无减。自述头痛，精神不振，口干、舌红、脉细数。结合病史，辨证为热病伤阴，血不养神，心火偏亢，致心肾不交，而出现幻视，投知柏地黄汤合交泰丸加减：知母、黄柏各 3g，生地 6g，泽泻 2g，山萸肉 2g，丹皮、茯神、山药各 6g，黄连 3g，肉桂 1g，当归 6g。每日 1 剂，3 剂后，幻视减轻，仅夜间时有出现，又予 3 剂，诸症消除，为巩固疗效，嘱服知柏地黄丸，每次 3g，每日 2 次。随访，幻视至今未复发。[10]

按：小儿幻视，多见于小儿癫痫、小儿精神分裂等症。此例仅有幻视，无他症。《素问·五藏生成》曰："肝受血则能视。"《灵枢·大惑论》曰："五脏六腑之精气，皆上注于目而为之精。"故幻视多因精血亏虚，目失所养而致。本案因发热伤阴，故用知柏地黄丸滋阴降火而收效。

参考文献

[1] 王理群. 知柏地黄汤儿科应用举隅. 陕西中医，1995，16（8）：368－369.

[2] 苗晋，郭亚维. 中西医结合治疗小儿肾病综合征 67 例. 陕西中医，1994，15（8）：340.

［3］倪晓红．知柏地黄丸加减治疗儿科疾病举隅．河北中医，2001，23（9）：692.

［4］邹世昌．知柏地黄丸合金锁固精丸治疗儿童遗尿症48例．中成药，1999，21（11）：614-615.

［5］杨美琳，刘妍，申巧玲．知柏地黄丸治疗儿童性早熟25例结果分析．河南中医，1999，19（5）：59-60.

［6］薛凤荣．辨证治疗儿童多动障碍症93例．河南中医，2005，25（7）：57.

［7］徐菁．分期辨治小儿多发性抽动症32例．浙江中医杂志，2008，43（4）：229.

［8］周慈发．知柏地黄汤加味治疗小儿情感交叉症30例．山东中医杂志，2000，19（11）：659.

［9］毛玉香，蔡晖．中西医结合治疗儿童白塞病1例．浙江中西医结合杂志，2004，14（1）：46-47.

［10］桑东玲，刘东义．儿童幻视治验1例．实用中医药杂志，1998，14（4）：41.

第七章

男科疾病

一、男性不育症

因男性原因致配偶不孕者称男性不育症（而不应称男性不孕症）。临床常见的证型有肾阳不足，肾阴亏虚，气血两虚，肝经湿热，肝郁血瘀等。可根据临床表现辨证论治。

（一）免疫性不育

免疫性不育患者中，部分患者可检出抗精子抗体（AsAb 阳性），它可以引起精子质量的异常而致不育，目前治疗上主要为避孕套、精液洗涤、免疫抑制疗法。

免疫性不育分 2 大类，即男性产生的抗精子自身免疫不育和女性产生的抗精子同种免疫引起的不育。某些病因，如生殖系统的外伤、手术史、生殖道感染、性病、腮腺炎、甲状腺炎、甲状腺功能亢进或减退，使血睾屏障被破坏，免疫抑制功能发生障碍等，通过体液免疫产生抗精子抗体。抗精子抗体对不育的影响，主要表现为使精子凝集、制动，从而影响精子的活力，抑制精子穿透宫颈黏液，限制精子与卵子的粘附，抑制精子的顶体效应，使精子不能穿透卵丘、放射冠和透明带，阻碍精子与卵子的结合，影响胚胎的存活。抗精子抗体本身不能直接引起精子细胞的破坏而是通过补体的介导使精子细胞被破坏。

中医学认为肾为先天之本，主生殖，藏精生髓。骨髓是免疫系统的中枢免疫器官、免疫活性细胞的发源地及分化成熟的微环境，在免疫应答和免疫调节过程中起重要作用，只有在"先天之本"的涵养下，才能发挥正常免疫功能，一般情况免疫功能减退时表现为肾阳虚，免疫功能异常增高表现为肾阴虚火旺，抗精子抗体阳性常属免疫功能异常增高。故对于本病，中医多从肾论治。

【临床应用】

李美雄[1]等采用知柏地黄丸，于 1993～2004 年，治疗 AsAb 阳性的免疫性不育患者。病例全部为男性患者，共 77 例，年龄 23～38 岁，平均 28 岁，主要就诊原因是在不育的检查中发现抗精子抗体阳性。把 77 例患者随机分为观察组和对照组，观察组 46 例，对照组 31 例。观察组：知柏地黄丸 6g，每天 3 次；对照组：泼尼松 5mg，每天 3 次，连服 3~6 个月，治疗期间同房时戴避孕套，治疗中未发现明显副作用。结果：观察组痊愈 29 例，无效 17 例；对照组痊愈 11 例，无效 20 例。观察组与对照组相比疗效显著。

（二）精液液化不良

精液液化不良是导致男性不育的原因之一，其病因复杂。精液在恒温 37℃ 不液化或部分液化，会影响精子的运行，是引起男性不育症的常见原因之一。西医学认为，精液的液化主要是通过前列腺产生的蛋白分解酶、溶纤维蛋白酶及精液液化因子，破坏精囊腺产生的凝固因子来完成，因此任何原因导致前列腺的分泌功能障碍，使精液中缺乏液化因子，都可导致精液液化不良。目前多采用酶制剂治疗，但疗效不佳。中医学认为，精液液化不良与素体阴虚或阳虚，房事不节，湿热寒凝，思虑过度等有关，临床有阴虚火旺型，肾阳虚衰型，湿热下注型，痰瘀互结型，寒凝血瘀型。

【临床应用】

张宗建[2]等采用口服知柏地黄汤加味及配合中断体内射精的方法治疗精液液化不良症 60 例。患者均为男性患者，年龄 24~40 岁。治疗以口服知柏地黄汤：知母 10g，黄柏 10g，熟地 15g，山药 10g，山茱萸 10g，茯苓 10g，牡丹皮 10g，泽泻 6g。随症加味，日 1 剂，水煎早晚分服。夫妻性交时采取中断体内射精的方法，即在一次射精过程中，将前半部分精液射入阴道内，后半部分精液在阴道外排泄的方法，结果：痊愈 52 例，占 86.7%；显效 5 例，占 8.3%；有效 2 例，占 3.3%；无效 1 例，占 1.7%；总有效率 98.3%。

徐勇[3]于 1999 年 8 月~2002 年 8 月，运用知柏地黄汤加味与糜蛋白酶治疗男性不育症 61 例。患者年龄最大 42 岁，最小 24 岁，平均 34.2 岁；病程最长 9 年，最短 2 年，平均 4.5 年；精液液化时间最长 7.5 小时，最短 1 小时，平均 1.6 小时。治疗方法：知柏地黄汤加味，每天 1 剂，水煎服；糜蛋白酶针 5mg，肌肉注射，每周 2 次，4 周为 1 疗程，3 个疗程后评定疗效。知柏地黄汤加味处方：熟地 24g，山茱萸 12g，干山药 12g，茯苓 12g，丹皮 9g，泽泻 12g，知母 9g，黄柏 9g。舌红少苔者加女贞子 20g、麦冬 15g；舌苔黄腻者加生薏仁 30g、夏枯草 15g；腰酸痛者加川断 15g、杜仲 15g；治疗期间忌食肥甘辛辣生湿助热之品。结果：61 例治愈 51 例，有效 8 例，无效 2 例，治愈率 83.6%，总有效率达 96.7%。

【病案举例】

王某，28 岁。2002 年 9 月 22 日初诊。婚后 3 年，夫妻同居，性生活正常，未采取避孕措施而未孕，曾多次检查精液 1 小时内不液化，女方检查正常，经多方治疗效果不佳。刻诊：头晕耳鸣、腰膝疲软、舌红少苔、脉细数，有手淫史多年，查精液 1 小时内不液化，活率 45%，活力差，计数 80×10^9/L，服知柏地黄汤加味 30 剂，糜蛋白酶 5mg，肌肉注射，每周 2 次。4 周后复查，精液 25 分钟内液化，精子活率 70%，计数 80×10^9/L，活力良好，1 月后其妻受孕。[3]

按：本患者多年手淫，损伤肾阴，精液液化不良。服知柏地黄丸滋阴降火，肾精充足，自然液化正常。

二、遗精（滑精）

遗精是指不因性交而精液自行泄出的病证，有生理性与病理性的不同。中医将精液自遗现象称"遗精"或"失精"。有梦而遗者名为"梦遗"，无梦而遗，甚至清醒时精液自行滑出者为"滑精"。多由肾虚精关不固，或心肾不交，或湿热下注所致。西医可见于包茎、包皮过长、尿道炎、前列腺疾患等。有梦而遗往往是清醒滑精的初起阶段，梦遗、滑精是遗精轻重不同的两种证候。中医将其病机归纳为肾阴亏虚，肾阴不济，相火妄动，扰动精室，肾阴亏竭，肾阳虚弱，故而肾封藏失职精气不固。治当滋肾阴而抑相火。

【临床应用】

柴科远[4]于 1999 年 1 月 ~ 2005 年 12 月间运用知柏地黄汤（丸）加减治疗手淫过度所致遗精 15 例。方药：知母（盐炒）15g，黄柏（盐炒）15g，山茱萸 25g，熟地 30g，山药 30g，丹皮 9g，茯苓 9g，怀牛膝 10g。夜寐差、心烦明显者加合欢皮 30g、夜交藤 30g；目眩、腰膝酸软重者加枸杞子 10g、菟丝子 10g；乏力明显者加生黄芪 30g、炙柴胡 10g、炙升麻 10g；伴有形寒肢冷者加制附子 10g、肉桂 5g。水煎，每日分早晚 2 次服，半个月为 1 疗程，每个疗程后随症进行药物加减，遗精次数控制在每半个月小于 1 次（包括 1 次）后再续服 1 个疗程予以巩固治疗，病情稳定后，连服知柏地黄丸 3 个月。治疗期间，嘱患者注意适当的体育锻炼，严禁手淫及性生活，注意营养，严禁饮酒及食用辛辣之品。结果：治疗 1 个疗程后遗精得到控制 4 例，2 个疗程后遗精得到控制 7 例，3 个疗程后遗精得到控制 3 例，4 个疗程遗精得到控制 1 例。

半年后均随访，无遗精复发。

【病案举例】

（1）杨某，男，19岁。2000年8月7日初诊。近2个月来梦遗频繁，约每周3~4次，次日即感头晕目眩、耳鸣、腰酸乏力，咽干口燥，并时有失眠。经用谷维素、人参五味子糖浆，效不明显。发病前常有手淫，功课重，精神压力较大。舌质红苔，脉细数。诊断：神经衰弱。证为阴虚火旺。治宜滋阴清热，安神固精。方用知柏地黄汤加减，处方：知母、黄柏、茯神、五味子各6g，生地、怀山药各12g，酸枣仁、丹皮、山茱萸、龙牡蛎各10g，石莲子15g。服药5剂。并给予心理疏导，告之无器质性病变，可望很快治愈，以消除其恐惧心理，并嘱戒除手淫。药后诸症减轻，梦遗每周1~2次。药已奏效，仍按上方给药。共服15剂，诸症消失，偶有梦遗。后改服知柏地黄丸1个月以巩固疗效。半年后随访，身体健康，未见复发。

按：功课繁重，劳心过度，心阴不足，心火亢盛。又加手淫致肾精受损，肾水渐亏，水不济火，心火引动相火，干扰封藏功能。用知柏地黄汤加减滋肾水、降心火使水火相济，阴平阳秘，封藏功能恢复而遗精止。[5]

（2）刘某，男，22岁。2001年3月5日初诊。有手淫史5年，近年来夜间无梦亦发遗精，1周2~3次。多方求治不愈。诊见：形体消瘦，神疲乏力，头晕目眩，耳鸣如蝉，口干咽燥，腰酸膝软，舌红少津，脉细弦数。证属相火炽盛，肾气亏损。治当滋阴降火、补肾涩精。宗知柏地黄汤合水陆二仙丹。处方：生地黄、山药各30g，山茱萸、茯苓、泽泻、丹皮、黄柏、知母各10g，金樱子、芡实、菟丝子各12g，莲须、甘草各5g。15剂。药后精神好转，体力恢复正常，夜间滑精减为1周1次。守上方续服1月余，诸症消失。[6]

按：两案前者为遗精，后者为滑精。中医关于遗精的治疗有"有梦治心，无梦治肾"的说法。认为有梦者多为心神不收，扰动相火而发病；无梦者，多属肾虚不能固摄精液，而使之无故流失。此说有其道理，但在临床当中不可拘泥于是否有梦，而决定从心或从肾论治。心肾为水火之脏，相互关系密切。因而治疗要通盘考虑。前案梦遗，在滋阴补肾的基础上，加入枣仁、茯神、五味子等养心安神之品；后者无梦滑精，故加用收敛固涩之水陆二仙丹。侧重不同，而疗效皆佳。

三、慢性充血性精阜炎

精阜，位于前列腺内，精阜的下面是射精管的开口，从输精管输送的精子在这里和前列腺液、精囊液汇集为精液，在射精时沿尿道排出体外。由于此解剖位置的关系，在发生前列腺炎、精囊炎、膀胱炎、尿道炎时，可波及精阜发炎。反之，精阜炎时也可波及前列腺、精囊感染。因此，精阜炎的临床表现和泌尿生殖系的其他部位感染症状往往是相杂出现，不易区分。其突出症状是射精痛，有的甚至因此而惧怕性生活而致性欲减退和阳痿。也有的人表现为射精迟缓和精液减少。目前，需借助膀胱镜检查方可明确诊断。

精阜炎比较顽固、难治，在预防及护理方面应着重注意：①热水坐浴可改善症状；②治疗期间减少性冲动，最好停止性交，至少要做到减少性交频率且有规律地进行性交；③治疗期间忌食酒、辣椒等辛辣刺激性食物；④保持外阴清洁；⑤不手淫，不采用1次性交中多次中断的性交方法，不重复性交。

中医学将本病的病因病机大致分为湿热下注、寒滞肝脉、肾精亏损、气血瘀滞等。临床辨证论治往往取得较好的疗效。

【临床应用】

张宝兴[7]等分期治疗慢性充血性精阜炎11例。全部病人均来自门诊。将患者分为症状明显期及症状基本缓解期。症状缓解期施清热活瘀法，以复元活血汤加减治疗。症状基本缓解期施滋阴活瘀法，以知柏地黄汤加减，主要药物为知母、生地、熟地、茯苓、泽泻、牡丹皮、生山药、赤芍、穿山甲、王不留行、煅牡蛎、鱼腥草、夏枯草。每日1剂，水煎，分2次空腹服。1月为1疗程，连续治疗3个疗程。服药期间，如胃中不适，可酌情加入白蔻仁、陈皮等健胃之品。结果：显效8例；有效3例。

四、精囊炎（血精）

精囊炎相当于中医学的"血精"，是指男性在性交时射出血性精液。临床上以青壮年为多见，易反复发作，缠绵难治。目前对血精的治疗大多采用以抗生素为主的西药，虽有一定的临床疗效，但不良反应较多，疗效不稳定。

本病应属中医学"精浊"中的"赤浊证"范畴。其病位在精室，有虚有实，虚实夹杂，以虚证为多，实者无非湿热下注、痰火蕴结、败精阻滞，虚者多为阴虚火旺，或气虚下陷，摄血有碍。《诸病源候论·虚劳精血出候》云："肾藏精，精者血之所成也，虚劳则生七伤六极。气血俱损，肾家偏虚，不能藏精，故精血俱出也。"《景岳全书·杂证谟·血证》也云："精道之血，必自精宫血海而出于命门"，"多因房劳,以致阴虚火旺,营血妄行而然。"临床所见本病多由肾阴不足,阴虚火旺,下焦湿热,精室被扰所致。因此,治疗应以滋阴降火、凉血止血为基本原则。

【临床应用】

白庚臣[8]采用中西医结合治疗血精性精囊炎。将65例患者随机分为治疗组36例（中西药结合组）和对照组29例（西药组）。治疗组给予知柏地黄汤,方药组成:知母15g,黄柏20g,生地30g,山药20g,山萸肉20g,丹皮15g,泽泻15g,茯苓20g,侧柏炭15g,槐花炭15g。阴虚火旺重者,加鳖甲12g、黄连15g;痰瘀重者,加南星10g、枳实10g;气血虚者,加黄芪30g;湿热重者,加二花20g、茵陈20g;血精重者,加炒蒲黄20g。水煎服,日1剂,早晚分服,每疗程为10天。同时肌注青霉素80万单位,1天2次,治疗期间尽量避免性生活,忌烟酒。对照组给予复方磺胺甲噁唑片,每日2次,每次2片,口服;同时静点青霉素针800万单位,每日1次,10天为1个疗程。结果:治疗组治愈20例,显效12例,有效4例,无效0例,总有效率100%;对照组治愈9例,显效14例,有效4例,无效2例,总有效率93%;两组药物疗效经统计学处理,差异有统计学意义（$P < 0.05$）。

李军[9]运用加味知柏地黄汤治疗血精58例。全部患者共103例,均来自门诊,随机分为治疗组58例,对照组45例。治疗组给予口服加味知柏地黄汤。处方:生地、山药、山萸肉各12g,枸杞子15g,丹皮6g,茯苓、泽泻、知母、黄柏、旱莲草、菟丝子各10g,白茅根、生地榆、仙鹤草各30g。加减:睾丸疼加荔枝核、元胡;寐差加夜交藤、远志;出血量多加血余炭、阿胶。用法:每天1剂,水煎2次,分2次服。2周为1疗程。1疗程未愈者,休息2天后可再服第2个疗程。服药期间停用其他药物。对照组给予口服复方新诺明片,每次1.0g,每日2次（复方新诺明过敏者,口服红霉素片,每次0.5g,每日4次）;己烯雌酚片,每次1mg,每日3次;谷维素片,每次10mg,每日3次。2周为1疗程。结果:治疗1疗程后,治疗组58例,治愈41例,治愈率70.7%;对照组45例,治愈14例,治愈率31.1%。两组比较,有显著性差异（$P < 0.01$）,治疗组明显优于对照组。2组治疗1个疗程后其余病例均达有效。不良反应比较:治疗组无不良反应;对照组中出现恶心、呕吐、厌食、腹泻等胃肠道症状者38例,发生率为84.4%。

卢平安[10]采用知柏地黄丸配合尿道加压灌注治疗射精出血。予口服中成药知柏地黄丸,8粒/次,3次/天;尿道灌注药物:庆大霉素16万U,糜蛋白酶5mg,地塞米松5mg,肾上腺素0.5mg,生理盐水

10mg。药物注入后用阴茎夹于冠状沟处将阴茎夹住，避免药物流出，保留半小时，然后松开。每日 2 次，7 天为 1 个疗程。结果：1 个疗程后，治愈 4 例；好转 3 例。2 个疗程后治愈 3 例；好转 2 例。总有效率 90%（9 例）；无效 1 例，占 10%。所有治愈患者，嘱性生活适度，随访 2～10 个月，无复发。

【病案举例】

（1）吕某，男，35 岁。1992 年 2 月 26 日就诊。1 个月前春节期间多日熬夜饮酒，酒后同房时发现精液呈鲜红色。镜检：精液红细胞（++++），白细胞>10 个/HP。西医诊为精囊炎，用抗生素及知柏地黄丸治疗无效。前日同房仍见红色精液，性欲较强，长期每周同房 2～3 次，患病以来仍每周 1 次，伴口渴思饮，大便干结难解，小腹胀痛，腰酸胀，小便频数，尿痛，舌红苔黄燥，脉数有力。中医诊为血精，证属湿热内蕴，相火亢盛，热迫血溢。治以清热泻火，凉血止血。药用生地 30g，大黄、小蓟、赤芍各 15g，仙鹤草 20g，黄柏、栀子各 10g。3 剂，日 1 剂，水煎，分 3 次服。嘱戒酒，暂禁房事。服药后大便畅解，腹胀口渴等症明显减轻，舌红苔黄润，脉滑。药已见效，上方略为加减，药用生地、仙鹤草各 20g，黄柏、知母、栀子各 10g，怀牛膝、车前草各 15g。3 剂，仍嘱戒酒，暂禁房事。服药后诸症已消，前日犯禁行房事，未见血精，微感小腹胀，舌红苔薄黄润，脉缓。因出差煎药不便，给中成药知柏地黄丸，每次 6g，日 2 次；龙胆泻肝片每次 5 片，日 2 次。后随访 1 个月，未再复发。[11]

（2）胡某，男，35 岁。自述射精带血 2 个半月。结婚 8 年，平素性生活正常，亦无特殊嗜好。于 2 个半月前房事时突然发现精液带血，色鲜红，量不多。无特殊不适，惟次日腰酸头昏。因未及时就医，以致病情日渐加重，每次房事时出血量多少不定，遇劳更甚，遂来诊治。观其舌红，苔薄白，根部微黄，脉弦细数。证属肾阴亏虚，湿热下注，迫血妄行所致。拟知柏地黄汤加味：知母、黄柏、生地、山药各 12g，枣皮、旱莲草、女贞子、茯苓各 15g，泽泻、丹皮、赤芍、芡实各 10g，暂服 5 剂。5 日后复诊，症情大减，精液中已无明显鲜血。腰酸头昏悉去。上方更进 5 剂，药尽病瘥。至今无恙。[12]

（3）宋某，男，32 岁。因精液中带血半年，加剧 1 天，于 2003 年 5 月 9 日初诊。近半年来，排精时精液中带血频繁发作。于院外多次应用中西药治疗未愈。5 月 8 日晚同房后发现精液内含有大量血液，症见小腹、阴部隐痛坠胀不适，体倦神疲，头晕耳鸣，烦热，口干溲赤，排尿涩痛，舌红苔薄，脉细数。诊为血精，证属阴虚火旺，损伤脉络。方用加味知柏地黄汤加阿胶10g，7剂。二诊，诸症减轻，再进7剂，病告痊愈。去阿胶、黄柏、生地榆，再取7剂，隔日服1剂，以巩固疗效。随访1年未复发。[9]

按： 3案同为血精，而病机有所不同。案1病程最短，因熬夜饮酒诱发，湿热为主，兼有阴虚火旺，故治疗先予清热泻火，凉血止血，再用知柏地黄丸滋阴降火以善其后；案2以阴虚为主，兼有湿热下注，故用知柏地黄丸加清热凉血之品；案3病程最久，纯虚无邪，乃阴虚火旺损伤脉络，故用知柏地黄丸加阿胶以增强养阴之力。主证相同，而兼证有别，治疗各有主次，法度不可错乱。

五、阳痿

阳痿是指在有性欲要求时，阴茎不能勃起或勃起不坚，或者虽然有勃起且有一定程度的硬度，但不能保持性交的足够时间，因而妨碍性交或不能完成性交。引起阳痿的原因很多：①精神方面的因素，如夫妻间感情冷漠，或因某些原因产生紧张心情，均可导致阳痿；②生理方面的原因，如阴茎勃起中枢发生异常，一些重要器官如肝、肾、心、肺患严重疾病时，尤其是长期患病，也可能会影响到性生理的控制。③有人因酗酒、长期过量接受放射线、过多地应用安眠药和抗肿瘤药物或麻醉药品，也会导致阳痿，但在临床较少见。中医临床常见证型主要有肾气虚型，命门火衰型，胃气虚型，心脾亏损型，肝经湿热下注型，脾胃湿热型，肝气郁结型，寒滞肝脉型等。

【病案举例】

汤某，男，35岁。2001年9月17日初诊，患者平素嗜酒肥甘，自诉近3月来有时有遗精，阳事不举，伴口干苦，五心烦热，腰膝酸困，夜寐不安，小便不利，但无尿频、尿急、尿痛，舌质红、苔黄腻，脉滑数。诊断：阳痿，证属阴虚火旺，兼湿热下注。治以养阴清热利湿，同时戒酒。方用知柏地黄汤加减：知母10g，黄柏10g，龙胆草10g，熟地15g，山药15g，山萸肉10g，丹皮10g，泽泻10g，车前子10g（另包），五味子6g，覆盆子10g，茯神10g，甘草6g，上药每日1剂，水煎，分2次服，连服10剂，诸证减轻，效不更方，继服10剂，阳事能举，余证悉平，改服六味地黄丸调理而愈。[13]

按： 一般认为阳痿一证多因肾阳不足而起，然阴阳互根，阴虚则阳无以生，故阴虚亦可导致阳痿。本案阴虚症候明显，且火热旺盛，治疗以知柏地黄丸滋阴降火，加龙胆草以助降火之力。火降则阴可复，阴复则阳可生。《素问·阴阳应象大论》："阴在内，阳之守也，阳在外，阴之使也。"阴阳之间是动态协调的关系，故有阴中求阳，阳中求阴的特殊治法，不可机械的从单一角度思考问题。

附：酒精中毒性阳痿

　　阳痿是勃起功能障碍（ED）常见的一种临床表现，酒精中毒性阳痿是患者滥饮酒史3年以上导致的一种勃起功能障碍。根据临床症状、既往病史、体格检查和实验室检查确诊。临床表现为阴茎任何时候均不能勃起；或夜间能自发勃起，而性兴奋时不能勃起；或性兴奋开始时能勃起，试图性交时又不能勃起；或阴茎虽能勃起，但无足够强度维持性交。既往有滥饮酒生活史3年以上，常规外生殖器检查无异常，血、尿常规、心电图均正常。排除会阴部外伤史、严重内分泌疾病、神经系统病史、先天性疾病史。

　　酒精中毒性阳痿是男科临床常见病、疑难病，给男性身心造成比较大的伤害。中医学多从"肾虚"论治，然此类患者多嗜好饮酒，醇酒厚味，酒食过量，酿成湿热，湿热之邪，壅阻经络，气机不畅，阳气不展，故阳痿失用。正如《冯氏锦囊秘录》云："阳痿在因纵酒嗜味太过……过味则清气不升，皆足以致痿。"因而，临床当中这类病人多因湿热而起，治疗当以清热利湿为法，而酒精中毒性阳痿的关键就是戒酒。

【临床应用】

　　姜竹成[14]等从2000年4月~2003年4月辨证治疗酒精中毒性阳痿76例。湿热下注型23例，治宜清热利湿，方选程氏萆薢分清饮加减；脾胃湿热型32例，治宜宣畅气机、清利湿热，方选三仁汤加减；阴虚湿热型21例，治宜养阴、清化湿热，方选知柏地黄丸加减。所有病例首诊开始戒酒，已成瘾且一时不能完全戒除者则尽可能减少饮酒量，同时增加体育锻炼。结果：阴虚湿热型21例中，治愈8例，好转8例，无效5例；总有效率76.19%。全部76例患者中治愈38例，好转29例，未愈9例；总有效率88.16%。

　　六、早泄

　　早泄是指性交时，阴茎尚未插入阴道，双方尚未接触或刚接触，或插入不足1分钟即出现非意愿的射精，以致性交不能继续进行，病情持续1个月以上者，即可诊断。轻度患者阴茎插入阴道，并可抽动，但不足1分钟即泄；中度患者阴茎插入阴道即泄精；重度患者阴茎未插入阴道，双方未接触或刚接触，动念即泄精。

　　从中医角度看，造成早泄的主要原因是肝肾两虚，肾虚则不能很好地濡养肝脏，肝经受损，而肝经"绕二阴"，肝气被郁则生寒，阳气不能固摄，则产生早泄，治疗方法以驱寒补肾为主，补肾则能破除肝经的瘀滞，同时也就起到补肝的作用，以四逆汤、白通汤和附子理中汤为主，治疗中出现其他症状应该以辨证为原则及时使用相应的药物。

【临床应用】

宾彬[15]等运用知柏地黄丸合天王补心丸治疗阴虚阳亢型早泄。共75例患者，采用区组随机方法把选入病例分成治疗组50例，对照组25例。经统计学处理，两组年龄、病程均无显著性差异（$P > 0.05$），具有可比性。治疗组采用知柏地黄丸和天王补心丸（均为浓缩丸，每8丸相当于原生药3g），每次各服10粒，均3次/日，连服30天为1疗程，每10天复诊，随访1次，疗程结束时统计疗效。治疗组病例均同时给予氯丙咪嗪片，于性交前15分钟服用1片（25mg），平时不服用。对照组25例单纯给予氯丙咪嗪片治疗，每次性交前15分钟服用25mg。治疗期间要求性生活控制在3~7天1次，并停用其他有关药物及治疗，但给予必要的正确性技巧指导。治疗前后采用积分法评定记录各项临床见症变化情况，疗程结束后随访追踪3个月。结果：治疗组近期治愈36例，占72.0%，其中每次性交插入后均能维持5分钟以上者26例，占52.0%；显效10例，占20.0%；有效2例，占4.0%；无效2例，占4.0%；总有效率96.0%，其中38例（占76.0%）服药10天各项临床见症即获得改善并且性交时间延长。对照组经治疗后，性交插入后能维持5分钟以上者11例（占44.0%），但疗程结束后随访3个月评定疗效，近期治愈4例占16.0%，显效6例占24.0%，有效9例占36.0%，无效6例占24.0%，总有效率76.0%。治疗前后临床各见症治疗组均显著改善（$P < 0.01$），对照组无明显改善（$P > 0.05$）。

【病案举例】

黄某，男，30岁。结婚2年来每次行房插入阴道数秒即泄精，甚至有时尚未插入，阴茎刚接触女方阴道口即泄精，平素稍思女色则阴茎极易勃起，伴见头晕耳鸣、腰膝酸软、夜难入寐、心烦多梦、小便色黄、舌质偏红、舌苔少，脉细数。患者婚前手淫不多但遗精较频繁，素来常有咽喉干痛之症，常服"凉茶"亦仅一时之效。辨证乃阴虚内热之体，君相火旺之证，给予知柏地黄丸、天王补心丸，每服各10丸，每日3次，并给予氯丙咪嗪片，嘱性交前15分钟服用1片（25mg）。10天后复诊，诉期间行房2次，插入后均能控制3分钟以上才射精，余症已明显减轻。继服上药20天，诸症已除，性交插入后能控制5分钟以上方射精，并且有2次能较随意控制，插入后能维持15分钟以上。

病已获愈，乃予停药。后随访 3 个月，性生活一直比较满意。[15]

按：此案乃阴虚火旺，不能固摄精液所致。患者服用"凉茶"降火，可获一时之效，而阴虚之本不治，终不能愈。用知柏地黄丸滋阴降火，并以天王补心丹，以养心阴，君相二火同治，久之阴复而能守于内，则病自除。

七、阳强

阳强是指阴茎异常勃起，茎体强硬，久而不衰，触之则痛，或伴有精流不止的一种病证。相当于西医学的阴茎异常勃起症。其诊断要点为：凡是阴茎异常勃起，经久不衰，持续时间过长，不受性欲影响或受影响较小，排精之后尚不松软，多发生在性交之后者，可诊断为阳强。本病须与性欲亢进相鉴别。性欲亢进是阴茎勃起受性欲影响较大，得到性的满足，精液排出之后，则立即松软下来。阳强多由于情志不舒，肝郁化火，火灼宗筋，致使筋体拘急；或湿热闭阻宗筋脉道，脉络郁阻，而致茎体强硬不衰；或因房事过度，精液久泄，耗损真阴，阴虚阳亢，而致茎体脉络瘀阻而坚硬不倒。临床常见的有肝火亢盛型，阴虚火旺型，败精阻窍型等。

【病案举例】

（1）胡某，男，22 岁，未婚。1986 年 8 月 11 日初诊。主诉精神不振，阳强不收，欲火妄动，遗精频繁，每夜 1 次，有时午睡精液溢出。自觉头昏头晕，夜寝易醒，神疲乏力，腰酸肢软，谷纳不佳，咽干口渴，喜冷饮，脉象细弦，舌质红，舌尖更红，苔薄腻。曾自购鹿茸精 2 盒，每盒 6 支，每支 2ml，进行肌注，后即出现上述症状。辨证：此乃夏伏之时，阳气旺盛，误用助阳之品，劫阴耗液，真阴亏损，虚阳上亢。治以滋阴降火，补肾潜阳，用知柏地黄丸加减：知母 10g，黄柏 10g，萸肉 10g，茯苓 12g，淮山药 15g，丹皮 10g，生地 15g，杜仲 10g，车前子 10g，沙参 12g，潼白蒺藜各 10g，泽泻 10g，3 剂。嘱患者睡眠侧卧。3 日后复诊，诸症减轻，精神自觉好转，遗精次数减少，胃纳增加。续进 3 剂。过 1 旬追访，病情痊愈。[16]

（2）患者，男，57 岁，工人。1996 年 9 月 16 日初诊。退休后情志不畅、精神抑郁。平素性生活频繁，近半月来阳事易举、坚硬胀痛，同房后即泄但仍阳强不倒，伴少腹会阴不适，头晕眼花，腰膝酸软，食少纳呆，小便频数而量少，舌红苔少脉细数。证属肾阴不足，阴虚火旺。拟滋阴降火，内服知柏地黄丸，1 日两次，1 次 1 丸。外给芒硝外敷。嘱患者取芒硝适量，涂敷阴茎上，自行用手握住，待其自然溶化后，更换新药，约 15 分钟后阴茎痿软。3 日后复诊，诉其同房后阴茎明显松软而精神好转。嘱其继服知柏地黄丸，20 天后痊愈。随访 3 月未见复发。[17]

按：前者误服鹿茸精，致使阳亢而损及阴精，阴不制阳而发病；后者阴虚火旺，虚火独亢，不能为阴所制，故亦发为阳强。治疗之关键皆在补阴之不足，而降阳之有余，用知柏地黄丸化裁收效。后案当中，用芒硝外敷，芒硝咸可软坚，寒可降火治其标以缓急。内外合治，标本缓急兼顾，可谓良法。

八、阴缩

阴缩即男女前阴器内缩之病证。《灵枢·邪气脏腑病形》曰："肝脉……微大为肝痹，阴缩，咳引小腹。"多因寒中厥阴所致者。症见男子阴茎、阴囊内容物等缩入少腹，或妇女阴道内缩等。可见于西医学神经官能症、感染性或低血容量性休克等疾病，以及感受低温寒冷之人。凡阴茎不同程度的收缩，并常伴有阴囊紧缩，四肢厥冷，或手足不温、畏寒等，可诊断为阴缩。当注意的是，当受寒冷刺激时，阴囊会收缩，以使阴囊内保持一定的温度；有时可出现阴囊、睾丸明显内缩，但阴茎并不内缩，亦无其他兼症及全身不适。此属正常的生理现象。临床常见的证型有：寒入厥阴型，少阴虚寒型，阳明热厥型，肝经湿热型等。

【病案举例】

郑某某，男，39 岁。1986 年 3 月 26 日入院。3 月前因执行任务过度劳累，后又大量饮酒，房事频作，渐感腰膝酸软，全身乏力。半旬后阴茎萎缩，小腹拘急疼痛，性欲衰减，四肢发凉，稍事劳动则汗出心慌，头发及眉毛散在性脱落。在某医院曾以肾阳亏虚投桂附之辈治疗月余，病情有增无减，且添牙齿松动，咀嚼困难，不思饮食，前医又以西药甲基睾丸酮等治疗亦罔效。刻诊：除上述症状外，患者心烦易怒，口干苦，喜叹息，胸闷不适，渴不欲饮，溺黄溲短，大便干结，精神倦怠，少气懒言，面色萎黄，四肢冰凉，阴茎小于正常 2/3，阴囊紧束上提，舌红苔黄腻，脉沉细滑数。此属劳累及房事过度，损伤肾阴，又过食辛辣之品，脾胃受伤，运化失职，湿热内生，流注下焦，熏灼宗筋之阴缩证也。治当滋阴补肾、清热利湿为务，处以知柏地黄丸合三妙散加味：生地、枸杞子、杜仲、仙灵脾、枣皮各 30g，泽泻、黄柏、牛膝、丹皮各 10g。每日 1 剂。5 剂后四肢转温，精神转佳，余症不减，舌脉同前。10 剂尽，小腹疼痛消失，腰膝酸痛减轻，阴茎恢复正常，时有勃起，有性要求，但时间较短，然四肢仍疲乏无力，偶感阴茎内刺痛，舌红苔黄厚腻。守上方去仙灵脾加桔核15g，10剂。再诊时阴茎刺痛若失，能行房事，但事后全身汗出，阴茎内时有发痒，继进上方去桔核加蛇床子6g，10剂后，诸症皆除，给予知柏地黄丸善后出院，月后随访，安然无恙。[18]

按：《灵枢·经筋》云："足厥阴之筋，起于大指之上，上结于内踝之前，上循胫，结内辅骨之下，上循阴股，结于阴器，络诸筋。其病……阴器不用，伤于内则不起，伤于寒则阴缩入。"临床据此多从虚寒论治。前医以桂、附之剂投之，病增无减，则知此为肾中阴精不足之证，而非阳虚。本案起于劳累过度，并房劳饮酒。劳则精气内伤，饮酒则湿热内蕴。湿热阻滞亦可有四逆、汗出，宗筋痿软之类似阳虚的表现。如《素问·生气通天论》所说："湿热不攘，大筋缩短，小筋弛长。缩短为拘，弛长为痿。"故用滋阴降火之知柏地黄丸合清热燥湿之三妙丸合方加减而获效。应当提出的是，本案于某医院服桂、附剂之时，所表现的小腹拘急，性欲减退，劳则汗出，乏力，腰膝酸软等症，确与阳虚表现类似，但并未描述其舌脉表现。临床当中，单从症状表现上，往往很难鉴别阴阳虚实，且"至虚有盛候，大实有羸象"。因而症状表现，往往容易出现与疾病本质不符的假象。对于这类的疾病，四诊合参，才是把握病机的关键。本例患者若果为阳虚，则脉必沉而微弱或浮散无根，舌色淡而舌体胖大。而此人曾多饮酒，湿热内停，舌苔当厚而腻，若舌色紫暗，阴虚火旺，则舌多瘦小而红绛；脉或濡或细而数。若果系如此，则舌脉不合阳虚之证，而妄用桂、附则大谬矣。

九、不射精症

不射精症通常是指阴茎虽然能正常勃起和性交，但就是达不到性高潮和获得性快感，不能射出精液；或是在其他情况下可射出精液，而在阴道内不射精，两者统称为不射精症。临床上常分为器质性不射精症和功能性不射精症。器质性不射精症多见于先天性泌尿生殖系统发育异常、脊髓损伤、输精管梗阻、某些颅脑病变、女性阴道过于松弛和服用某些药物等。功能性不射精症多有遗传史和非性交状态下射精史，如：①性知识缺乏；②心理因素；③射精衰竭症。本病多与肾虚有关，因而治疗男性性功能障碍，首先要抓住肾虚的主症，如头晕、目眩、耳鸣、腰膝酸软等。并结合其他症状，脉象，舌诊等。同时，本病与心、肝、脾、肺与肾均有密切关系，所以临床上还须兼顾他脏。不能以一法而蔽他法。应谨守病机，辨证施治，方能收到良好的疗效。七情内伤能直接影响肾的功能，所以在药物治疗的同时，应注意心理疏导，消除病人的恐惧心理。嘱其节制房事,戒除手淫,少进烟酒及辛辣刺激性食物等。

【病案举例】

(1)付某,男,33岁。2001年6月28日初诊。不射精已1个月多,伴头晕耳鸣,腰背酸痛,咽干口燥。结婚已6年,婚后性生活正常,平素嗜好烟酒,性生活过频,约每周3~4次。舌质红,苔薄,脉沉细略弦。诊断:功能性不射精。证属肾阴不足,相火偏亢,精窍阻塞。治宜滋肾水,抑相火,通精窍。方用知柏地黄丸加味,处方:知母、黄柏、山茱萸、茯苓、泽泻、丹皮、路路通、石菖蒲各10g,山药12g,熟地24g。6剂,并嘱节制房事,节制烟酒。连诊4次,共服药24剂。治疗后同房能射精,诸症俱减轻,续给知柏地黄丸内服半个月,以巩固疗效。半年后随访,无再复发。[5]

(2)施某某,男,35岁,农民。1980年4月12日初诊。素患梦遗失精。婚后每届同房,阴茎虽勃起正常,但经久不得泄精,曾试用手挤压也不能遂愿。如是5年,其妻难以生育,全家颇为焦虑。虽经服用大量中、西药物,均不理想。刻下形体消瘦,面萎少华,头晕目眩,心烦少寐,易动怒,舌红苔薄黄,脉细数稍弦。辨证属精少髓亏,阴虚火动,治宜急急添精益髓,滋阴降火。药用茯菟丹合知柏地黄丸加减:菟丝子30g,枸杞子12g,熟地黄10g,山萸肉12g,白茯苓10g,川黄柏10g,肥知母10g,粉丹皮10g,北柴胡6g,淡黄芩6g,酸枣仁10g,淮山药12g,5剂。药后,病人来信欣喜地说,同房时已有少量精液溢出。嘱继服5剂,以竟全功。3个月后,得悉其妻已经怀孕2月有余了。[19]

按:2例患者,前者因嗜好烟酒,房劳过度,致使损伤阴精,相火亢盛,阻塞精窍。后者频频梦遗,失精伤阴,精少髓亏,无精可出。故治疗皆以知柏地黄丸为底方,滋阴降火。前者烟酒过度,精窍受阻,故用路路通以通下窍;后者因梦遗而起,故加枣仁以安神。

十、阴茎龟头溃疡

溃疡是皮肤或黏膜表面组织的局限性缺损、溃烂,其表面常覆盖有脓液、坏死组织或痂皮,愈后遗有瘢痕,可由感染、外伤、结节或肿瘤的破溃等所致,其大小、形态、深浅、发展过程等也不一致。常合并慢性感染,可能经久不愈。阴茎龟头溃疡为溃疡之一种,发病部位在阴茎龟头处。

【病案举例】

汪某,男,34岁,干部。阴茎龟头溃疡伴尿痛3月余,曾给予抗生素,外用药包扎,经治未见好转,刻诊:五心烦热,足跟痛,时有失

眠，大便干，小便黄，易感冒，观其阴茎龟头马口三点处有 1cm ×
1.6cm 大小之溃疡面，并深入马口，疮面呈黄白色，周围淡红。微疼
痛，尿时痛加重，否认冶游史，证属阴虚火旺之候，治以滋阴补肾，清
泄相火。知柏地黄汤加味：知母、黄柏、白芍、桃仁、泽泻、枣皮、茯
苓各 10g，生地、山药各 15g，红花、丹皮各 6g，连服 10 剂，小便时疼
痛大减。查龟头溃疡面已缩小 3/4，仍守原方，继进 10 剂，告愈。随访
半年，未见复发。[20]

按：阴虚火旺所致疮疡，不同于实火所致疮疡。实火所致者，多红
肿热痛明显，而本案创面呈黄白色，周围淡红，疼痛轻微，惟尿时加
重，可知非为实证。当从虚火论治，用知柏地黄汤滋阴降火而愈。

参考文献

[1] 李美雄，谭灶芹．知柏地黄丸在免疫性不育中的应用．中国冶金工业医学杂
    志，2005，22（5）：572.

[2] 张宗建，卢仁国．精液液化不良的中医治疗．吉林中医药，2002，22
    （1）：39.

[3] 徐勇．知柏地黄汤加味与糜蛋白酶治疗男性不育症．医药论坛杂志，2003，24
    （15）：67.

[4] 柴科远．知柏地黄汤加减治疗遗精 15 例．实用中医药杂志，2007，23
    （6）：362.

[5] 吴孙乐．男性性功能障碍从肾论治体会．实用中医药杂志，2002，18
    （7）：42.

[6] 曹锦明．滑精治验三则．湖北中医杂志，2002，24（12）：37.

[7] 张宝兴，张海．分期治疗慢性充血性精阜炎 11 例．辽宁中医杂志，2000，27
    （11）：508.

[8] 白庚臣．中西医结合治疗血精性精囊炎 36 例．河南中医药学刊，2001，17
    （1）：45 – 46.

[9] 李军．加味知柏地黄汤治疗血精 58 例．四川中医，2006，24（6）：56 – 57.

[10] 卢平安．尿道加压灌注治疗射精出血．医药论坛杂志，2006，27（24）：105.

[11] 邓朝阳．血精证治体会．实用中医药杂志，2003，19（4）：207.

[12] 王峰，陈德良．知柏地黄汤临床运用举隅．湖北中医杂志，1999，21
    （6）：276.

[13] 周雯，张思胜，聂存平．知柏地黄汤的临床应用．河南医药信息，2002，10
    （16）：93.

[14] 姜竹成，王天玲，潘继波．辨证治疗酒精中毒性阳痿 76 例疗效观察．甘肃中
    医，2006，19（9）：33 – 34.

［15］宾彬，徐杰新．知柏地黄丸合天王补心丸治疗早泄临床观察．广西中医学院学报，2000，17（3）62－63.

［16］陈扬荄．阳强．浙江中医药大学学报，1991，20（6）：28.

［17］徐振刚．中医男科临证偶得．张家口医学院学报，2001，18（6）：22.

［18］包高文．阴缩治验．四川中医，1987，5（8）：25.

［19］弗原子．射精不能．江苏中医杂志，1981，16（4）：16.

［20］肖贵福．知柏地黄汤治疗男科病举隅．湖北中医杂志，1995，17（6）：44.

第八章

五官科疾病

第一节 耳科病证

一、慢性化脓性中耳炎

慢性化脓性中耳炎是中耳黏膜、骨膜或深达骨质的慢性化脓性炎症，常与慢性乳突炎合并存在，本病极为常见。临床上以耳内反复流脓、鼓膜穿孔及听力减退为特点。可引起严重的颅内、外并发症而危及生命。依据其病理改变可分为单纯型、骨疡型、胆脂瘤型。

【治疗方法】

（1）单纯型：以局部用药为主。流脓停止、耳内完全干燥后穿孔或可自愈，穿孔不愈者可行鼓膜修补术或鼓室成形术。

（2）骨疡型：①引流通畅者，以局部用药为主，但应注意定期复查。②中耳肉芽可用 10% ～20% 硝酸银烧灼或刮匙刮除，中耳息肉可用圈套器摘除。③引流不畅或疑有并发症者，根据病变范围，行改良乳突根治术或乳突根治术，并酌情同时行鼓室成形术以重建听力。

（3）胆脂瘤型：应及早施行改良乳突根治术或乳突根治术，彻底清除病变，预防并发症，以获得干耳，并酌情行鼓室成形术以提高听力。

【病案举例】

吴某，男，38 岁。1994 年 11 月 28 日诊。内耳反复疼痛，流脓性液体，6 年不愈。刻诊：耳痛 20 余日，时轻时重，并流出脓性液体，气味腥臭，耳鸣失聪。视见耳鼓膜穿孔，头昏脑胀，夜寐多梦，舌暗红少苔，脉细数。此为久病多虚，虚火上炎，当从肾辨治。以知柏地黄汤加减：黄柏 10g，知母 10g，山萸肉 10g，山药 15g，丹皮 10g，泽泻 10g，云茯苓 10g，蒲公英 15g，银花 15g，连翘 15g，石菖蒲 8g，路路通 10g。上药首服 5 剂获效，后以此方略作变更，共服药 25 剂而痊愈，至今未再复发。[1]

按：本病病程长，时发时止，符合虚证的特点。耳中流脓，气味腥臭，头昏脑胀，夜寐梦多等系阴虚火旺，虚火上炎之证。故以知柏地黄丸滋阴降火，加银花、连翘、蒲公英等轻清凉解之品，以耳为上窍，非轻药不能到之故也。菖蒲、路路通，皆为通窍之药。

二、耳鸣

耳鸣是指在没有任何外界刺激条件下所产生的异常声音感觉。如感觉耳内有蝉鸣声、嗡嗡声、嘶嘶声等单调或混杂的响声，实际周围环境中并无相应的声音，也就是说耳鸣只是一种主观感觉。中医针灸治疗效果良好，中药主要以辨证治疗为主。

【病案举例】

李某某，男，25岁。1998年3月27日初诊。阵发性耳鸣、头痛2年余，近半月加剧。发作时头胀痛，耳鸣轰隆作响如机械轰鸣，以双手抱头塞耳可轻微缓解，不能与他人对话，伴腰痛、四肢无力，头颅CT检查未见异常。曾口服中药治疗无效。查舌质淡红、边有齿印，脉虚大。证属肾水亏虚，虚火上犯。治以滋阴降火。方选知柏地黄汤加减，药用：生地15g，丹皮10g，茯苓18g，山药15g，天麻10g，钩藤30g，知母10g，黄柏15g，牛膝15g，僵蚕10g，地龙15g，磁石30g，肉桂6g。3剂，每日1剂，水煎服。3月31日二诊：服上药后诸症减轻，可与他人交谈。舌质淡，脉沉细。效不更方，继服3剂。耳鸣基本消除，随访半年，未复发。[2]

按：耳鸣之症，属实者，多耳鸣如潮，轰轰作响，属虚者，多耳鸣如蝉，音调细而高。然绝不可拘泥于此。本案之中患者耳鸣轰响，而细察之则双手抱头塞耳可以缓解，则非实火之象，更兼腰痛无力，并结合舌脉，可知实由阴虚火旺而起。方中加入肉桂以引火归原，牛膝、僵蚕清热并引火下行，磁石重镇平肝以潜阳。可见辨证当以入微为要。

三、突发性耳聋

突发性耳聋（简称"突聋"）是一种突然发生的原因不明的感觉神经性耳聋，又称暴聋。病毒感染是引起本病的最常见的原因。此外，血管病变和迷路膜破裂在突聋发病机制中亦有重要意义。患者应尽可能住院治疗，卧床休息，限制水、盐摄入。应及早使用维生素A、维生素B_1、维生素B_{12}、谷维素及能量合剂（ATP、辅酶A、细胞色素C）等营养神经药物；对于血管病变引起的突聋多使用血管扩张剂；此外，尚有肝素、低分子右旋糖酐、激素类药物，混合氧疗等治疗方法。

【病案举例】

赵某，女，50 岁，工人。1999 年 6 月 2 日就诊。1 月前，突然耳鸣耳聋，近日加重，经中西医治疗无效。刻诊：耳鸣耳聋，腰膝酸软，疲乏无力，小便赤，舌红苔白，脉细而数。分析：上述诸证乃肾阴亏损、精血不足、虚火上扰所致，因肾藏精、主髓、开窍于耳，故肾虚耳失所养则失聪，虚火上扰则耳鸣。腰膝酸软，疲乏无力、小便赤，舌红苔白，脉细而数，是肾阴亏损、阴虚火旺之象。治以滋阴补肾清虚火。给以知柏地黄汤加减：知母 20g、黄柏 15g、生地 15g、山茱萸 10g、干山药 10g、泽泻 10g、丹皮 10g、葛根 50g，水煎服，每天 1 剂，服 3 剂复诊。患者前后共来诊 4 次，耳鸣耳聋及其他症状逐渐减轻，续用上方，共服 10 剂，听力恢复正常，随访 1 月余未复发。[3]

按：《灵枢·脉度》云："肾气通耳，肾和则耳能闻五音矣"。本案突然发病，阴虚火旺之征明显。当是阴虚日久，虚火无制，火性最急，故突然发病。

依医者原意，因葛根黄酮有改善内耳血循环的作用，对近期的突发性耳聋，有较好的效果，故重用葛根（合并有心律不齐的患者，葛根的用量应在 10g 以下），可为参考。而葛根有升阳生津之效，于沉降之药中，有欲降先升之意，又耳居于上，用升阳之药，亦有引药上行之效。

四、氨基甙类抗生素所致耳毒性

氨基甙类抗生素的主要副作用是引起前庭功能失调及听神经受损，主要药物有链霉素、庆大霉素。其耳毒性主要是第八对脑神经损害，表现为：①前庭功能损害，症状有眩晕、恶心、呕吐、眼球震颤和共济失调、指误（发生早）。发生率：新霉素 > 卡那霉素 > 链霉素 > 西梭霉素 > 庆大霉素 > 妥布霉素 > 乙基西梭霉素。②耳蜗神经损害，症状有听力减退或耳聋（发生慢）。发生率：新霉素 > 卡那霉素 > 丁胺卡那霉素 > 西梭霉素 > 庆大霉素 > 妥布霉素 > 链霉素。其发病机理为内耳淋巴液中药物浓度过高，损害内耳柯氏器内、外毛细胞的糖代谢和能量利用，导致内耳毛细胞的细胞膜 $K^+ - Na^+$ 泵障碍，使毛细胞功能受损。预防：因"亚临床耳毒性"发生率高达 10% ~ 20%，故在早期耳鸣、眩晕时进行听力监测，并依肾肌酐清除率及血浓度调节剂量。

【临床应用】

任志强[4]运用知柏地黄汤加减治疗链霉素中毒症 39 例，其中眩晕者 39 例，耳鸣者 27 例，听力减退或耳聋者 33 例。药用：知母、黄柏、熟地、山药、泽泻、茯苓、龙骨、牡蛎、葛根、石菖蒲、牛膝、磁石

（先煎）、赭石、丹皮。各药用量随病情而定，并随证加减，服药时间
10～116天，平均63天。结果：39例中痊愈30例、显效6例，好转3
例。疗效与疗程、服药天数有关，病情越短，服药越早，疗程越长，效
果越好。

第二节　鼻科病证

一、鼻槁

鼻槁以鼻内干燥、鼻塞、鼻气腥臭、鼻黏膜萎缩、鼻腔宽大为特
征。若鼻气恶臭者，又称臭鼻症。鼻槁是一种发展缓慢的常见鼻病，以
女性为多，且在妇女月经期或怀孕期症状更为明显。本病多发生于干寒
地区、干燥的工作环境，症状在秋冬季节比春夏季节为重。类似于西医
的萎缩性鼻炎、干燥性鼻炎。

中医临床常见类型有：肺经燥热型，治当清肺润燥，宣肺散邪，方
用清燥救肺汤加减；肺肾阴虚型，治当滋养肺肾，生津润燥，方用百合
固金汤加减；肺脾气虚型，治当补益肺脾，利湿逐邪，方用补中益气汤
加减。

【临床应用】

徐惠玲[5]等用知柏地黄丸加减治疗鼻槁42例。男17例，女25例；
年龄22～70岁，平均年龄35岁；病程2月～10年，平均病程2年5个
月。治以知柏地黄丸为主，方药组成：知母12g，黄柏12g，山药12g，
茯苓12g，熟地12g，牡丹皮12g，山茱萸9g，泽泻12g。肺阴虚加麦冬
12g、天花粉12g、玉竹15g；肾阴虚加墨旱莲30g、北沙参20g、石斛
30g。2日1剂，水煎服，每日3次，15天为1个疗程。治疗结果：显
效31例，占74%；有效9例，占21%；无效2例，占5%。总有效
率95%。

【典型病例】

吴某，男，52岁，干部。2004年8月10日就诊。自诉：鼻腔干燥
不适2年，近1周鼻腔干燥加重，时有少量出血、口干喜饮、头昏。望
切诊：舌质红苔少津，脉细数。鼻部检查：鼻甲萎缩，鼻黏膜干燥。中
医诊断：鼻槁（阴虚火旺型）。治以滋阴清热润鼻，故用知柏地黄丸加
减治疗：知母12g，黄柏12g，天花粉12g，生地12g，牡丹皮12g，茯
苓12g，山药12g，山茱萸9g，石斛15g，墨旱莲30g，麦冬12g，北沙
参30g，玉竹15g，薏苡仁30g。2天1剂，水煎服，每日3次口服，15
天为1个疗程。1周后，患者鼻腔干燥减轻，鼻出血症状消失。2周后，

患者诸症消失。[5]

按：肾为一身阴液之根，肾阴不足则肺津亦少，故肾阴亏虚亦可致鼻失滋润而发病。本案患者见口干喜饮，少量出血，舌质红苔少，脉细数等阴虚火旺之候，故用知柏地黄丸加减治疗，达到滋阴降火润鼻之功。

二、鼻衄

鼻衄即鼻出血，属中医学"血证"范畴。《灵枢·百病始生》曰："阳络伤则血外溢，血外溢则衄血。"临床常见的证型有：肺经热盛型，治宜疏风清热，凉血止血，方用桑菊饮加减；胃热炽盛型，治宜清胃降火，凉血止血，方用犀角地黄汤；肝火上逆型，治宜清肝泻火，凉血止血，方用龙胆泻肝汤加减。

【病案举例】

（1）患者，男，60岁，工人。2005年3月6日初诊。自诉半月来两侧鼻腔出血，每日必发，发无定时。求治某五官科，检查发现鼻腔黏膜红染，小血管破裂，并嘱检查血小板、血象，均无异常。随后给予止血药和压塞棉条，暂时有效，随后再发。无奈求治某中医，不做细查，便以春季多风多热，风热犯肺而发鼻衄，给予清疏风热之药之银翘散、黄连上清片等，服药1周，症状不除，反而加重。现两侧鼻腔出血，咽干口燥且苦，喜饮冷开水，每日1大暖水瓶，然仍觉口渴。身如火灼，周身骨骼如笼蒸，腰困膝软，两股沉重如铅灌，五心烦热，失眠多梦。细查之，症见：鼻衄，血色暗红，鼻腔干燥有血痂，面色红润，舌红苔少，脉弦细而数。分析之，此患者为老年男性，肾阴素亏，且近时日夜劳累，气阴弥损。再加上春季气候无常，多风多热，风热化燥，阴津更伤。阴亏之极，无以制阳，火旺不灭，其势必扰动血脉，"阴血随火上升，错经妄越"（《症因脉治》），上冲头面，蒸迫鼻窍，脉络受损，血溢脉外而发鼻衄。"阳络伤则血外溢，血外溢则衄血"（《灵枢·百病始生》）。另患者自诉阴囊潮湿，小便色黄不顺，盖兼有湿热之征。现机理已明，故应以滋阴清热，降其相火为原则。随予成药知柏地黄丸，100粒×1瓶，每次10粒，每日3次，口服。一瓶未服完，鼻衄竟告愈，且身体突觉畅快异常，困胀之感立消，口干口燥感也明显改善。盖鼻衄之证，原因甚多。临床上，鼻衄常见肺经热盛、胃热炽盛、肝火上逆、肝肾阴虚、脾不统血等病因病机。然治无定法，关键在于辨证论治，是证方予是药。[6]

（2）患者，女，50岁。2004年10月16日就诊。2个月前无诱因出现双鼻孔出血，初时只有几滴，用棉球堵塞后血止。但近 20 天来每日必发，发无定时，出血量时多时少，少时几滴，多则近小半碗。曾求治于五官科，检查发现鼻腔黏膜充血，鼻腔后段有渗血，鼻腔及鼻咽部未发现有肿物。查血象、血小板计数、出凝血时间及凝血酶原时间均未发现异常，用对氨甲基苯甲酸、安络血等止血药只能止血一时，停药又发。今晨又见出血，呈点滴而下，约 80ml，自以棉球堵住鼻孔，但仍有血液自口吐出。就诊时取出棉球用 1% 麻黄素棉片收缩后见鼻腔后段有渗血，用明胶海绵填塞后血止。刻诊：两侧鼻腔出血，血色暗红，伴咽干口燥，喜饮冷水，心烦梦多，身热如火灼，腰膝软，手足心热，睡眠欠佳，舌体瘦小、质红中裂，脉沉细略数。诊为鼻衄，证属肝肾阴虚，虚火上炎，灼伤脉络。治宜滋阴清热、降火止血。予 3 天安络血、维生素 C，并加用知柏地黄丸 1 盒，每次 1 丸，每天 3 次。复诊时诉鼻衄停止，口干等现象明显减轻，续予 2 盒知柏地黄丸以善后。随访 1 个月，未见复发。[7]

（3）陶某，男，21 岁。主诉流鼻血 8 年余。8 年前始发鼻衄，多于夜间熟寐时出血，量多难止，甚则遍染枕席，每于春夏季发作。初用西药止血尚可，复用罔效。近日鼻衄又作，昼夜不分。日行 3~4 次，量多色鲜红，不能自止。西医对症处理无效。遂转我科就诊。诊见患者两颧微红，手心发热，双鼻孔塞以药棉。鼻翼血迹未干。自觉心烦口渴，腰酸，小便短黄，舌红，苔薄白微黄，脉沉细数。诊为肾阴亏虚，虚火上炎，热迫血溢。急投知柏地黄汤加味 3 剂，处方：知母、茯苓各 15g，生地、山药、山萸肉各 12g，黄柏、泽泻、丹皮、栀子炭、蒲黄炭、淡竹叶、木通、川牛膝、麦冬各 10g，生石膏 20g，甘草梢 6g。3 日后复诊，服上方后诸症消失。恐其复发，上方叠进 3 剂。随访至今未发。[8]

按：《景岳全书·卷十三》曰："衄血虽多由火，而惟于阴虚者为尤多，正以劳损伤阴，则水不制火，最能动冲任阴分之血。"3 例患者皆为阴虚火旺之候，故均用知柏地黄丸为主加减治疗，然前 2 案皆系老年患者，出血量相对较少，势缓，故用丸剂缓图，而后者系青年男性，病势急迫，出血量多，故改丸为汤，以急治之。丸者缓也，汤者荡也，同是一病一证，而病势不同，剂型则不同，功效亦不同，此正是体现了辨证论治的灵活变通精神。鼻衄虽多见于实热证，但属阴虚火旺者亦不鲜见。例 3 病程较长，每于夜间发作，并伴有五心烦热、颧红、腰酸、舌红、脉沉细数等阴虚火旺之象。用知柏地黄汤滋阴降火，合导赤散有导心火下行之意，另加蒲黄炭止血以治标。8 年宿疾，3 剂而愈，足见审证论治之重要。

第三节　喉科病证

一、慢性咽炎

慢性咽炎即咽黏膜的慢性炎症，以咽部不适、发干、异物感或轻度疼痛、干咳、恶心，咽部充血呈暗红色，咽后壁可见淋巴滤泡等为主要临床表现。其主要病因有：①急性咽炎反复发作未能彻底治愈而转成慢性，长期粉尘或有害气体刺激，烟酒过度或其他不良生活习惯，鼻窦炎分泌物刺激，过敏体质或身体抵抗力减低等。②慢性咽炎也可以是某些全身性疾病的局部表现，如贫血、消化不良、大便长期秘结、心脏病、支气管炎、哮喘、肝脏病变、糖尿病及慢性肾炎等。③职业因素，主要多发于嗓音工作者，如教师、演员等。因长期用嗓，刺激咽部，引起慢性充血而致病。

【诊断标准】

（1）病史：常有急性咽炎反复发作史，或因鼻病长期张口呼吸及烟酒过度、环境空气干燥、粉尘和刺激性气体污染等。

（2）症状：咽部不适，或疼、或痒、或干燥感、灼热感、烟熏感、异物感等；刺激性咳嗽，晨起用力咳出分泌物，甚或作呕。病程2个月以上，常因受凉、感冒、疲劳、多言等原因所致。

（3）检查：咽部慢性充血，呈暗红色，或树枝状充血；咽后壁淋巴滤泡增生，或咽侧索肿大；咽黏膜增生肥厚，或干燥、萎缩、变薄，有分泌物附着。

具备上述症状及1项或1项以上检查所见，即可诊断。

中医辨证分虚火上炎证，肺脾气虚证，痰热证，痰瘀互阻证4型。

【临床应用】

黄春荣[9]2001～2005年运用加味知柏地黄汤配合复方天仙胶囊治疗慢性咽炎56例。均为门诊病人，男29例，女27例。治疗方法：加味知柏地黄汤。药物组成：山茱萸10g，熟地黄20g，怀山药15g，牡丹皮10g，茯苓10g，泽泻6g，知母10g，黄柏10g，牛膝10g，沙参10g，麦冬10g。加减：伴咽痒咳嗽，加前胡、百部；咽中异物感较重，加厚朴、枳壳；咽部暗红较甚加丹参、玄参。日1剂，水煎服。25天为1个疗程。复方天仙胶囊，日3次，每次2粒。结果：56例经1个疗程治疗后，显效36例，好转20例，无效0例。

李卓玲[10]等运用中医药治疗慢性咽炎31例。其中缓解期采用知柏地黄汤加减治疗。全部患者共31例，男性19例，女性12例；年龄

28～40 岁 8 例，41～50 岁 9 例，51～68 岁 14 例。病程短于 1 年者 18
例，1～2 年者 10 例，超过 2 年者 3 例。急性期患者素有慢性咽炎，复
外感邪气，郁而化热，致症状加重，症见干咳少痰，恶寒发热，咽痛明
显，此时宜疏风清热，养阴润肺，方用银翘散加玄参 15g、麦门冬 10g、
山豆根 10g。缓解期咽喉疼痛减轻，但仍刺激性干咳，咽喉干涩不适，
用中药清热解毒之剂不见好转，方用知柏地黄汤加蒲公英 15g、玄参
15g。平时畏寒易患外感者，加制附片 6g、肉桂 3g，去知母、黄柏；心
烦失眠、急躁易怒者，加黄连 6g、栀子 6g。经过上述治疗的慢性咽炎
患者，随访观察，不但咽炎痊愈，而且全身症状都得到改善。但治疗的
同时，须慎起居，节房事，忌烟酒，忌食辛辣刺激性食物，并保持口腔
卫生。结果：显效 18 例，好转 12 例，无效 1 例，总有效率 96.8%。

陈晓梅[11]采用知柏地黄丸合黄氏响声丸治疗慢性咽炎。全部患者
46 例均为门诊慢性咽炎患者，职业分别为教师、学生和机关干部。均
在门诊经西医全身抗感染治疗无效。随机分为 2 组，治疗组 23 例，其
中男 11 例，女 12 例；对照组 23 例，其中男 10 例，女 13 例；平均年
龄 41 岁。2 组各指标经统计学处理无显著性差异（$P > 0.05$）。所有患
者停用抗生素及其他药物。治疗组予中成药知柏地黄丸 8 丸/次，每日
3 次；黄氏响声丸 20 丸/次，每日 3 次。1 周为 1 个疗程，共 4 个疗程。
对照组予复方硼砂漱口液（成分：硼砂、碳酸氢钠、液化酚、甘油、水
等）含漱，每日 6 次，亦治疗 4 周。治疗期间忌辛辣饮食。结果：治疗
组治愈 8 例，显效 9 例，好转 4 例，无效 2 例，总有效率 91%；对照组
治愈 4 例，显效 5 例，好转 7 例，无效 7 例，总有效率 78%。2 组总有
效率比较有显著性差异（$P < 0.05$）。

刘伟萍[12]运用知柏地黄汤合黄昏汤治疗慢性咽炎引起的咳嗽。全
部 85 例患者随机分成 2 组。中药组 42 例，男 15 例，女 27 例；西药组
43 例，男 21 例，女 22 例。治疗方法：中药组采用知柏地黄汤合黄昏汤
为主方：知母 9g、黄柏 6g、淮山药 15g、丹皮 9g、山萸肉 9g、熟地
20g、茯苓 12g、泽泻 12g、合欢皮 30g。咽痒咽痛者，去山萸肉，加金
银花 9g、玄参 15g、浙贝 12g；咽干者加沙参 15g、白芍 12g、枸杞子
15g；咽异物感者，去知母、山萸肉，加制首乌 15g、姜半夏 9g、白芍
12g、佛手片 9g；咳嗽有痰者，去山萸肉、熟地，加杏仁 10g、桔梗
10g、姜半夏 9g。西药组用抗生素，超声雾化吸入。2 组用药至症状不
再改善。结果：中药组平均治疗 9 天；慢性咽炎治愈 5 例，好转 34 例，
无效 3 例，总有效率 92.86%；咳嗽控制 5 例，显效 19 例，好转 14 例，
无效 4 例，总有效率 90.48%。西药组平均治疗 6 天；慢性咽炎治愈 2

例，好转 15 例，无效 26 例，总有效率 39.53%；咳嗽控制 2 例，显效 9 例，好转 12 例，无效 20 例，总有效率 53.49%。

【病案举例】

（1）方某，女，26 岁。1992 年 8 月 20 日就诊。患者产后 20 天，因外出受寒，遂感身体不适，发热，夜间较甚（体温高达 39℃），咽部灼痛，饮食咽下痛楚，声哑伴有轻度咳嗽，咳泡沫样痰。查：咽部充血（＋＋＋），双侧扁桃体肿大，表面有脓样黄白色小点。西医诊为：急性化脓性咽喉炎。给予 10% 葡萄糖注射液 500ml 加红霉素和氯霉素静脉滴注 3 天，效果不显后改用青霉素肌注，口服先锋霉素 2 天，无效。刻诊：面色苍白，小便黄，大便未解 3 天。舌质淡、尖红苔薄白稍黄，脉沉细数。证属营血不足，虚火上炎，治以健脾养血，滋阴降火。处方：知母、牡丹皮各 10g，黄柏、山药、山茱萸、泽泻各 15g，茯苓、熟地黄各 20g，岗梅根 25g。水煎服。同时配双料喉风散喷喉，服药 3 剂后症状消失，随访无复发。[13]

（2）吴某，男，45 岁，自述间断性干咳，喉痒 2 年余，感冒后症状反复发作，曾服用抗生素、止咳糖浆等，治疗效果欠佳。检查咽部黏膜充血明显，咽后壁淋巴滤泡增生。患者精神疲倦，腰膝酸软，干咳音哑，舌质红少苔，脉细数。证属肺肾阴虚，燥灼津液，虚火上炎。治以滋阴降火，润肺利咽。方用知柏地黄汤加玄参 15g、麦门冬 10g、桔梗 10g。服用上方 6 剂后，干咳、喉部痛痒症状基本消失，上方去知母、黄柏，再服 6 剂后诸症皆消失，为巩固疗效再进上方 4 剂，随访半年未见复发。[10]

按：心、肝、肺、肾、胃诸经络均通过咽喉部，故脏腑病变均可累及咽喉，而慢性咽炎的发病与肾脏关系最为密切。肾水亏损则相火无制，逆冲于上，熏灼咽喉，是以咽干涩而痛。前患者因产后血虚，复感外邪，阴血不足为本，火热上炎为标，治以知柏地黄丸滋阴降火，岗梅根为冬青科植物梅叶冬青的根，苦甘寒，清热、生津、活血、解毒，治感冒、头痛眩晕、热病燥渴、痧气、热泻、肺痈、咳血、喉痛、痔血、淋病、痈毒、跌打损伤。患者产后，不宜用大苦大寒之品，故用之。后患者表现为慢性咳嗽，方中加入玄参、麦冬、桔梗清热养阴利咽，再加甘草为玄麦甘桔汤，为治疗慢性咽炎、咳嗽之验方。

二、慢性扁桃体炎

慢性扁桃体炎多由急性扁桃体炎反复发作或因隐窝引流不畅，而致扁桃体隐窝及其实质发生慢性炎症病变，也可发生于某些急性传染病之后。主要症状是反复发作急性扁桃体炎。也有部分患者无明显急性发作史。表现为经常咽部不适，异物感、发干、痒，刺激性咳嗽，口臭等症状。儿童过度肥大的扁桃体可引起呼吸、吞咽、语言障碍。若伴有腺样体肥大可引起鼻塞、鼾声及卡他性中耳炎症状。由于经常咽下分泌物及隐窝中的细菌毒素，可致消化不良、头痛、乏力、低热等症状。扁桃体切除术为有效疗法，其他如隐窝冲洗、电灼、免疫疗法等疗效尚不确定，只对手术禁忌者可酌情采用。中医临床以辨证论治为主，常见的证型有肺阴亏虚型和肾阴虚损型。

【病案举例】

程某某，男，54 岁，干部。1982 年 4 月 7 日初诊。患扁桃体炎 15 年，反复发作，屡治不愈。7 天前复作，曾就医服中西药物未效。症见精神疲乏，头晕耳鸣，虚烦不眠，腿足发冷，咽部干燥不适，有异物感。舌质红嫩，咽腭弓、舌腭弓暗红，扁桃体肥大微红，脉细而弱。诊为慢性扁桃体炎。辨证属阴虚火旺，虚火上炎。治以滋阴降火，清利咽喉。拟知柏地黄丸加味：知母 12g，黄柏 12g，山药 12g，山萸肉 12g，茯苓 9g，泽泻 9g，丹皮 12g，玄参 16g，山豆根 12g，桔梗 12g，牛蒡子 12g。3 剂。4 月 11 日二诊：药后症情不减。余斟酌再三，患者年逾半百，起病十年有五，加之以往发病之后，多投苦寒泻火之品，势必形成命火式微，阳气无根，虚火上炎之证。于上方中加肉桂 4.5g，以冀引火归原。3 剂。4 月 14 日三诊：服药 3 剂，咽中无干燥不适和异物样感，痒痛消失，余症悉减。虚火有下降之趋，阴阳呈平调之势。药合病机，投原方 5 剂，巩固疗效。随访 1 年，未见复发。[14]

按：患者久病，阴阳两虚，兼有虚火上炎，先用知柏地黄丸滋阴降火，佐以清热利咽之品，以降其热；复用肉桂引火归原，成阴阳双补之方而收效。此亦阴阳互根之意。

第四节　口腔科病证

一、复发性口腔炎

慢性复发性口腔溃疡属中医"口疮"范畴，又名"口疳"，临床分为虚、实二证，实证多因过食辛辣或嗜饮醇酒，以致心脾积热，生湿化火，循经上攻，熏蒸于口而生疮，《景岳全书·口疮》曰："口疮，凡三焦内热等证……火之甚者，宜凉膈散主之"。凉膈散以连翘、栀子、黄芩、生地清热解毒，清上炎之火，清心脾积热；薄荷载药上行并疏邪散火；木通、竹叶、甘草使湿热从小便而出；大黄、芒硝泻火解毒，达

"釜底抽薪"之效；白术健脾化湿，一则助湿化，再则防止寒药损伤脾胃。虚证多因素体阴虚，肾水不足，心火上炎，灼于口腔，如《杂病源流犀烛·口齿唇舌病源流》云："……虚火上炎，亦即口糜……阴亏火乏亦口糜"。方中知柏地黄汤、沙参、玄参、连翘，滋补肾水，清降心火，交通心肾，少加肉桂，引火归原，使虚火平，心火降，而达阴平阳秘。

西医学对复发性口疮的病因及发病机制尚不完全清楚，但研究表明该病与消化系统疾病、精神因素、内分泌紊乱、遗传因素等有关。中医理论认为：复发性口疮是因七情内伤，素体虚弱，外感六淫之邪，致使肝郁气滞，郁热化火，心火炽盛，胃火上攻，心肾不交，虚火上炎熏蒸于口腔而发病。临床上女性患者常表现为月经期和更年期发病，伴精神抑郁，心烦易怒，胸胁郁闷，口苦咽干，失眠不寐，月经紊乱，头晕耳鸣，腰膝酸软，潮热盗汗等症状。根据其证候可分为肝郁蕴热和肝肾阴虚二型，分别采用清肝解郁和滋阴清热治疗，结果表明：采用中医辨证治疗本病，对控制溃疡的复发，延长间隙期和改善局部症状等方面均有较好的疗效。

【临床应用】

徐兆新[15]采用中医辨证治疗复发性口腔溃疡。其中辨证属肝肾阴虚者，予知柏地黄汤、逍遥散加减。全部患者46例均为口腔科门诊患者。随机分为2组：治疗组22例，年龄19～50岁；病程5个月～8年；月经期前后发病者14例，更年期发病者8例，对照组24例，年龄21～52岁；病程6个月～6年；月经期前后发病者17例，更年期发病者7例。两组年龄、病程、发病特点等资料均无显著差异。治疗组采用中医辨证治疗。肝郁蕴热型，治宜清肝解郁，方用龙胆泻肝汤、柴胡疏肝散加减；肝肾阴虚型，治宜滋阴清热，方用知柏地黄汤、逍遥散加减：黄柏6g，知母9g，生地9g，山萸肉9g，玄参9g，当归9g，白芍9g，女贞子9g，旱莲草9g，甘草6g。水煎服，每日1剂，分2次服。对照组采用复方硼酸溶液含漱，4次/日；溶菌酶含片20mg，3次/日；维生素C 0.2g，3次/日；复合维生素B，每次1片，3次/日。治疗组以15天为1个疗程，对照组以7天为1个疗程，两组病人均治疗2个疗程。结果：治疗组22例中显效11例（50.0%），有效8例（36.4%），无效3例（13.6%），总有效率86.4%；对照组24例中显效6例（25.0%），有效8例（33.3%），无效10例（41.7%），总有效率58.3%。治疗组疗效显著优于对照组（$P < 0.05$）。

杨欣[16]采用中医辨证施治的方法治疗慢性复发性口腔溃疡50例。

证分虚实，虚证采用知柏地黄汤加减。50 例均为门诊患者，男 28 例，女 22 例；年龄最小 6 岁，最大 72 岁；复发频率为每月 1～4 次不等；病程最短 1 周，最长 5 年。中医辨证为实证治以清热解毒、消肿止痛为主，方拟凉膈散合导赤散加减。虚证以滋阴降火为主，方用知柏地黄汤加减，方药：知母、黄柏、生地、山药、山茱萸、泽泻、茯苓、丹皮、肉桂、沙参、玄参、连翘。服药 7 剂为 1 疗程。结果：治愈 29 例，显效 17 例，无效 4 例。总有效率 92%，一般服药 1 疗程可治愈，最多服药 4 疗程。

【病案举例】

（1）周某，女，36 岁。1996 年 8 月 23 日初诊。自诉口腔溃疡反复发作数年余，平素喜食辛辣，每遇劳累、情绪紧张即复发，本次复发已有 1 周，症见口舌生疮，疼痛难忍，伴五心烦热，夜寐不安，大便干结，小便黄赤，舌质红，苔黄，脉滑数。诊断：口疮（阴虚湿热型）。治宜养阴清热利湿，方用知柏地黄丸 8 粒口服，1 日 3 次。服药 1 周后，溃疡面缩小，疼痛减轻，继服 1 周，溃疡愈合，余症悉平，改服六味地黄丸以善其后，随访 1 年无复发。[17]

（2）赵某，男，52 岁。1994 年 3 月 25 日初诊。患者自述口腔溃疡 5 年，每年 3 月份开始，历时数月，疼痛难忍，影响饮食。曾给予冰硼散、维生素 B_2、吴茱萸敷足心等办法，疗效甚微。刻诊：口腔黏膜、舌、齿龈有数个豆皮大小的溃疡面，周围红润，上有白色假膜；伴五心烦热，盗汗，腰膝酸软，舌质红，苔干，脉细数。辨证为肾阴亏虚，水亏火旺，口失所养，选知柏地黄丸，每日 2 次，每次 6g。连续服用 45 天，口腔溃疡逐渐愈合。随访 2 年未犯。[18]

（3）患者，男，60 岁。2000 年 4 月 20 日初诊。2 个月前，因发热、咽痛、咳嗽在门诊静脉点滴青霉素及内服疏散风热、清热解毒的中药 1 周，"感冒"诸症消失，但出现口舌溃烂，多次就诊，使用抗生素、维生素及清热解毒泻火的中药治疗，但病情时好时坏，反复发作。就诊时见口中灼痛，疼痛难忍，近日吞咽、吃饭尤甚，连说话亦觉疼痛难支，伴口渴、心烦难寐。查牙龈、舌根、舌底部有黄豆大的溃疡点，共 4 处，表面有少许黄色分泌物，四周潮红。患者身材瘦小，舌质嫩红，中有裂纹，苔微黄腻，脉细数。诊为口疮，证属阴虚火旺，兼湿热内盛。治宜滋阴降火，清热祛湿。处方：知母 10g，黄柏 10g，山茱萸 10g，生地黄 15g，泽泻 12g，牡丹皮 10g，茵陈 15g，石菖蒲 10g，生石膏 30g，天花粉 10g，石斛 10g。2 剂，水煎服。外用西瓜霜喷剂喷患处。复诊时，口腔溃烂处疼痛明显减轻，周围红晕变淡。续服 3 剂，疼痛消除，口腔溃烂处已愈合，予知柏地黄丸1盒以善后。随访半年多未见复发。[19]

按：慢性口腔溃疡多为虚证，或因阴虚火旺，虚火上炎；或因阳虚，虚阳浮越于上。本3例患者，发病或数月或数年不等，后2例患者应用清热降火之品而效果甚微，且阴虚火旺之证候明显，应不难判断。例1诊断当中认为患者兼有湿热，应兼用清热利湿之法，然并未于用药当中体现。仅从病案所描述的表现看，湿热表现并不明显，有待进一步探讨。

二、慢性牙龈炎

慢性牙龈炎是由牙垢、牙石长期刺激所致。由于食物和碎屑很容易嵌塞在牙缝和龈袋内，唾液中的钙盐也就很容易沉积在这些地方，多种厌氧菌更以此为温床而大肆繁殖。慢性牙龈炎的主要症状是牙龈出血。病因有下列几种：①口腔卫生较差，牙面上有牙垢及牙石堆积。②牙齿排列不齐，如个别牙错位，常可引起食物嵌塞和软垢的堆积，刷牙和漱口难以消除污物，导致慢性牙龈炎的发生。③活动假牙和正畸装置的基托、金属全冠的边缘不贴合、固定桥的桥体接触牙龈过紧、充填物的悬突边缘等，不仅直接压迫和刺激牙龈，而且是牙菌斑最易聚集之处，进一步钙化为牙石，经常会引发慢性牙龈炎。④有慢性鼻炎的患者，由于鼻呼吸困难而代以口呼吸，逐渐养成口呼吸习惯。

本病属于中医学"齿衄"范畴，又称"牙宣"。多由胃火上炎、灼伤血络或肾阴亏虚，虚火内动，迫血妄行所致。辨证应辨清出血属实属虚。主要证型有：①胃火内炽型齿衄。一般出血量较多，血色鲜红，伴牙龈红肿，口臭，口干欲饮，头痛，便秘，舌红苔黄，脉滑数。治宜清胃泻火，凉血止血，方用清胃散加味。②阴虚火旺型齿衄。出血量较少，血色较黯淡，伴齿摇而浮，头晕目眩，耳鸣，腰背酸楚，口干不欲饮，舌红少苔或无苔，脉细数。治宜滋阴降火，凉血止血，方用六味地黄丸加味。

【病案举例】

（1）戴某，女，55岁。1994年3月18日就诊。牙龈肿痛反复发作4年，多次用西药消炎止痛仍不能根治。刻诊：牙龈肿痛10余天，不能咀嚼硬物，齿龈疏松肿痛，此为病久及肾，虚火上炎，非从肾论治不能奏效。病在上，治之下，法以滋阴降火合清热泻火。以知柏地黄汤加味：知母10g，黄柏10g，生地、熟地各10g，山萸肉10g，丹皮10g，茯苓10g，泽泻10g，骨碎补10g，白蒺藜10g，大黄6g，地骨皮30g，连翘 15g。上药共服 12 剂，痊愈。[1]

（2）患者，男，54 岁，干部。诊断为慢性肾小球肾炎，慢性肾功能不全，尿毒症期，肾性贫血，肾性高血压。患者病情转入尿毒症期后，维持血透，每周 2 次，经常牙龈出血、色红，伴牙龈灼痛，辨证为阴血亏耗，虚火上炎所致，经长期服用知柏地黄丸 10g，每日 3 次，牙龈出血发生率明显减少。出血时伴口干口苦，加服牛黄解毒片 2 片，每日 3 次，牙龈出血能立即缓解。[20]

按：齿为骨之余，肾主骨生髓，肾阴不足，阴虚火旺，虚火上炎，则见牙龈出血、肿痛等症。案 1 患者兼有齿龈疏松，系肾阴不足，精不生髓，而骨失所养。案 2 患者系慢性肾功能不全的透析患者，因限制水的摄入量，故不可用汤药而改以丸药。

四、牙周炎

牙周炎是侵犯牙龈和牙周组织的慢性炎症，是一种破坏性疾病，其主要特征为牙周袋的形成及袋壁的炎症，牙槽骨吸收和牙齿逐渐松动，它是导致成年人牙齿缺失的主要原因。本病多因为菌斑、牙石、食物嵌塞、不良修复体、咬创伤等引起牙龈发炎肿胀，同时使菌斑堆积加重，并由龈上向龈下扩延。由于龈下微生态环境的特点，龈下菌斑中滋生着大量毒力较大的牙周致病菌，如牙龈类杆菌、中间类杆菌、螺旋体等，使牙龈的炎症加重并扩延，导致牙周袋形成和牙槽骨吸收，造成牙周炎。

牙周炎治疗分 4 阶段。第一阶段为基础治疗阶段，选用牙周病常规的治疗方法，清除或控制临床炎症和致病因素，包括口腔自洁，拔除预后差和不利修复的牙，"龈上洁治，龈下刮治"以清除菌斑、牙石，选用抗菌药控制炎症，咬颌调整等。第二阶段为牙周手术治疗和松动牙固定。第三阶段为永久性修复治疗，一般手术后 2～3 个月后进行。第四阶段为复查复治阶段，每半年次，包括检查菌斑控制情况，卫生宣教，拍片检查，以进一步拟订治疗计划。

中医学认为，"齿者骨之所终，髓之所养，肾主之。"本病病因分为内因和外因，内因就是肾虚，外因就是湿热，发病的脏腑在肾和肠胃，现代人往往由于工作压力大，劳倦过度，饮食不节，嗜食厚味，或饮酒无度，造成机能失调，循经上犯，引起牙龈红肿、出血。

【临床应用】

金小琴[21] 等运用知柏地黄汤加减治疗牙周炎。全部病例 100 例，男 44 例，女 56 例，年龄 20～55 岁，均有牙周红肿、出血、疼痛等症状，牙周袋在 4mm 左右，松动度Ⅰ°～Ⅱ°，随机分为对照组和用药组各 50 例。2 组病例采用牙周病的常规治疗及基础治疗，包括教育病人正确的刷牙习惯，拔除预后极差的病牙及多生牙，施行完善的龈上洁治，龈下刮治和根面平整，对于炎症较重的应用螺旋霉素＋灭滴灵口服 1 周，调整咬颌。中药组：根据病人的全身情况，辨证施治，用知柏地黄汤加减，连服 15 天。结果：中药组 1 周后疼痛不适完全消失，刷牙不出血，半月后第 1 次复诊，牙齿松动度减小，牙齿色泽恢复红润，牙周袋消失，3 个月复诊，牙龈色泽恢复，点彩出现，牙齿稳固，X 线显示：牙周膜重新附着，牙槽骨无新吸收，半年后复查，无 1 例复发牙周炎。对照组半月后复诊，自觉疼痛、过敏不适减轻，牙龈红肿、牙周袋变浅。3 个月后复查，牙龈色泽恢复正常，牙周袋消失，X 线检查：牙周膜重新附着，半年后复查有 14 例患者不同程度重患牙周炎。

五、舌痛

【病案举例】

韩某某，男，65 岁，煤矿退休工人。1993 年 11 月 9 日就诊。自诉舌痛 1 月余，昼日需口含凉水，以缓其痛。曾治疗半月无效（用药不详），转请中医治疗，舌痛依然。查：其舌不红、不肿，舌体及口腔内无溃疡，舌上有薄黄苔而水滑。大便干，小便少而黄，余无不适。有五心烦热，夜间盗汗。此乃肾阴虚，肾水不能上济心火，而至虚火浮越于上。以知柏地黄汤加味治之。处方：熟地、茯苓、花粉、山萸肉各 15g，山药、知母、黄柏、丹皮、生枣仁、百合各 10g，泽泻 30g。3 剂，水煎服，日 1 剂。服药 2 剂，病告痊愈。[22]

按： 舌痛一症，临床以心经有热，胃火上越多见，本患者无红肿见证非则实热。五心烦热，夜间盗汗系阴虚见证，而昼日需口含凉水，缓解疼痛，则为有虚火的表现。因而以知柏地黄丸滋阴降火，加枣仁、百合养心肺之阴，盖舌为心之苗窍也。

第五节　眼科病证

一、周期性球结膜下溢血

结膜小血管破裂出血聚于结膜下称为球结膜下出血，中医称为"白睛溢血"。初期呈鲜红色，以后逐渐变为棕色。一般 7～12 天内自行吸收。出血量大时，可沿眼球全周扩散。如果反复发作，应特别着重全身系统疾病的检查。本病轻者一般可以自愈，初起宜冷敷，3 天后可酌情热敷。由剧烈呛咳、呕吐、外伤、酗酒等所致者，主要针对病因治疗。

【病案举例】

周某某，女，46岁，农民。1985年11月30日初诊。患者3年来经期忽前忽后，经量较多、色鲜红，且每至经行，必伴双眼球结膜下溢血，经行结束，则球结膜出血吸收。平时常觉口干，腰酸。曾在某医院诊为"子宫内膜异位症"，经中西药治疗，效果不显。体检无异常发现。化验室检查：血色素90g/L；血沉20mm/h；白细胞9.8×10^9/L，中性粒细胞65%，淋巴细胞24%；红细胞3.5×10^{12}/L；血小板110×10^9/L，尿常规示红血球（＋）。X线胸透正常。眼科检查：双眼视力1.2，球结膜血管扩张，结膜下鲜红色出血，遍及整个白睛，余未检见明显异常。诊断：周期性球结膜下溢血。中医辨证属肝肾不足，冲任失调，虚火上冲，经血逆行。治当滋肝益肾，调理冲任，潜降虚火。处方：生熟地、枸杞子各15g，淮山药、茯苓、白术、白芍、牛膝、香附、侧柏叶、藕节各10g，甘草6g。并口服维生素C、维生素K_3。局部滴用消炎眼药水。上方服6剂后，改服知柏地黄丸。嘱患者每次月经来潮时复诊。12月24日二诊：经行已3天，经量较前减少，然球结膜下溢血仍较多，上方续服6剂，余药照用。1986年1月30日三诊：经量接近正常，球结膜下溢血减少。上方续服6剂，停服知柏地黄丸及西药。3月28日四诊：经量恢复正常，自觉症状消失，球结膜下溢血未发。上方续服5剂以巩固疗效。半年后复诊，眼疾未再复发，月经正常。[23]

按：本患者反复发作，且与月经周期有关。月经的生发与天癸、冲、任、肝、肾密切相关，肾阴不足，虚火上炎，迫血妄行而出血。经期阴血下行，则肾中精气更亏，故发病于斯。方中除知柏地黄丸滋阴降火以固本外，加入牛膝引血下行，加入侧柏、藕节凉血止血，标本兼顾，方为万全。

二、翼状胬肉

翼状胬肉是睑裂部球结膜及结膜下组织变性、肥厚、增生，向角膜内发展，呈三角形，如翼状，故名。翼状胬肉可分为2种类型。①进展型：胬肉的颈部宽大，新生血管多，充血，肥厚，体部呈三角形向两侧伸展，头部明显隆起，长入黑眼珠表面，甚至遮挡瞳孔。②静止型：胬肉长到黑眼珠边缘上就停止了，不充血，微红色，头部扁平，颈及体部较薄，处于相对静止状态，但不自行消退。治疗可局部滴用眼药，减轻充血。必要时手术切除。对一些较小的暂不宜手术的进行期翼状胬肉可应用抗生素眼药及皮质类固醇眼药联合应用，对减轻炎症反应有效。翼状胬肉切除术后为预防复发，可应用塞替哌滴眼液、四环素可的松眼膏等局部滴用。本病中医学称"攀睛"，临床常分为 3 型：心肺风热型，脾胃实热型及阴虚火旺型。

【临床应用】

曹小玲[24]以中西医结合方法治疗翼状胬肉 40 例。其中中医辨证属阴虚火旺型者用知柏地黄丸加减。40 例患者中男 12 例，女 28 例；单眼发病者 30 例，双眼发病者 10 例；进行性胬肉 21 例，其中术后复发者 8 例，静止性胬肉有碍美者 19 例；年龄均在 28～65 岁。治疗采用局部注药加内服中药。西药：博来霉素混合液局部注射。组成：博来霉素 2mg（2000U）、泼尼松龙 0.5ml（肥大者 1ml）、2% 利多卡因 0.5ml 混合摇匀。中药：分型辨证给药，心肺风热型，治以祛风清热，方用栀子胜奇散加减；脾胃实热型，方用泻脾除热饮加减；阴虚火旺型，方用知柏地黄丸加减，组成：知母、黄柏、淮山药、茯苓、泽泻、丹皮各 10g，熟地黄 20g，山萸肉 15g。失眠显著者加麦冬、五味子、酸枣仁。均为 1 剂/日，水煎，分两次服。7 天为 1 疗程。结果：治愈 13 例，好转 22 例，无效 5 例。总有效率 87.5%。

【病案举例】

张某，女，55 岁。患右眼翼状胬肉 5 年，视力正常，胬肉头部接近角膜缘，轻度充血，自觉痒涩不适，时轻时重，心中烦热，口舌干燥。中医辨证属阴虚火旺，给知柏地黄丸内服 7 天，局部注射博来霉素混合液 1 次，7 天后复查，胬肉明显缩小，充血减轻，有棕黄色垩状物沉着，继服中药 7 天，2 月后复查，眼球运动良好，视力正常，胬肉不充血，头体变薄变小，趋正常结膜外观，半年后复查，未见胬肉继续生长。[25]

按：通常认为，中医善于治疗功能性疾病，而类似翼状胬肉这样的组织结构类的疾病，则中医不能治疗，或是疗效不如西医。但是在临床实践当中，很多器质性疾病中医同样可以取得很好的疗效。应当尽量掌握这类方法。在临床实践当中，为病人选择最适当的方法。有些疾病尽管采用西医手术的方法可以更迅速的解决，但是手术创伤较大，费用较高，这时选择中医中药进行治疗，不失为一条良策。

三、蚕食性角膜溃疡

蚕食性（或慢性匐行性）角膜溃疡，也称 Mooren 氏角膜溃疡。本病在临床上比较常见，但由于病因不清，病情顽固，且无特效的治疗方法，迄今仍被视为一种极为严重的致盲性眼病。初起于睑裂区角膜缘部，由浅层灰色浸润发展成边缘性溃疡，并逐渐向角膜中央部匐行扩展。经 2～3 周后，溃疡的进行缘出现潜掘状犁沟与稍隆起的悬边，呈现蚕蚀性。随着潜掘状溃疡缘向前推进，遗留的溃疡基底逐渐由来自角膜缘的新生血管性组织和上皮所覆盖，表面不平，略呈咬凿状，间有肉芽组织隆起和散在浸润小灶。从病变开始，表现为严重的主觉症状，剧烈的疼痛、畏光、流泪。疼痛常沿三叉神经眼支分布区域放射，局部滴用麻醉剂及口服止痛药均不易缓解症状。良性型多见于老年人，多为单侧，穿孔者少，治疗反应好。恶性型多见于年轻人，进展快，3/4 病例为双侧性，1/3 病例角膜穿孔，治疗反应差。良性病例用割烙术或球结膜筋膜切除，大部分病例可治愈。恶性型治疗困难，可用免疫抑制剂如环磷酰胺、环孢霉素 A 等治疗，但副作用大。中医临床辨证主要辨寒热。常见证型有肺肝风热者，治宜祛风清热，如加味修肝散；肝胆实火者宜泻火解毒，如龙胆泻肝汤；肝胆火炽复外感风热者，宜祛风清热、泻火解毒，如四顺清凉饮子；气滞血瘀、肝胆伏热者，治宜行气活血、清热解毒，如归芍红花散；肝寒阳虚者宜温肝补阳散寒，如当归四逆汤。

【病案举例】

(1) 患者，男，54 岁。因左眼红痛、怕光流泪，视力下降半个月，于 1992 年 11 月入院。右眼视力 1.0；左眼视力 0.3，混合充血，颞侧角膜缘 7 点～11 点方位角膜有一弧形溃疡，宽 3mm，深至基质 1/3 深度，向中间进行，边缘呈穿凿蚕食状，附近角膜水肿。血尿常规及胸部 X 线检查正常，类风湿因子阴性，血沉及抗 "O" 均在正常范围。全身未发现胶原血管性疾病。按蚕食性角膜溃疡治疗，经可的松点眼、阿托品散瞳、口服多种维生素、热敷等治疗未见好转。准备做局部球结膜筋膜切除及板层角膜移植。术前仔细检查眼前节发现有房水闪光，虹膜睫状体亦有炎症反应，顾虑单纯手术治疗不一定成功。随即中医辨证论治。患者头晕耳鸣、记忆力减退、腰膝酸痛、手足心热、口干舌红、脉细，证属肝肾阴虚火旺。给予知柏地黄汤：知母 10g，黄柏 12g，生地 14g，山药 12g，山茱萸 10g，泽泻 10g，牡丹皮 8g，每日 1 剂，水煎，分 2 次服。西药用阿托品点眼及口服维生素。服 15 剂后角膜溃疡修复愈合，遗留少许浸润及瘢痕，视力 0.6。出院后带药 10 剂继服，随访 5年，溃疡无复发。[25]

(2) 患者，男，51 岁。因右眼红痛、怕光流泪、视力下降 20 天于1996 年 9 月入院。左眼正常，视力 1.2；右眼视力 0.2，混合充血，鼻上方角膜缘 12 点 ~ 4 点方位角膜有一半月状溃疡，宽约 4mm，深至基质浅层，向中间潜行，边缘锐利，邻近结膜增厚。血尿常规检查及胸部拍片无异常，血沉及抗"O"均在正常范围，类风湿因子阴性。全身未发现胶原血管性疾病。用上述西药治疗未见好转。辨证属肝肾阴虚火旺，口服知柏地黄汤 13 剂，维生素继续口服，余停用。角膜溃疡修复，视力 0.7，出院后继服中药 12 剂，随访 3 年未见复发。[25]

按：肾者主水，受五脏六腑之精而藏之，五脏六腑之精皆上注于目。因而，肾精的充足与目的关系尤为密切。2 例患者皆用知柏地黄汤治疗，且未做加减，正是抓住了中医辨证论治的根本。若不能准确辨证，而只是简单地使用一些明目的眼科用药，是不能取得疗效的。

四、闭角型青光眼

青光眼是眼内压调节功能发生障碍使眼压异常升高引起的视功能障碍，并伴有视网膜形态学变化的疾病。因瞳孔多带有青绿色，故有此名。闭角型青光眼是原发性青光眼中比较常见的一种类型。发病年龄多在 45 岁以上，30 岁以下较少见。由于在发作时，可以出现明显的眼充血现象，故以往称之为"充血性青光眼"。闭角型青光眼的发病过程分 4 个阶段：①发作期；②间歇缓解期；③慢性进展期；④临床前期。闭角型青光眼的发作常有诱因，如情绪波动、脑力或体力过度疲劳、阅读过久或看电视电影等。发作开始时，患者感到有些轻微的眼胀和头痛或者恶心感，白天视物呈蒙雾状（雾视），夜晚看灯光则有虹视（有彩虹围绕灯光）。《审视瑶函》已对本病有所描述："瞳神内有气色，昏朦如青山笼淡烟也，然自视尚见，但比平时光华则昏朦日进，急宜治之，免变绿色。"中医多从发病诱因入手，辨证施治，临床常见的证型有 2 型：肝胆火炽，风火攻目型；阴虚阳亢，风阳上亢型。

【临床应用】

谢静华[26]等于 2004 ~ 2007 年间，运用中西医结合方法治疗闭角型青光眼 48 例。其中中医辨证属阴虚阳亢、风阳上亢型口服知柏地黄丸治疗。全部患者 96 例，分观察组 48 例与对照组 48 例。观察组男 20 例，占 41.67%，女 28 例，占 58.33%；对照组男 22 例，占 45.83%；女 26 例，占 54.17%。对照组采用西医治疗方法：1% ~ 2% 的毛果云香碱眼药水点眼，次数依病情而定。醋氮酰胺口服，药量依病情而定。急性期高眼压给予 20% 甘露醇 250 ~ 500ml 快速静滴，或 50% 甘油合剂口服（1 ~ 1.5g/Kg）。待眼压控制到正常后行抗青光眼外引流手术。观察组在西医方法治疗的基础上，依患者证候对肝胆火炽、风火攻目型口服羚羊钩藤汤 150ml，2 次/日，忌辛辣刺激之品；对阴虚阳亢、风阳上亢型口服知柏地黄丸 9g，2 次/日。结果：2 组对比，观察组的各项主要症状体征阴转时间均较对照组明显缩短，尤其以眼压控制及视力提高大为显著（$P < 0.05$）。

【病案举例】

患者，女，52 岁。左眼胀痛不适，视力下降已半年。兼不能久视，视物易疲劳，眉心重坠，心烦，口苦，大便秘结，失眠健忘。视力：右 5.2，左 4.9，左眼角膜清，瞳孔（-），眼底未见异常。眼压：右 5.5/4 = 2.74kPa，左 7.5/4 = 4.05kPa。舌红绛，脉细弦。诊为阴虚火旺，肝风内动。治宜滋阴降火，平肝熄风。拟方：知柏各 10g、生地 15g、萸肉 10g、山药 15g、丹皮 10g、茯苓 10g、泽泻 10g、枣仁 10g、白芍 10g、龙牡各 15g、磁石 15g、石决明 15g。服药 5 剂后诸症减轻，服药 30 剂后诸症消失，左眼视力为 5.0，眼压：右 5.5/4 = 2.74kPa，左 5.5/4 = 2.74kPa。[27]

按：患者既有不能久视、视物易疲劳、失眠健忘等虚证表现，同时也有口苦、心烦等火热表现。肾藏精，而肝开窍于目，肾虚火旺，引动肝风而发病。故用知柏地黄丸滋阴降火，加入石决明、磁石、龙牡等重镇平肝熄风之品。

五、内因性色素膜炎

色素膜炎是眼科急重症，属难治之病，发病急，变化快，反复发作；并出现严重并发症，严重影响视力，甚至失明。色素膜炎的发病原因和机制相当复杂，涉及有外伤感染，自身免疫等多种因素。主要分为感染性和非感染性 2 大类：①感染性：由细菌、病毒、真菌、立克次体、寄生虫等病原体感染所致。②非感染性：包括外源性和内源性。由于此病病因复杂，无法针对性治疗，目前西医主要运用激素治疗，但容易反复发作，效果很不理想。

本病类似中医学的"瞳神紧小"、"云雾移睛"、"视瞻昏渺"等病。中医学认为本病多因外邪侵袭，或有内热；多与肝、肾、脾三脏功能失调有关。肝为多气多血之脏，主疏泄，开窍于目，肝经风热或肝郁化火，热邪上扰，灼伤眼仁；或嗜好肥甘厚味，酿成脾胃湿热，热邪上蒸于目，熏灼瞳仁；或素体阴虚，病久伤阴，肝肾阴亏，虚火上炎，目睛受损；或由眼部邻近组织病变波及眼内脉络致使气血瘀积。

【临床应用】

王林[28]用中西医结合治疗内因性色素膜炎 112 例。男性 78 例，女性 34 例。西药治疗：全身治疗采用中效糖皮质激素泼尼松，开始采用大剂量（100～140mg/d），上午七八点顿服，每 3 日递减剂量，1 周后改为隔日口服，局部治疗用睫状肌麻痹剂，皮质激素热敷。中药治疗：根据患者具体情况和疾病发展的不同阶段辨证施治。肝胆火炽，用龙胆泻肝汤和还阴救苦汤；风热侵目，用羌活胜风汤；湿热内蕴，用抑阳酒连散；肝肾阴虚，用滋阴地黄丸或知柏地黄丸（汤）加减。结果：112 例治疗后，视力 >0.02 者 52 例。

六、急性视网膜色素上皮炎

急性视网膜色素上皮炎，是一种原发性视网膜色素上皮的急性炎症。多发于青壮年，单眼或双眼均可发病。发病原因不明，根据本病的临床特点和荧光素眼底血管造影所见，目前认为这是发生在视网膜色素上皮的急性炎症病变，且有相当一部分患者的视力很难恢复正常。本病临床表现为视力突然减退，有眼前暗影，视物变形、变小；视野中心暗点；眼底检查见黄斑区，有多个深灰色圆形病灶，四周围绕有白晕，其上视网膜可有扁平浆液性脱离；荧光照影见此斑片能遮盖背景荧光。治疗方面，西医治疗主要用维生素、血管扩张剂及皮质类固醇，到目前为止无特殊有效的治疗。若及时治疗，6～12 周可望恢复，有的病情慢性迁延，时好时坏，持续多年，可部分视力丧失。

本病属于中医"视瞻昏渺"范畴。中医理论认为，"五脏六腑之精气皆上注于目而为之精，精之窠为眼，骨之精为瞳子，筋之精为黑眼"，因而治疗多从补益肝肾入手。

【临床应用】

张玮玲[29] 运用知柏地黄丸加减治疗急性视网膜上皮炎 21 例。全部患者 21 例（23 只眼）均为随机就诊，并经临床确诊为急性视网膜上皮炎患者。其中男 14 例，女 7 例；年龄最小 21 岁，最大 48 岁，平均 37.7 岁。处方：熟地 30g，山药、山萸肉各 15g，茯苓、泽泻、丹皮、知母、黄柏各 10g。失眠者加酸枣仁 15g、柏子仁 10g；有视网膜下积液者加车前子 10g。每日 1 剂，水煎，分 2 次服。结果：痊愈 19 只眼；有效 3 只眼；无效 1 只眼，总有效率为 95.7%。

七、交感性眼炎

交感性眼炎是指一眼穿通伤或内眼手术后的双侧肉芽肿性葡萄膜炎。受伤眼称为"诱发眼"，未受伤眼称为"交感眼"，交感性眼炎即为其总称。病因不明，现认为其发病与感染和免疫因素有关。交感性眼炎在外伤后的潜伏时间，短者几小时，长者可达 40 年以上，90% 发生在 1 年以内，最危险的时间是受伤后 4～8 周。特别是伤及睫状体或伤口内有葡萄膜嵌顿，或眼内有异物更容易发生。其主要临床表现有：诱发眼：眼球受伤后伤口愈合不良，或愈合后炎症持续不退，顽固性睫状充血，同时出现急性刺激症状，眼底后极部水肿，视盘充血，角膜后有羊脂状角膜后沉积物（KP），房水混浊，虹膜变厚发暗。交感眼：起初有轻微的自觉症状，眼痛、畏光、流泪、视力模糊，刺激症状逐渐明显，轻度睫状充血，房水混浊，细小 KP，随着病情发展出现成形性炎症反应，虹膜纹理不清，瞳孔缩小而虹膜后粘连，瞳孔缘结节、瞳孔闭锁，玻璃体混浊，视乳头充血、水肿。周边脉络膜可见细小黄白色类似玻璃膜疣样病灶，逐渐融合扩大，并散布到整个脉络膜，恢复期后眼底遗留色素沉着，色素脱色和色素紊乱，眼底可能出现晚霞样"夕阳红"。对本病的治疗，常于全身及局部给予大剂量皮质类固醇类药物，可较迅速地控制早期症状，但病情常容易反复。

【临床应用】

李元朝[30] 从 1991～1995 年，运用知柏地黄汤治疗交感性眼炎 5 例。全部患者均为男性，年龄最大者 50 岁，最小者 20 岁，平均年龄 38 岁。右眼 2 例，左眼 3 例。治疗方法：中药以知柏地黄汤为基本方，目赤疼痛、房水混浊、角膜后 KP 明显者加柴胡、荆芥、防风、青葙子、木贼等；玻璃体内见大量絮状混浊者加密蒙花、决明子、枸杞、沙苑蒺藜等。以眼前部表现为主者，局部点 1% 阿托品眼药水、0.5% 可的松眼药水；以眼后部表现为主者，加用安妥碘注射液 0.4g 肌注，1 次／日。结果：本组共 5 例，治疗 2 个月后，视力恢复到 5.0 以上者 4 例，恢复到 4.8 者 1 例。所有病例均停药观察 6 个月以上，病情稳定无反复。

【病案举例】

患者，男，50 岁，农民。因右眼穿通伤在当地某个体诊所反复治疗 3 个月，病情无明显好转，反感左眼红赤疼痛，视力剧降，急去正规医院就诊，诊断为交感性眼炎，当即行右眼球内容物挖除术，口服泼尼松片 6 个月，病情反复，每次激素一减量即出现左眼红赤疼痛，视物模糊，于 1993 年 12 月 4 日来本院求治。入院时检查，左眼视力：眼前指数，混合充血（＋＋＋），角膜透明，房水混浊，角膜后 KP 沉着，瞳孔 3mm 大小，四、五点方位粘连明显，眼底难于窥进，来院后立即予知柏地黄汤内服，泼尼松逐步减量直至停药，球结膜下注射散瞳合剂，0.5% 泼尼松眼药水点眼，2 个月后，左眼视力提高到 4.8，随访至今，视力稳定无反复。[30]

按：本案未描述具体证候表现，其用药依据可能与考虑到患者久服激素，致使阴虚火旺有关。且患者年五十，肾气已衰，复因外伤，损伤气血，故用知柏地黄丸滋阴以降火，使得患者视力得到一定程度的恢复。

八、云雾移睛

本证之眼睛外观与常人无异，惟患者自觉有黑影似云雾在眼前浮游漂荡。病名见于《证治准绳·杂病》："谓人自见目外有如蝇蛇、旗旆、蛱蝶、绦环等状之物，色或青黑粉白微黄，看在于眼外空中飞扬缭乱，仰视则上，俯视则下也。"病因病机多因情志所伤，郁久化火；或痰湿内聚，上蒙清窍；或肝肾不足，阴虚火旺，虚火上炎等。本病相当于西医学的玻璃体混浊。

【病案举例】

患者，男，71 岁。左眼前有黑影随眼动而飘动已半月，出现闪光 3 天，兼头晕腰酸，口干，倦怠乏力，胃纳欠佳，大便溏薄。体检见：左眼角膜清，瞳孔（－），晶体轻度混浊，眼底检查见玻璃体混浊。脉细弦，舌红少苔，诊为阴虚火旺，兼有脾虚。治拟滋阴降火，健脾和胃，化瘀消积。拟方：知柏各 10g，萸肉 10g，淮山 15g，茯苓 10g，陈皮 5g，半夏 5g，当归 3g，丹参 10g，石斛 15g，南北沙参各 15g，芡实 10g，龙牡各 15g，生甘草 3g。服药 3 剂，黑影消失，闪光减少。原方继服 3 剂，诸症消失。再服原方 3 剂以巩固疗效。随访 1 年未见复发。[27]

按：患者年迈，精血不足，目受血则能视，故用补肾之知柏地黄丸加减。佐以沙参、石斛以养阴；丹参、当归以养血；芡实、龙牡，收涩。待精血充足则自然视力恢复正常。

九、早期玻璃体积血

本病多因挫伤引起睫状体、脉络膜和视网膜血管破裂，而出现玻璃体积血。开始为少量出血，局限，而后散开。积血多时，整个眼底均不能窥见，依据症状和眼底检查进行诊断。应对患者进行双眼眼底检查，以寻找病因。眼底不能窥见时应进行超声波检查，排除视网膜脱离和眼内肿瘤。也可令患者休息 2 天后，再行眼底检查。出血量少的不需要特殊处理，可等待其自行吸收。怀疑存在视网膜裂孔时，令患者卧床休息，待血下沉后及时给予激光封孔或视网膜冷冻封孔。止血药物和促进血液吸收药物的疗效尚未肯定。伤后 3 个月以上积血仍不能吸收者，可考虑做玻璃体摘除术。若伴有视网膜脱离（B超检查后）应提前手术治疗。

【临床应用】

庞雅菊[31]等用中西医结合治疗早期玻璃体积血（发病时间在3个月之内）。治疗以生蒲黄汤合知柏地黄丸加减：生蒲黄9g，生地9g，丹参12g，丹皮9g，川芎9g，三七粉3g，当归20g，旱莲草15g，知母9g，黄柏6g，云苓20g，泽泻15g，枳壳9g，大黄6g。每日1剂。结果：共治疗20例，显效12例，有效3例，无效5例。

十、视网膜静脉周围炎

本病又称Eales病，多见于青年男性，常两眼先后发病，自觉症状主要为视力突然减退。有的患者在开始数日内感觉视力轻度模糊或有类似飞蚊幻视症状。随后，视力在短期内降至只辨认手指，甚至只存光感。发病轻者可无症状。病因与发病机理尚不确切。可能与结核引起的变态反应有关。脓毒病灶如扁桃体、口腔感染，皮肤脓肿等也与本病有关。其他原因如糖尿病、镰状细胞性贫血、结节病、麻风病、内分泌失调以及蛔虫病、钙及维生素C缺乏等均曾报道与本病发病有关。本病的治疗，首先要查找病因，伴有其他炎症疾病时应予以治疗。药物治疗可给予糖皮质激素口服，或球后注射。新鲜出血时行对症治疗。玻璃体积血基本吸收后，在眼底镜下诊断和眼底荧光血管造影（FFA）指导下，对病变区行光凝治疗，以消除无灌注区、促进新生血管消退、减少出血。对严重玻璃体积血，观察3个月无吸收好转，或发生牵拉性视网膜脱离，应行玻璃体切割术。

中医学认为本症发病多系肺、肝、肾功能异常，或由肺虚气逆，肝郁气结，以及肾虚阴损等因素，导致虚火上炎，灼伤阴分之血，使眼底之血不顺经流注，溢于络外而出血。

【临床应用】

徐富文[32]等采用中西医结合治疗视网膜静脉周围炎。其中中医辨证属阴虚火旺型者，予知柏地黄汤加减。全部16例患者均为男性，年龄最大38岁，最小20岁，平均28.2岁；双眼患者7例，单眼患者9例，共23眼。临床上以阴虚火旺型为多见，此乃热迫血妄行而出血，对于该型采用滋阴降火，方用知柏地黄汤加减：生地24g，山药12g，茯苓9g，泽泻9g，女贞子9g，旱莲草30g，丹皮9g，知母9g，黄柏9g。发病在3周内，眼底所见血色鲜红，加白茅根、侧柏炭、藕节炭；发病在3周后，眼底所见血色暗红，加参三七、花蕊石；出血不吸收，加郁金、丹参；出血吸收，形成机化，加昆布、海藻；反复出血不止，加阿胶、仙鹤草、白及。对于肺肾阴虚型，采用滋水补肺，方用补肺益肾汤加减；对于脾肺气虚型，采用健脾益气，方用六君子汤加减。西药治疗：口服雷米封，每日3次，每次100mg。对玻璃体积血者，每日静脉点滴20%甘露醇1～2次，每次250ml。16例23眼中，最后行激光光凝治疗12例13眼，1例1眼因玻璃体积血机化，行了玻璃体切割术。结果：本组病例经治疗后，出血吸收，视力基本恢复正常者4例5眼；出血基本吸收，视力提高2行以上者8例12眼；玻璃体混浊减轻，眼底模糊可见者3例5眼；治疗期仍反复出血，玻璃体内积血形成机化物而行玻璃体切割术者1例1眼。

【病案举例】

刘某，男，29岁。因做俯卧撑过度用力致右眼突然视物不清已10天就诊。入院时检查：右眼视力手动/眼前，玻璃体见红色反射，眼底窥不清，血、尿、大便常规、胸部摄片均为正常。经辨证为阴虚火旺型，服用知柏地黄汤加白茅根、侧柏炭、藕节炭等。每日1剂，水煎服。另口服雷米封100mg，每日3次，静脉点滴20%甘露醇250ml，每日2次，10天后视力恢复至0.2。继服中药，甘露醇静脉点滴改为每日1次，每次250ml，继过10天后视力恢复至0.6，经行眼底荧光血管造影及视网膜激光光凝后出院。出院20天后复查，视力0.7，视网膜可见激光光凝斑，未见新鲜出血。[33]

按：《灵枢·百病始生》曰："用力过度，若入房汗出浴，则伤肾。"本例患者因俯卧撑用力过度，正和内经之说。肾藏精，肾伤则精不能藏，目失充养而发病。故用知柏地黄丸加凉血止血之茅根、侧柏叶、藕节等收效。

十一、中心性浆液性脉络膜视网膜病变

中心性浆液性脉络膜视网膜病变（简称"中浆病"）是一种常见于中青年男性的眼病，发病年龄多在25～50岁，好发于健康男性，女性较少。可单眼亦可双眼受累。其发病的真正原因和病理机制仍未明了。近年来大量文献和研究对本病的发生、发展，提出了免疫反应及代谢障碍等学说。其主要临床表现有病眼中心视力突然下降，如果原为正视，则裸眼视力一般不低于0.5，最坏不低于0.2，往往出现0.50D～2.50D的暂时性远视。病者自觉病眼视物朦胧，景色衰暗。有的病人还诉有视野中央出现盘状阴影。病眼与健眼相比，视物变小，直线变得扭曲。此种情况，除病者自己有感觉外，用Amsler方格表也容易检出。本病预

后较好、有自限性的特点，但发病后视力明显障碍，且容易复发，可对视功能造成进一步的损害。治疗原则是消除视网膜水肿，改善黄斑区血液循环，促进病理产物的吸收。预防复发是治疗的关键。一般自愈时间为 16～23 周。目前所采用的治疗方法和取得的临床疗效，都是为缩短这一自然过程。如何缩短病变过程、降低复发率及减少视功能的损害是多年来研究的焦点内容。以往认为皮质类固醇治疗对本病具有消除视网膜水肿，缩短病程的作用，然而研究表明激素治疗往往是无效且有加重病情和引起复发的副作用，因而逐渐被弃用。激光光凝可将病程明显缩短至 6～8 周，但因光凝后残留有永久性暗点，也可能发生视网膜下新生血管等并发症，使这一疗法受到限制。

本病属中医学"视惑"及"视瞻昏渺"的范畴。水肿期可分为肝经郁热型和肝肾阴虚型，分别用清热疏风、散郁明目之川芎茶调散加减和知柏地黄丸加减。混浊期一般多以气血双亏型为多见，故以养气养血、柔肝明目之八珍汤加减。恢复期一般以肝肾亏损为多见，故以补养肝肾之六味地黄丸加味。

【临床应用】

郭向明[33]等于 1995 年 12 月～1999 年 2 月间，运用天然 β－胡萝卜素联合中药治疗中心性浆液性脉络膜视网膜病变。门诊中随机选择 36 例（41 只眼）中心性浆液性脉络膜视网膜病变病例，其中男性 27 例，女性 9 例；双眼患者 5 例，单眼患者 31 例；右眼 23 例；左眼 18 例。每例患者用天然胡萝卜素（15mg/粒）胶丸，每次 1～2 粒，每天 2 次，4 周为 1 个疗程。在治疗期间同时服用知柏地黄汤，根据辨证论治及临床分期进行加减，如黄斑水肿明显，加车前子、桂枝，以利水明目；渗出物多时，加石决明、生牡蛎以软坚散结，清肝明目；色素沉着时，加赤芍、丹参、当归以活血化瘀；如有热者加丹参或枸杞子、菊花。患者隔 2 周复查 1 次，检查视力和眼底变化。2～3 个疗程结束后进行荧光素眼底血管造影检查。结果：治愈 29 例（33 只眼），占 80%；显效 5 例（6 只眼），占 14%；无效 2 例（2 只眼），占 6%。36 例（41 只眼）在治疗前荧光造影检查均表现为典型的视网膜色素上皮荧光渗漏。其中 32 只眼表现为墨渍样扩散型；9 只眼表现为吹烟状喷出型。治疗结束复查，视网膜色素上皮荧光渗漏消失或基本消失 33 只眼；变为细小 6 只眼；仍留有细小的扩散型荧光渗漏 2 只眼。随访期为 12～50 个月，平均 34 月。在随访病例中，5 只眼复发，占 13.2%。复发后再次接受天然 β－胡萝卜素治疗，2 只眼治愈，1 只眼好转，2 只眼无效。

李其兴[34]于 2003 年统计了治疗过的 100 例中浆病患者，男 70 例，女30例，年龄20～50岁，平均35岁。治疗方法：肌苷2片，3次/日，连服7天；维生素B₁ 20mg，3次/日，连用7天；ATP 40mg，3次/日，连用7天；丹参3片，3次/日，连用7天。激素应用视情况而定，若水肿明显可加用泼尼松5mg，1日3次，连用7天，然后逐渐减量。如有水肿者，可用知柏地黄汤加减（熟地30g、山药15g、山萸肉15g、茯苓10g、泽泻10g、丹皮10g、知母10g、黄柏10g），或单味蒲公英30g水煎服，连续服用1周。平素注意休息，避免用眼过度，不吃刺激性辛辣食品。结果：治愈90例，显效10例，无无效病例。

【病案举例】

（1）张某，女，42岁。1998年8月2日初诊。右眼视物不清，视物变小，手足心发热，口干。右眼视力4.5，左眼5.0，外眼正常。右眼底黄斑区有轻度水肿，并有大小不等散在黄白色点状渗出物，以下方较多，反射轮可见，中心窝反射消失，脉弦细。诊断为水肿期中心性视网膜、脉络膜病变。证属肾阴不足，相火上炎。用知柏地黄丸加减方，服15剂。8月17日复诊，右视力4.8，仍视物变小，脉弦细，继以前方加羌活、荆芥、防风各9g，服至8月29日，右视力5.0，除视物稍有变小外，其他均恢复正常。眼底黄斑区稍欠清晰，仍有轻度黄白色小点痕迹，中心窝反光清晰可见。服六味地黄丸加味方以善其后。[35]

（2）患者，女，38岁。右眼视力下降，眼前出现圆形阴影，视物变形1周。体检见右眼视力4.7，左眼视力5.2，眼底检见右眼黄斑区水肿，周围有反光轮，中心凹光反射消失。头晕耳鸣，口苦咽干，舌红绛，苔薄白，脉弦细。诊为肝肾阴虚，虚火上炎，治以养肝益肾，滋阴降火明目。拟方：知柏各10g，生地15g，萸肉10g，丹皮10g，茯苓10g，泽泻10g，丹参10g，女贞子15g，麦冬10g，赤白芍各10g，菊花10g，黄芩10g。服药9剂后，右眼视力增至5.0，眼底黄斑水肿消退，视物变形消失。继以知柏地黄丸口服1月以巩固疗效。至今2年未再复发。[28]

按：2例患者皆为阴虚火旺型，前者仅见手足心发热、口干，后者尚有头晕耳鸣、口苦咽干等症，显然后者火热亢盛之象更加明显。因而在治疗时除用知柏地黄丸滋阴降火，又加入菊花、黄芩、麦冬、芍药等养阴清热之品，前者用六味地黄丸善后，后者用知柏地黄丸善后，可见兼症不同，治法用药亦有一定的差别。从细微处体会相同主症下的差异，是临床取得良好疗效的关键。

十二、中心性渗出性脉络膜视网膜炎

中心性渗出性脉络膜视网膜炎是一种自限性眼病，自然病程极为冗长。本病临床表现与中心性浆液性脉络膜视网膜病变有相似之处，但中浆病是以视网膜水肿为主要病变，因而相对预后较好，本病是以渗出为主，因而病情较重。病程经过分活动期、退行期和瘢痕期。①活动期：眼底可见位于黄斑部视网膜深层，灰白色或奶酪色、圆形或类圆形、微微隆起、境界不清的渗出病灶，其边缘有眉月状或不规则环形出血。②退行期：眼底病灶浮肿减轻，境界比较清晰，出血消失。③瘢痕期：病灶浮肿消失，成为灰白色境界清楚的斑块。

【临床应用】

黄叔仁[36]等运用中药治疗中心性渗出性脉络膜视网膜炎。全部患者47例（49只眼），男22例，女25例；年龄17~37岁，平均25.6岁；45例患者为单眼患病，右眼21例，左眼24例，2例双眼短期内先后受害。发病距初诊时间最少半个月，多数在半月至1.5个月之间，少数长达5个月，平均1.57个月。活动期用加减化斑汤：生石膏（每剂100g）、生石决明、生地黄、丹皮、知母、山药、紫草、（姜汁炒）黄连、玄参、连翘、槐花、白及、仙鹤草、三七、决明子。每日1剂，水煎，分2次空腹温服。炎症严重者，加用羚羊角粉，每次0.75~1.5g，2次/日，与汤剂同时冲服。羚羊角粉系贵重药，炎症减轻后停用。退行期改用知柏地黄汤：熟地黄、知母、黄柏、山茱萸、茯苓、丹皮、泽泻、山药。每日1剂，水煎，分2次空腹温服。治疗本病时改熟地黄为生地黄，并加玉竹、黄精、百部、天葵子、白及、积雪草。结果：47例、49只眼治疗后有效41例、43只眼，占病眼总数的87.75%；无效6例、6只眼，占病眼总数的12.25%。

十三、急性视神经炎

视神经炎或视神经乳头炎是视神经任何部位发炎的总称，临床上根据发病的部位不同，分为球内和球后两种，前者指视盘炎，后者系球后视神经炎。其主要临床表现有：视力减退；视野改变；瞳孔改变，包括视力完全丧失，瞳孔直接对光反应缺如；视力严重减退，瞳孔直接对光反应减弱，持续光照病眼瞳孔，开始缩小，续而自动扩大，或在自然光线下，遮盖健眼，病眼瞳孔开大，遮盖病眼，健眼瞳孔不变（即Gunn氏现象）。急性病人由于视神经纤维发炎肿胀，若时间过长或炎性反应过于剧烈，都可使视神经纤维发生变性和坏死。因此，早期控制炎性反应，避免视神经纤维受累极为重要，可使用皮质激素。此外可球后注射妥拉苏林或口服妥拉苏林、烟酸等血管扩张剂，行支持疗法，抗感染治疗等。

中医学认为视神经属肝经，故本病多从肝论治，结合眼局部与全身证候辨证施治，分别以清肝泻热、疏肝解郁、清热解毒为治法，常用丹栀逍遥散合五味消毒饮加减。在全身辨证的基础上，根据急性视神炎的病因病理特点，结合眼部表现，视野和视觉电生理等多项检测指标，有的放矢地从开窍药、活血化瘀药、理气开郁药、清热解毒药、补阴药和补气养血中选用适当的药进行加减配伍。

【临床应用】

龚明福[37]于2001年5月～2003年4月，运用中西医结合治疗12例不明原因的急性视神经炎，取得一定疗效。病变晚期均采用知柏地黄汤加减善后以巩固疗效。12例不明原因的急性视神经炎患者中男性8例，女性4例；年龄最小16例，最大55岁。12例中双眼发病4例，单眼发病8例。给西药地塞米松针2～4ml，球后注射，每日1次或隔日1次，5～10次为1疗程。连续3个疗程。同时给中药丹栀逍遥散合五味消毒饮加减：生地、芍药、当归、柴胡、茯苓、金银花、丹参、石菖蒲、生蒲黄、板兰根、蒲公英、黄芩、决明子、菊花、白术。水煎服，每日1剂。晚期予知柏地黄汤加减：熟地、山药、茯苓、山茱萸、当归、杞子、菊花、旱莲草、玄参、龟板、麦冬，水煎服，每日1剂。结果：12例患者（14只眼）的眼部炎症均得到控制，其中1例因治疗较晚，继发视神经萎缩，视力没有提高。有6例6只眼视力恢复至1.0，荧光素造影为正常眼底。其余5例7只眼视力基本恢复，眼底视乳头水肿、视网膜渗出、出血大部分吸收，电生理检查基本正常。

【病案举例】

患者，男，30岁。2002年5月20日～5月28日持续高烧，经内科治疗后体温下降，6月6日退烧后自觉两眼不适，但视力正常，到6月7日开始视力逐渐下降，门诊检查：右眼视力0.01，左眼2尺指数；右眼压13.35mmHg，左眼压12.23mmHg，瞳孔中等散大，对光反射迟钝，两眼底视乳头充血水肿，点状出血，视野表现为中心暗点。视觉诱发电位表现为P波潜伏期延长，波幅值下降。眼底视乳头荧光血管造影可见荧光渗漏。诊为急性视神经炎，药用丹栀逍遥散、五味消毒饮加减，处方：生地、菊花、白术、柴胡、黄芩、蒲公英、金银花、石菖蒲、决明子、丹参、茯苓、蔓荆子各10g，另予球后注射地塞米松3mg，1次/日。3天后好转，眼不胀头不痛，视力保持，左眼0.01，右眼2尺指数不再下降，拟前方加板蓝根、郁金、白芍、王不留行。地塞米松针 2.5mg 球后注射隔日 1 次。10 天后患者左眼视力 0.5，右眼视力 0.2。再服 20 剂，地塞米松针 2mg 球后注射，隔日 1 次，左眼视力提高到 1.0，右眼视力提高到 0.8。眼底可见视乳头水肿充血明显减轻，眼底出血已吸收。眼底荧光造影可见渗漏明显好转，眼电生理检查基本正常，视野检查中心暗点消失。后用知柏地黄汤加玄参、麦冬、龟板、旱莲草继服，巩固疗效。[37]

按：本案急性期表现为热毒炽盛，上炎头目，故用五味消毒饮和丹栀逍遥散加减。火热最易伤阴，故于症状缓解之后，用知柏地黄汤加玄参、麦冬、龟板、旱莲草以滋阴降火善后。病有先后缓急，急则治标，缓则治本，次序不可错乱。故叶天士说："治病不循先后缓急之法，虑其动手便错，反致慌张矣！"

十四、前部缺血性视神经病变

前部缺血性视神经病变是由于后睫状动脉循环障碍造成视神经乳头供血不足，致使视盘发生局部梗死。本病好发于中老年人，常双眼先后发病，间隔数周、数月或数年。一般多由高血压、动脉硬化、糖尿病、血液黏稠度增加、严重贫血、血压过低、眼内压增高等因素引起。

诊断要点为：①视力突然减退。②眼底改变：早期部分或全部视乳头颜色变浅，边缘模糊。呈轻、中度水肿。视乳头及附近视网膜可有少量出血。晚期视乳头水肿消退，遗有部分或全部视乳头苍白，视网膜血管变细。③视野改变：可为象限盲或半盲，但不以水平或垂直正中线为界，是与生理盲点相连的弧形视野缺损。

治疗包括：①全身治疗，改善眼部动脉灌注。②皮质类固醇类药早期应用，可减轻由缺血引起的渗出和水肿。③口服乙酰唑胺以降低眼压，相对提高眼灌注压。④应用血管扩张剂及多种维生素。

【临床应用】

李娟[38]等采用中医辨证结合西医常规治疗前部缺血性视神经病变 46 例。其中中医辨证属阴虚阳亢型者采用知柏地黄丸进行治疗。全部患者 46 例 60 只眼，男 20 例 24 只眼，女 26 例 36 只眼；32 例为单眼发病，14 例为双眼先后发病；年龄最小 32 岁，最大 68 岁，平均年龄 53.61 岁。中医辨证分 4 型：肝肾不足型用明目地黄汤加减；气滞血瘀型用血府逐瘀汤和逍遥散随证加减；阴虚阳亢型除眼部病变外，常伴有头晕、目赤、口干咽燥，烦躁易怒，舌红少苔，脉弦细。治以滋阴潜阳。方用知柏地黄汤或天麻钩藤饮加减：知母、黄柏、生地、山药、山茱萸、茯苓、泽泻、丹皮、天麻、钩藤、菊花、石决明、珍珠母；脾虚不荣用八珍汤加减。同时配合西医治疗：早期视乳头水肿较明显者，给予地塞米松 5mg、妥拉苏林 12.5mg，球后注射 2 次/周，治疗 2 周；静脉给予葛根素注射液 0.4g + 0.9% 氯化钠注射液 250ml 或 0.9% 氯化钠注射液 250ml + 维脑路通注射液 0.5g，1 次/日；5% 葡萄糖氯化钠注射液 250ml + 七叶皂苷钠注射液 20mg（水肿较重者将七叶皂苷钠注射液改为地塞米松注射液 10mg 或甲泼龙注射液）静滴，1 次/日；10% 葡萄糖氯化钠注射液 250ml + 三磷酸腺苷 40mg + 辅酶 A 100U + 胞二磷胆碱注射液 0.5g 静滴，1 次/日。口服肌苷、维生素 B_1、维生素 E、烟酸酯、维脑路通等药物，扩张血管营养视神经。糖尿病患者将葡萄糖液换为氯化钠液。结果：治疗前：视力 < 0.05 者 10 眼，0.05 ~ 0.25 者 26 眼，0.3 ~ 0.6 者 22 眼，≥0.8 者 2 眼；治疗后：视力 < 0.05 者 6 眼；0.05 ~ 0.25 者 12 眼；0.3 ~ 0.6 者 28 眼；≥0.8 者 14 眼。

十五、糖尿病患者人工晶体植入术后纤维渗出

糖尿病患者人工晶体植入已成为白内障术后矫正视力的主要方法，但术后纤维素性渗出成为其主要并发症。一般认为术后纤维膜形成主要有以下因素：①手术操作破坏了血 - 房水屏障，引起眼内血管组织的应激反应，房水中蛋白质浓度显著增高。②晶体皮质残留引起免疫反应，并与前房反应参与膜形成。③参与人工晶体表面反应的细胞和前房内纤维素渗出可形成蛋白膜。皮质类固醇是治疗人工晶体术后炎症最常用且有效的药物，但其可加速葡萄糖的合成使血糖升高，故不宜多用。对于本病，采用中医中药辨证论治，不失为一种好的办法。

【临床应用】

孙洁[39]等于 1992 年 4 月 ~ 2000 年 9 月，采用中西医结合治疗糖尿病患者人工晶体植入术后纤维渗出膜。Ⅱ型糖尿病患者行白内障囊外摘除后，人工晶体植入术后纤维素性渗出膜形成共 31 例（37 眼）。按手术先后随机分为西医组和中西医结合组。西医组 16 例（18 眼）中，男 7 例（9 眼），女 9 例（9 眼）；中西医结合组 15 例（19 眼）中，男 8 例（10 眼），女 7 例（9 眼）。西医组：局部球结膜下注射地塞米松 2mg，1 次/日，共 3 ~ 5 天；局部滴地塞米松眼药水或妥布霉素地塞米松眼药水；每天用托吡卡胺滴眼液散瞳 2 次或加用复方托吡卡胺眼药水协助散瞳。中西医结合组：自发现瞳孔纤维素性渗出膜之日起，除用西医组的措施外，另予知柏地黄汤加味：熟地黄、山茱萸、山药、泽泻、牡丹皮、茯苓（即六味地黄丸），生地黄、知母、黄柏、赤芍、沙参、

石斛、黄芩、山栀子、当归尾、丹参。每日 1 剂，早晚服用。2 组患者均及时复查血糖，并请内科医生协助用口服降糖药或胰岛素，将血糖控制在 8mmol/L 左右。结果：西医组渗出膜吸收时间最短为 2 天，最长为 13 天，平均 7.3 天；中西医结合组渗出膜吸收时间最短为 2 天，最长为 11 天，平均 5.6 天。中西医结合组明显优于西医组（$P < 0.05$）。

十六、眼底出血

眼底出血不是一种独立的眼病，而是许多眼病和某些全身疾病所共有的特征。常见于高血压视网膜病变，糖尿病及肾病引起的视网膜病变。视网膜静脉周围炎、视网膜静脉阻塞、视盘血管炎以及血液病均可引起视网膜病变，导致眼外伤性眼底出血。本病由于病因复杂，所以病程长，易反复发作，严重影响视力，引起诸多严重的并发症。如黄斑病变（黄斑囊样水肿、黄斑变性），新生血管性青光眼、玻璃体积血、视神经萎缩、增殖性视网膜病变、牵拉性视网膜脱离，如不及时有效的治疗，常可导致失明。本病属于中医"血证"范畴。可参照辨证论治。

【病案举例】

王某某，男，59 岁。1991 年 10 月 5 日初诊。诉右眼视力突然下降，眼前黑影 1 月余，1 月前右眼视力突然下降，眼前有黑影飘动，经某医院中医药治疗 1 个月，视力无好转。就诊时眼症同前，伴口苦咽干，头晕心烦，眼内干涩，大便干，失眠多梦，舌质红，苔黄少津，脉弦细数，血压 17/14kPa。检查：视力右 0.02，左 0.6；双眼前段正常，眼底见屈光间质清楚，视网膜静脉充盈，动脉变细，反光增强，A：V = 1∶3，动脉静脉中度交叉压迹，右眼颞上支静脉周围有大片不规则出血灶和淡黄色渗出物，黄斑区色暗，有反光晕，中心窝反射消失。诊断：高血压动脉硬化眼底出血。证属阴虚火旺，虚火上炎，损伤血络。治宜育阴潜阳，凉血活血，方用知柏地黄丸加减：炒知母、炒黄柏、丹皮、丹参、生地、玄参、夏枯草、白茅根、泽泻、车前子、茯苓、女贞子、菊花。共服 20 剂，患者觉视力提高，查视力右 0.6，左 1.5，右眼底出血及渗出基本吸收，留下不规则色素灶。继拟石斛夜光丸及知柏地黄丸巩固疗效。[40]

按：传统意义上的血证多为肉眼可见的出血。随着诊断方式的改变，许多通过现代检查设备看到的潜在出血亦当属于此范畴，如镜下血尿、眼底出血、大便潜血等。本案正是考虑到出血的问题，因而在方中加入茅根等凉血止血之品。

十七、暴盲

本病是指眼睛素常无病，一眼或两眼视力骤然丧失，或视力迅速下降的眼病，包括视网膜中央血管阻塞，视网膜静脉周围炎，急性视神经炎，视网膜脱离等。暴盲多因暴怒，肝气上逆，气血郁闭，络脉阻塞；或肝郁化火，阴虚阳亢，血热妄行，脉络瘀阻；或思虑太过，营血暗耗，心脾两亏，精气不能上荣于目等引起。常见证型有：①肝气上逆型，治宜平肝降逆，方用加味逍遥散。②肝火血热型，治宜清肝泻火凉血，方用丹栀逍遥散。③心脾两虚型，治宜温补脾肾，方用真武汤。

【病案举例】

患者，男，35 岁。左眼视力骤降 3 天，兼口苦咽干，头晕耳鸣，腰膝酸软，大便秘结，睡眠欠佳。眼科检查：右眼视力 5.0，左眼 4.5，外眼（－）；左眼视网膜静脉充盈迂曲，视乳头颞下方有大片出血灶，并有白色渗出物。患者舌质红，苔少，脉细弦。证属肝肾阴亏，虚火上扰，迫血妄行。宜滋阴降火，清热凉血止血。拟方：知柏各 10g、生地 15g、丹皮 10g、丹参 10g、水牛角 15g、旱莲草 10g、仙鹤草 15g、茅根 15g、当归 3g、赤芍 10g、黄芩 10g、龙牡各 15g、西洋参 5g、石斛 15g、朱茯苓 10g，服药 5 剂，左眼视力增至 4.8，眼底出血转淡、减少，原方加减继服 10 剂，视力增至 5.0，眼底积血、渗出基本吸收。给予知柏地黄丸口服 1 月以巩固疗效。至今 2 年，未再复发。[27]

按：临床多以暴发性疾病为实证，渐发性疾病为虚证。而事实上，虚火也可以导致暴盲这样的突发性疾病。本例患者火热之象明显，但细考其病证，见腰膝酸软，舌红少苔，脉细而弦，可知火热本由阴虚而来。用知柏地黄丸滋阴降火，加入水牛角、仙鹤草、赤芍、茅根以凉血止血，黄芩、旱莲草以增强养阴降火之力，当归以养血活血，散外溢之瘀血。待主证缓解后，复与知柏地黄丸巩固疗效，防止复发。

参考文献

[1] 左家聪，左声柏. 知柏地黄丸临床应用 3 则. 安徽中医临床杂志，1998，10（6）：403.

[2] 钟希娟. 知柏地黄汤加减治疗耳鸣 1 例. 山西中医，2000，16（4）：54.

[3] 丁珺. 知柏地黄汤加大剂量葛根治愈突发性耳聋 2 例. 内蒙古中医药，2000，19（增刊）：48.

[4] 任志强，汤丽英，吴况明. 氨基甙类抗生素所致不良反应的中药治疗. 中国乡

村医生杂志, 1997, 4 (4): 33 – 34.

[5] 徐惠玲. 知柏地黄丸治疗鼻槁 42 例疗效观察. 吉林中医药, 2007, 27 (8): 37.

[6] 孟长海, 王治英. 知柏地黄丸治疗春季鼻衄验案析. 光明中医, 2005, 20 (12): 63.

[7] 唐妙. 知柏地黄丸治验三则. 广西中医药, 2007, 30 (1): 49.

[8] 王峰, 陈德良. 知柏地黄汤临床运用举隅. 湖北中医杂志, 1999, 21 (6): 276.

[9] 黄春荣. 加味知柏地黄汤为主治疗慢性咽炎 56 例. 河南中医, 2006, 26 (10): 22.

[10] 李卓玲, 戴智勇. 中医药治疗慢性咽炎 31 例疗效观察. 甘肃中医, 2007, 20 (2): 28.

[11] 陈晓梅. 知柏地黄丸合黄氏响声丸治疗慢性咽炎. 现代中西医结合杂志, 2008, 17 (15): 2346 – 2347.

[12] 刘伟萍. 知柏地黄汤合黄昏汤治疗慢性咽炎引起的咳嗽. 江西中医药, 1996, 2 (增刊): 28 – 29.

[13] 余桂贞. 知柏地黄汤治疗急慢性咽喉炎 50 例. 新中医, 1998, 30 (2): 51.

[14] 陈默. 乳蛾 1 例治验. 中医杂志, 1985, 26 (1): 31.

[15] 徐兆新. 辨证治疗复发性口疮 22 例. 湖南中医杂志, 2003, 19 (3): 56.

[16] 杨欣. 慢性复发性口腔溃疡的辨证施治体会. 临床军医杂志, 2007, 35 (3): 371.

[17] 周雯, 张思胜, 聂存平. 知柏地黄汤的临床应用. 河南医药信息, 2002, 10 (16): 93.

[18] 朱德礼, 褚爱莲. 知柏地黄丸治愈疑难杂症举隅. 甘肃中医, 1998, 11 (3): 29.

[19] 唐妙. 知柏地黄丸治验三则. 广西中医药, 2007, 30 (1): 49.

[20] 饶克琅. 中成药在维持性血透病人中的应用. 江西医学院学报, 1999, 39 (S1): 32.

[21] 金小琴, 柴平. 中药知柏地黄汤治疗牙周炎临床体会. 《中国保健》医学研究版, 2007, 15 (10): 94.

[22] 蒋宇平. 舌病验案二则. 新疆中医药, 1997, 15 (2): 37.

[23] 张以庚. 周期性球结膜下溢血一例. 江苏中医, 1988, 23 (2): 21.

[24] 曹小玲. 中西医结合治疗翼状胬肉 40 例. 陕西中医, 2007, 28 (2): 177 – 178.

[25] 王开文. 知柏地黄汤治疗蚕食性角膜溃疡 2 例. 中国中医眼科杂志, 2000, 10 (3): 177.

[26] 谢静华, 崔育生. 中西医结合治疗闭角型青光眼 48 例临床疗效观察. 中国社区医师, 2007, 23 (22): 48.

［27］潘小云．知柏地黄汤治疗眼病的体会．中西医结合眼科杂志，1998，16（3）：181.

［28］王林．中西医结合治疗内因性色素膜炎．咸宁医学院学报，1995，9（2）：91.

［29］张玮玲．临证治疗急性视网膜上皮炎 21 例体会．辽宁中医杂志，2003，30（9）：726.

［30］李元朝．知柏地黄汤治疗交感性眼炎．中西医结合眼科杂志，1997，15（4）：230－231.

［31］庞雅菊，王鸿基．中西医结合治疗早期玻璃体积血．江西中医药，1994，25（增刊）：77.

［32］徐富文，罗兴中．中西医结合治疗视网膜静脉周围炎．实用中西医结合临床，2005，5（2）：34.

［33］郭向明，谢素梅．β－天然胡萝卜素联合中药治疗中心性浆液性脉络膜视网膜病变疗效观察．中国中医眼科杂志，2000，10（11）：227－228.

［34］李其兴．中西医结合治疗中浆病的体会．海峡药学，2006，18（1）：147－148.

［35］蒋瑛．中西医结合治疗中心性视网膜脉络膜病变 36 例．实用中医药杂志，2003，19（1）：31.

［36］黄叔仁，张晓峰．中药治疗中心性渗出性脉络膜视网膜炎临床观察．中国中医眼科杂志，1997，7（1）：10－11.

［37］龚明福．球后注射及中药治疗急性视神经炎．浙江中医学院学报，2005，29（3）：37－38.

［38］李娟，仝警安，陈承，等．中医辨证配合西医常规治疗前部缺血性视神经病变 46 例．陕西中医，2007，28（10）：1354－1355.

［39］孙洁，陈国孝，金仁炎．中西医结合治疗糖尿病患者人工晶体植入术后纤维渗出膜．浙江中医学院学报，2003，27（2）：29－30.

［40］曹国平．眼底出血的辨证施治举例．江西中医药，1994，25（增刊）：80－81.

第九章

皮肤及性传播疾病

一、湿疹

湿疹是一种常见的由多种内外因素引起的表皮及真皮浅层的炎症性皮肤病，一般认为与变态反应有一定关系。其临床表现具有对称性、渗出性、瘙痒性、多形性和复发性等特点，即以皮疹多样性，对称分布，剧烈瘙痒，反复发作、易演变成慢性为特征。可发生于任何年龄，任何部位，任何季节，但常在冬季复发或加剧有渗出倾向，慢性病程易反复发作。

慢性湿疹，中医学称为"慢性湿疮"，多由急性、亚急性湿疮反复发作而成，其特征为患部皮肤增厚，触之较硬，表面粗糙，苔藓样变，瘙痒剧烈，病程长，可迁延数月至数年。多难以根除，常反复发作，属常见顽固性皮肤病。临床常见的证型有：湿热型，治疗当清热利湿，佐以祛风，方用萆薢渗湿汤加减；风热型，治当疏风清热，佐以利湿，方用消风散加减；血虚风燥型，治当养血祛风，方用当归饮子加减。

【临床应用】

石志发[1]等运用中药知柏地黄汤治疗较顽固型慢性湿疹90例。其中泛发全身者50例，治疗20天～3个月。处方：知母5～10g、黄柏5～15g、熟地黄10～30g、山药10～30g、山萸肉4～10g、云苓10～30g、泽泻6～12g、丹皮3～10g。加减法：瘙痒不能入眠者加地肤子6～15g，珍珠母10～30g，生牡蛎、炒枣仁各10～30g；伴腰酸肢软者加仙灵脾、川断各6～20g，威灵仙10～30g；血虚明显者加当归6～15g，山药10～30g；湿重者加龙胆草5～15g，徐长卿、车前子各10～30g；情志不畅者加香附、郁金、柴胡各5～12g；皮损粗糙肥厚者加丹参、水蛭、地龙各5～20g，鸡血藤、二花藤各10～30g。结果：泛发全身者50例，治愈40例，好转10例；局限性者40例，治愈34例，好转4例，无效2例。总有效率97.8%。

【病案举例】

张某，男，50岁。1998年11月初诊。自述15年前开始皮肤瘙痒，以四肢屈侧及肘窝为甚，伴有米粒样红色丘疹，部分流水，经某医院按湿疹治疗，给服泼尼松、红霉素等西药，外用肤轻松软膏后基本痊愈。但次年10月原病复发，再用上药则收效欠佳，至夏季病情稳定，瘙痒减轻。此后每于秋后，瘙痒加重，历经中西药治疗均未根除，近日因发作较剧，瘙痒难忍，特求中医诊治。患者痛苦病容，烦躁不安，瘙痒入夜尤剧，每于搔抓出血方可停止，观其四肢全身泛发暗红色皮疹，界限不清，患部皮肤增厚，触之较硬，皮纹显著，多数皮损呈苔藓样变，伴有抓痕、血痂，部分有鳞屑，平素有头昏乏力、腰酸无力、手足心热感觉，舌质淡红，舌苔薄白，脉沉细。诸症分析，此乃病久伤阴，脉络受阻，辨证属湿阻脉络、阴虚风燥，诊断为慢性湿疹，治宜滋阴通络、养血祛风润燥。投知柏地黄汤加味：知母10g、黄柏15g、熟地20g、山药30g、山萸肉10g、云苓30g、泽泻12g、丹皮10g、当归15g、丹参20g、地龙15g、甘草10g。10剂后瘙痒减轻，皮损粗糙仍如前，烦躁情绪有所好转，舌质淡红，舌苔薄白，脉象弦细，继投上方加鸡血藤30g。连服25剂后诊查，皮损变薄，颜色变淡，瘙痒基本停止，腰酸乏力消失，仍伴有手足心热，舌质淡红，舌苔薄白，脉数。投上方去山萸肉加黄芪15g、徐长卿30g。加减治疗2月余，共服汤药70余剂，大部分皮损恢复正常肤色，苔藓样皮损已变薄变软，继用中药10余剂，皮损全部消失，追踪观察至今未见复发。[1]

　　按：临床当中对于湿疹一类的病证，多采用祛风燥湿，透疹止痒等方法治疗。湿为阴邪，易损伤人体阳气，但往往在临床当中经常可以见到阴虚而兼有湿邪者。内湿的产生，主要在于津液分布代谢的失常，致湿停聚不流所形成，因而人体正常的阴液不能发挥其功能，从而表现出阴虚的特点。对于这类复杂的病证，若单纯利水除湿，则阴伤更甚，若一味养阴，则有碍祛邪。须得依照两者的比例，兼顾而治。六味地黄丸本身就是养阴与利水药通用的方剂，加入知母、黄柏以降虚火。本案当中患者发病以秋后为重，入夜尤甚，系血虚风燥所致，故加入养血活血之丹参、当归，应所谓"治风先治血，血行风自灭"之意。

二、痤疮

　　痤疮是由于毛囊及皮脂腺阻塞、发炎所引发的一种皮肤病。青春期时，体内的雄激素会刺激毛发生长，促进皮脂腺分泌更多油脂，堆积在毛发和皮脂腺上，使油脂和细菌附着，引发皮肤红肿的反应。平时应注意面部清洁，常用温水洗脸，因为冷水不易去除油脂，热水促进皮脂分泌；不用刺激性肥皂，硫磺香皂对痤疮有一定好处；不要用雪花膏和其他油脂类的化妆品。合理地饮食，多吃蔬菜和水果，少吃脂肪、糖类和辛辣等刺激性食物，保持大便通畅。不要用手去挤压粉刺，以免引起化脓发炎。用维甲酸、维胺脂及维生素 A 等，能改善角化过程，将有助于减轻和消除痤疮。

本病属于中医学"肺风粉刺"、"酒刺"、"面疱"等范畴。其病因多是由于先天素体肾阴不足，相火天癸过旺，加之后天饮食生活失调，肺胃火热上蒸头面，血热郁滞而成，即《素问·五脏生成》说"肺之合皮也，其荣毛也"。

【临床应用】

华刚[2]等运用加减知柏地黄汤治疗痤疮 160 例。其中男性 92 例，女性 68 例；年龄 15～35 岁；按痤疮形状分型，丘疹性 64 例，粉刺性 58 例，脓疱性 10 例，结节、囊肿性 28 例；病程最短 3 个月，最长 3 年。治疗采用知柏地黄汤加减。药物组成：熟地 20g，知母、黄柏、山茱萸、女贞子各 12g，金银花、野菊花、凌霄花、月季花各 10g，茯苓、泽泻、丹皮、当归各 9g，紫草、甘草各 6g。每日 1 剂，水煎温服，日分 3 服。15 天为 1 疗程，3 个疗程后判定疗效。用药期间，忌食辛辣、油腻之品。随症加减：有心烦易怒，月经失调，乳房发胀，大便干结，舌红、苔黄脉弦而数者，加胜金丹合二仙汤；有脓疱者，加黄连、蒲公英、紫花地丁、白花舌蛇草；有色素沉着者，加僵蚕、红花、白芷、白鲜皮。结果：治疗 160 例中，痊愈 106 例，好转 48 例，无效 6 例，总有效率为 96.25%。疗程最短 20 天，最长 45 天，平均 35 天。

王建荣[3]等于 2005 年 3 月～2006 年 3 月间，采用蒲地蓝消炎口服液、知柏地黄丸口服和外用肤痘净等联合治疗轻、中度痤疮患者 60 例，取得了较好疗效。全部 120 例患者的诊断及病情轻重分类参照《临床皮肤病学》，随机分为 2 组。治疗组 60 例，男 28 例，女 32 例；年龄 14～35 岁，平均 22.2 岁；病程 3 周～5 年。对照组 60 例，男 26 例，女 34 例；年龄 16～36 岁，平均 25.2 岁。病程 4 周～5 年。就诊前 1 个月未系统用过治疗痤疮药物。2 组年龄、性别、病程、症状基本相似，具有可比性。治疗组：口服蒲地蓝消炎口服液，每次 10ml，每日 3 次，服10 天；同时口服知柏地黄丸，每次 8 丸，每日 3 次，1 个月为 1 个疗程；外搽市售肤痘净，每日早晚各 1 次。对照组：口服一清胶囊，每次 2 粒，每日 3 次，服 10 天。其余用药同治疗组。2 组患者治疗期间均嘱尽量少食辛辣刺激性、油腻性食物及糖类食品。服药期间停用其他药物。结果：治疗组 60 例中，痊愈 11 例（18%）；显效 26 例（43%）；有效 17 例（28%）；无效 6 例（10%）；总有效 54 例（90%）。对照组

60 例中，痊愈 13 例（22%）；显效 22 例（37%）；有效 18 例（30%）；无效 7 例（12%）；总有效 54 例（88%）。2 组痊愈率及总有效率比较，无显著性差异。不良反应：治疗组有 5 例食欲不振、轻度恶心，对照组有 8 例大便稀软，1 例轻度腹泻（1～3 次/天），均于停药后消失，均可耐受，无需停药和特殊处置。2 组治疗前后血尿常规及肝肾功能无明显异常变化。

李艾君[4]等运用松龄血脉康联合知柏地黄丸治疗痤疮。将全部 73 例门诊病人随机分成 2 组。治疗组 42 例中，男 12 例，女 30 例；丘疹型 23 例，脓疱型 11 例，结节型 8 例。对照组 31 例中，男 8 例，女 23 例；丘疹型 19 例，脓疱型 7 例，结节型 5 例。2 组患者皮损部位均分布在颜面部，临床无显著差异，有可对比性。治疗组应用松龄血脉康胶囊，1 天 3 次，1 次 3 粒，口服；知柏地黄丸，1 天 3 次，1 次 8 粒，口服；同时在清洁皮肤后，用松龄血脉胶囊与蛋清调化后涂抹患处，1 小时后洗净，1～2 次/日。对照组应用灭滴灵片 1 天 3 次，1 次 0.2g 口服；同时可用 75% 酒精与灭滴灵调化后涂抹患处，1 小时后洗净。2 组均治疗 4 周后观察评定疗效。治疗组 42 例，治愈 16 例，显效 13 例，好转 8 例，无效 5 例（其中脓疱型 2 例，结节型 3 例），总有效率为 88.1%。对照组 31 例，治愈 5 例，显效 8 例，好转 8 例，无效 10 例（脓疱型 3 例，结节型 5 例），总有效率为 67.7%。治疗组效果优于对照组（$P < 0.05$）。

三、黄水疮

黄水疮又名"脓疱疮"、"脓疱病"，是一种常见的化脓性皮肤病。具有高度的传染性，传染方式通常是通过人和人的直接接触。临床上常将本病分为大疱型脓疱疮和非大疱型脓疱疮两型。大疱型脓疱疮最常见于新生儿，好发于躯干和四肢，初起为散在水疱，在 1～2 日内迅速增大到直径 2cm 以上的浅表性大疱，疱液开始为淡黄色，清亮，约经 1 日后，疱液变混浊。由于重力作用，脓汁沉积，形成特征性半月积脓现象。非大疱型脓疱疮包括原发的传染性脓疱疮和继发的脓痂型脓疱疮，是脓疱疮最常见的一型，典型临床表现为开始局部出现一个 2～4mm 的红斑，红斑迅速发展成一个小水疱或脓疱，疱壁很薄，极易破溃，其渗液干燥后形成典型的蜜黄色痂覆盖在浅表糜烂的表面。一个皮损可直接蔓延至邻近的皮肤形成多个相似的皮损，或融合成一片。暴露于环境的皮肤表面损伤处最易受累，常继发于瘙痒性皮肤病，如丘疹样荨麻疹、湿疹等。对于无并发症的轻至中度局限性皮损，局部外用治疗即可达到治疗目的。传统的外用药有龙胆紫、新霉素、红霉素和庆大霉素软膏等。中医认为，黄水疮系风热毒邪侵袭肌肤所致。发于下肢者，每与湿邪有关。故多从风、湿论治。

【病案举例】

周某，女，6岁。主诉双下肢水疱。初起为一红疹，迅即长大，凸出表皮，疱内充满黄水，光亮透明如蚕豆大小。周围绕以红晕，局部发痒。抓破后流黄黏水，水过处复生疱疹。以膝下、踝部为多，膝上亦有数粒。舌红，苔薄白，脉沉细数。此风毒外袭，湿热下注之故。拟知柏地黄汤加减。处方：知母、茯苓、山药、苍术、防风、黄柏各12g，生地、川牛膝、枣皮、荆芥、泽泻各10g，苡仁米24g，金银花15g，蒲公英20g，生甘草6g。3剂。4日后复诊，下肢未生新疱，部分水疱结痂，仍觉瘙痒，上方再进3剂，药尽病愈。[5]

按：本案改熟地为生地，去丹皮、山萸肉，加入清热利湿解毒祛风之品。熟地滋腻，有碍祛邪，生地则有清热凉血之功效。知、柏清热燥湿，茯苓、泽泻淡渗利湿，而整个方剂的作用方向发生了变化。知柏地黄丸本为滋阴降火之品，其中补益之品只熟地、山萸肉、山药三味而已，山药药性平和，非峻补之品。今将熟地改为生地，去山萸肉之酸温，则整个方剂降火之力盛而滋补之性减。临床根据患者的病情，灵活运用，同为滋阴降火一法，而实有侧重之不同。

四、生殖器疱疹

生殖器疱疹是一种由单纯疱疹病毒侵犯生殖器皮肤、黏膜引起的红斑、水疱、糜烂、溃疡性损害的性传播性疾病。生殖器疱疹的临床症状有原发性生殖器疱疹、复发性生殖器疱疹等。主要是由单纯疱疹病毒Ⅱ型（HSV-Ⅱ），少数由单纯疱疹病毒Ⅰ型（HSV-Ⅰ）所引起。感染后平均约4～5日，外阴患部先有灼热感，旋即发生成群丘疹，可为一簇或多簇，继之形成水疱。数日后演变为脓疱，破溃后形成糜烂或浅溃疡，自觉疼痛，最后结痂自愈，病程约2～3周。皮损多发于男性的包皮、龟头、冠状沟和阴茎等处，偶见于尿道口；女性则多见于大小阴唇、阴蒂、阴阜、子宫颈等处，亦见于尿道口。

中医学称生殖器疱疹为"阴部热疮"。本病多因不洁性交，感受湿热秽浊之邪，湿热浸淫肝经，下注阴部，热炽湿盛，湿热郁蒸而外发疱疹。素体阴虚，或房劳过度，损伤阴津，加之湿热不去，日久伤正，正气不足，邪气缠绵，正虚热盛而导致病情反复发作，经久难愈。一般初次感染，多属湿热下注肝经，龙胆泻肝丸可清利肝胆经湿热。疮面完全愈合后，一般为阴虚邪留，内服知柏地黄丸可滋阴降火，解毒祛湿。虎杖、苦参、大黄、板蓝根、大青叶、土茯苓可清热解毒燥湿。

【临床应用】

余先华[6]于2002年1月~2003年12月间，采用中西药内服外用治疗生殖器疱疹28例。全部53例门诊病人，随机分为2组。治疗组28例，男16例，女12例；年龄17~52岁，平均26岁；病程2~6天，平均2天。对照组25例，男15例，女10例；年龄17~55岁，平均29岁；病程2~8天，平均4天。2组患者在性别、年龄、病程上均无显著性差异。治疗组口服阿昔洛韦0.2g/次，5次/天，共7天；同时口服龙胆泻肝丸10g/次，3次/天，共1个月，1个月后改服知柏地黄丸6g/次，3次/天，共3个月；局部湿敷中药煎汁（虎杖、苦参、大黄、板蓝根、大青叶、土茯苓），3次/天，每次20分钟，随后外擦5%阿昔洛韦霜，3次/天。8~15天水疱吸收，疮面愈合，平均12天。对照组口服阿昔洛韦0.2g/次，5次/天，共7天；局部湿敷1:8000高锰酸钾溶液，3次/天，每次20分钟，随后外擦5%阿昔洛韦霜，3次/天。13~25天水疱吸收，疮面愈合，平均20天。结果：两组共53例均痊愈，随访1年，治疗组有3例复发，复发率10.7%，对照组有9例复发，复发率为36.0%，两组复发率比较有显著性差异（$P < 0.05$）。

五、银屑病

银屑病民间又称"牛皮癣"。发病原因比较复杂，病因尚未明确。近年来多数学者认为，其与遗传、感染、代谢障碍、免疫功能障碍、内分泌失调有关。症状初起为针头或绿豆大小红色点疹，逐渐扩大，有的点疹互相融合形成斑片，斑片表面覆盖有干燥的银色鳞屑，轻轻刮除鳞屑，可见小片血点。临床分为寻常型银屑病、红皮病型银屑病、脓疱型银屑病、关节病型银屑病、掌跖脓疱病、连续性肢端皮炎6型。目前尚无根治手段。

本病中医称为"白疕"，因其"肤如疹疥，色白而痒，搔起白皮"而得名。多因素体营血亏损，血热内蕴，化燥生风，肌肤失养而成。中医临床常见①血热内蕴型，治当清热凉血，解毒消斑，方用犀角地黄汤加减。②血虚风燥型，治当养血滋阴，润肤熄风，方用当归饮子加减。③气血瘀滞型，治当活血化瘀，解毒通络，方用桃红四物汤加减。④肝肾阴虚，阴虚火旺型，治当补肝肾，滋肾阴，方用知柏地黄丸加减。⑤火毒炽盛证，治当清热泻火，凉血解毒，方用清瘟败毒饮加减。

【病案举例】

李某，男，46 岁，皮肤起红斑白屑疹 1 年。曾在多处诊治，均诊为银屑病，用过多种中西药物治疗，症状未曾完全消退。既往无慢性病史，无家族发病史。查体：系统检查未发现异常。躯干、四肢、头皮散在或密集分布大小不等淡红斑块，轻度浸润，上覆薄白银屑，附着较紧，不易剥离，全身皮肤略显干燥。查舌质红，苔少，脉沉细数。诊断为银屑病，中医诊断为白疕。证属肝肾阴虚，阴虚火旺。予知柏地黄丸，每次 30 粒，日 3 次口服。3 个月后皮疹全部消退，遗留色素减退斑，临床治愈。[7]

按：中医本有"牛皮癣"病名，但所指有所不同。中医所说的"牛皮癣"是指一种皮肤状如牛项之皮，厚而坚韧的慢性瘙痒性皮肤病，相当于西医的神经性皮炎。而西医所说的"牛皮癣"学名"银屑病"，中医称为"白疕"。临床不可混淆。

六、色斑

色斑是皮肤上与周围颜色不同的斑点，包括雀斑、黑斑、黄褐斑和老年斑等，属色素障碍性皮肤病。不同疾病其临床表现略有不同。雀斑为常染色体显性遗传性皮肤病，常幼时出现，多见于青少年面、颈、手背等暴露部位；为淡褐色或深褐色斑点，多散在对称分布，具有遗传倾向；春夏加重、秋冬变浅。黄褐斑是一种后天性局限性色素增多疾病，也称蝴蝶斑、妊娠斑、肝斑等，均是同一种病，仅是根据形态、年龄段特征不同而命名。

【病案举例】

（1）刘某某，女，36 岁，管理员。1992 年 11 月 3 日初诊。患面部黑斑近 5 年，未曾服用过任何药物治疗，舌微红，苔薄白，脉弦细。据脉舌辨证属阴虚内热。治须清热凉血，予知柏地黄汤减山药、山萸肉二味甘温之品；改熟地为生地；另加龟板 30g、鳖甲 30g，增其凉血之功；再配桑叶取其轻扬上升之意。7 剂后自觉黑斑色见减。二诊时，原方加葛根以增生津润燥之力，连服 14 剂后，黑斑明显减褪，继服 14 剂以巩固疗效，并嘱其多食生梨、银耳类滋阴润肺食品。[8]

（2）黄某某，女，33 岁，医生。1993 年 6 月 2 日初诊。双下肢发红斑（西医诊为"环形红斑"）7 年，每年至 7、8、9 月时便轮番复发，后即自行消退。未服用过中药。诊时红斑始出，大如铜钱，小似蚕豆，色质深浅不一，质红欠润，苔薄黄，脉象弦细。治用清热凉血法。以知柏地黄汤去山萸、山药；熟地易生地；加龟板、鳖甲、女贞子、旱莲草、藿香、佩兰以消暑湿；另增牛膝30g引药下行。连服2日，红斑较未用药时提前1月消失。[8]

（3）席某某，女，25岁，未婚。1994年10月20日初诊。因使用某化妆品2周，面部突发疱疹，疹退而留有黑色小斑。舌质红欠润，苔黄腻，脉象弦细，仍以阴虚内热论治，予知柏地黄汤加减方（同例1）7剂，疗效不显。二诊时诉伴有便秘，在原方基础上加乌梢蛇15g，银花30g，增其祛风清热之功；另加生军9g通腑泻热。药进14剂症状减轻。三诊时去生军，加荆芥、防风各9g、葛根15g、女贞子9g、旱莲草15g，以增药力。继服14剂后，黑斑明显褪。[8]

按：3例患者病证不同，病位、疾病特点皆不相同，而惟有主要病机皆为阴虚火旺，故均用知柏地黄丸为主方加减治疗，体现了中医"异病同治"的特点。案1阴虚火旺较甚，故加龟板、鳖甲以增加凉血降火之力；案2病在下肢，故用牛膝引血下行，夏季发病，故用藿香、佩兰以清暑；案3因化妆品引起，对于过敏类疾患，中医辨证通常从风入手，故用乌梢蛇搜风通络而效。

七、非淋菌性尿道炎

非淋菌性尿道炎是一种由淋球菌以外的多种病原微生物引起的泌尿生殖器黏膜非化脓性炎症。主要通过性接触传播，以性活跃期的中青年多见。接触史有婚外性接触史或配偶感染史。临床潜伏期平均为1～3周。

男性患者的临床表现：尿道分泌物呈浆液性或浆液脓性，较稀薄，量少，少数情况下尿道分泌物呈脓性，量多，甚或带血，尿痛、尿频、尿道刺痒和不适感。女性患者的临床表现：尿道分泌物呈浆液性或浆液脓性，尿痛、尿频、白带增多、色黄或带血，或有异味。非月经期或性交后出血。宫颈口可见黏液脓性分泌物，宫颈充血、水肿，或脆性增加，触之易出血。有时见典型的肥大性滤泡状外观。

实验室检查：对于男性患者，取尿道分泌物涂片，作革兰染色检查，可见多形核白细胞，在油镜（100×10倍）下平均每视野≥5个为阳性。晨尿或禁尿4小时后的首次尿（前段尿15ml）离心后沉渣在高倍镜（40×10倍）视野下，平均每视野≥15个多形核白细胞为阳性。对于女性患者，用拭子取宫颈壁上分泌物，涂片，革兰染色，在油镜（100×10倍）下平均每视野≥10个为阳性（但应除外滴虫感染）。沙眼衣原体检测如果检测结果阳性，对非淋菌性尿道炎有诊断意义。解脲支原体检测男性患者解脲支原体培养阳性，结合病史和其他实验室检查，有助于非淋菌性尿道炎的诊断。

本病属于中医的"淋证"、"淋浊"范畴，认为该病是因下焦湿热、肝郁气滞、肝肾亏损，导致膀胱功能失调，三焦水道通调不利所致。

【临床应用】

赵文雁[9]运用知柏地黄汤加味治疗非淋菌性尿道炎中之肾阴亏虚、湿热内蕴证患者42例，其中男18例，女24例；年龄最小21岁，最大47岁，平均32岁；发病前均有性接触史。治疗给予知柏地黄丸加减：熟地黄、山萸肉、山药、泽泻、茯苓、丹皮、知母、黄柏。兼见肢冷者加巴戟天；若兼见黏腻之物多者加半边莲；若兼见心烦易怒，胸胁胀痛，口干苦，脉弦数，宜加柴胡、龙胆草清肝泻热；若兼见湿浊壅盛，宜加萆薢、石菖蒲利湿化浊、祛膀胱虚寒；兼见心烦多梦甚者加栀子；口干、腰酸甚者加党参。结果：42例患者经过2周治疗后，治愈38例，占92.5%；有效4例，占7.5%。治愈最短时间为5天。总有效率为100.0%。

【病案举例】

刘某，男，36岁，农民。2007年2月18日初诊。主诉：尿道灼热刺痒2个月，近1周加重，晨起有少量分泌物流出而就诊。患者2个月前因在外住宿不洁性交后出现尿频、灼热、小便不适、尿道口轻度红肿，自服红霉素等药症状缓解。近1周来因工作劳累又复发。早晨起来有分泌物结成痂样封住尿道口，尿道灼痛，伴有腰酸，再次服用红霉素治疗效果差，故来我院寻求中医治疗。入院后实验室检查：尿道分泌物涂片革兰染色，高倍显微镜视野下，多形核白细胞数＞15个，淋球菌检查及培养阴性，经病原微生物分离培养可见到支原体。西医诊断：非淋菌性尿道炎。中医辨证系阴虚火旺。治宜滋阴清热，给予知柏地黄汤加减治疗。药用：熟地黄24g，山萸肉12g，山药12g，泽泻9g，丹皮9g，茯苓9g，知母6g，黄柏6g。二诊：2007年2月24日，服用上方6剂后，尿道灼热、刺痒减轻，糊尿道口现象减轻，仍然稍觉乏力倦怠，舌淡红，脉数，加黄芪25g，党参15g以加强补气之效。继用上方6剂煎服，随访未再复发。[9]

按： 患者病史明确，病程较长，辨证明确，故初诊但用原方，未加清热通淋之品。二诊见倦怠乏力，气虚之象略显，加黄芪、党参以补气。正气不足，则邪气留恋不去，如此当扶正祛邪并用。肾与泌尿生殖系统关系最为密切，故泌尿、生殖系统之虚证，多从补肾入手。

八、瑞尔黑变病

瑞尔黑变病是一种主要发生在面部的色素沉着病，多见于中年妇女。本病病因病机的认识尚不十分明确，目前认为与多种因素有关，如长期使用含有光感性物质的化妆品，饮食中缺乏维生素 A、B 族、烟酸，以及日光的暴晒等均可引起光敏性皮炎而导致色素代谢紊乱。此外，其还可能与性腺、垂体、肾上腺皮质及甲状腺功能失调有关。受损皮肤为褐色或蓝灰色，其边缘有片状小色素斑点，通常波及暴露部位，如面，特别是额、颞部、颈、胸及手背等。早期有表皮基底层液化变性。真皮血管周围或带状细胞浸润，在载黑色素细胞内外有大量黑色素颗粒。晚期表皮趋向正常，炎症浸润消失。中医无对应病证，可结合临床表现，辨证论治。

【病案举例】

仇某，女，36 岁，1988 年 4 月 5 日初诊。面部出现黑斑，延已 2 年余，开始为淡褐斑，逐渐加深，有轻微痒感，用 3% 氢醌霜外擦时消时长，予中药祛风活血化斑治疗，其效不显。伴月经不调，午后颧红潮热，夜寐多梦。检查：双侧耳周皮肤见边缘模糊的深褐色斑块，间有局限性毛细血管扩张，上有少许糖霜状鳞屑及毛囊角化性丘疹，舌红苔薄白，脉细数。诊断：瑞尔黑变病（黧黑斑）。脉证互参，当属肾阴不足、水不制火，肾色上泛面部。拟滋补肾阴、清退虚火、活血化斑。方用知柏地黄丸增损：知母、黄柏、生地、制首乌、山萸肉、山药、丹皮、泽泻、茯苓、六月雪、红花、胡桃仁、炙甘草各 10g，熟地 15g，白附子、黑芝麻各 12g。服药 15 剂，黑斑缩小，尚有口干、面部烘热，加元参 24g，再投 15 剂，黑斑消退 80% 以上。将上方改成蜜丸，又调治 2 月，黑斑全部消退。[10]

按： 本案有午后颧红潮热，夜寐多梦等阴虚火旺之象。前医用祛风活血化斑之药而无效，可知病非邪实所引起。双耳周围见斑块，肾开窍于耳，肾阴不足，耳窍失养，因而发病。方中加入首乌、胡桃仁、黑芝麻以加强补肾生精之力，六月雪、红花活血通络，白附子祛风通络化痰，意在通补兼施而收效。

参考文献

[1] 石志发，申保国，牛春萍. 知柏地黄汤治疗顽固型慢性湿疹. 内蒙古中医药 2003，22（1）：8.

[2] 华刚，管爱芬，张敏. 加减知柏地黄汤治疗痤疮 160 例. 陕西中医，2007，28 (9)：1172.

[3] 王建荣. 蒲地蓝消炎口服液、知柏地黄丸联合肤痘净治疗 60 例痤疮. 现代中西医结合杂志，2007，16 (26)：3815.

[4] 李艾君，刘毅. 松龄血脉康联合知柏地黄丸治疗痤疮的体会. 河南大学学报 (医学科学版)，2002，21 (1)：47.

[5] 王峰，陈德良. 知柏地黄汤临床运用举隅. 湖北中医杂志，1999，21 (6)：276.

[6] 余先华. 中西药内服外用治疗生殖器疱疹 28 例. 中国中西医结合皮肤性病学杂志，2005，4 (4)：248.

[7] 王黛丽. 知柏地黄丸可以治疗皮肤病. 浙江中医杂志，2006，41 (5)：293.

[8] 张伟康. 知柏地黄汤加减治疗色斑. 山西中医，1995，8 (5)：32.

[9] 赵文雁. 知柏地黄汤加味治疗非淋菌性尿道炎 42 例. 甘肃中医，2008，21 (3)：23 – 24.

[10] 司在和. 皮肤病验案举隅. 吉林中医药，1992，13 (1)：22.

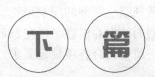

下 篇

实验研究

第一章

知柏地黄丸制剂研究

中药制剂学是以中医药理论为指导，既继承了传统中药制剂的方法，又用现代科学的理论技术，来研究中药剂型、制剂的配制理论、生产技术、质量控制和临床药效学的科学。制剂的中心内容是研究制剂的生产工艺和理论，使制剂的生产工艺合理，质量符合各项规定要求，疗效突出，毒副反应小。

中药制剂学是根植于我国历史悠久的中药、中药炮制以及传统中药剂型的土壤之中的。《本经》序例中记载："药性有宜丸者、宜散者、宜水煎者、宜酒渍者、宜膏煎者，亦有一物兼宜者，亦有不可入汤酒者，并随药性，不得违越。"传统常用的剂型有汤剂、散剂、丸剂、酒剂、膏药、茶剂、露剂、丹剂、胶剂等众多种类。随着科技水平的提高，如注射剂、片剂、胶囊、浓缩丸等新的剂型不断涌现。相关的提取工艺、质量控制等研究亦有新的进展。

临床常用的知柏地黄丸主要有蜜丸与泛丸2种。《中华人民共和国药典》（下简称"《药典》"）记载："以上八味，粉碎成细粉，过筛，混匀。每100g粉末加炼蜜35～50g与适量的水，泛丸，干燥，制成水蜜丸；或加炼蜜80～110g制成小蜜丸或大蜜丸，即得。"此外亦有胶囊等其他制剂。

目前有关知柏地黄丸制剂的研究，主要集中在提取工艺和质量标准两方面，现简要介绍如下。

一、提取工艺

1. 山茱萸

现代研究表明，山茱萸的化学成分主要含有环烯醚萜类、皂苷、多糖、熊果酸、齐墩果酸、鞣质等，其中熊果酸为山茱萸中的主要有效成分，为药典中控制其药材质量及相关中成药质量的指标成分。目前，从山茱萸中提取熊果酸的方法一般是索氏提取法。基本的提取方法为：取山茱萸药材粉碎，精密称重，置索氏提取器内加适量乙醚，加热回流提取。利用该方法熊果酸的提取率一般在1.5～3.1mg/g。[1]

杨志坤等从山茱萸中提取熊果酸时，用乙醇和水的混合物作为溶剂代替乙醚回流提取熊果酸，在最佳工艺条件下得到熊果酸的提取率为 2.2mg/g。[2] 种振[1] 采用正交设计实验，测得该方法的最佳提取工艺为 10 倍量 80% 酒精回流提取 2 次，每次提取 1 小时。

尹小英[3] 等使用超声波提取山茱萸中的熊果酸，超声波提取 0.5 小时与《药典》的索氏提取 4 小时得出的含量相近（相对标准差 RSD < 1.5%），证明熊果酸的提取用超声法完全可以替代索氏回流法。

超临界二氧化碳流体萃取方法为目前较先进的提取工艺。韩淑燕[4] 等运用本方法在提取山茱萸成分方面做了系统的研究。超临界流体，又称为稠密气体或高压气体，是温度和压力超过临界温度和临界压力的流体。被用作超临界流体的溶剂有乙烷、乙烯、丙烷、丙烯、甲醇、乙醇、水、二氧化碳等多种物质，超临界二氧化碳是首选的萃取剂。这是因为二氧化碳的临界条件易达到（Tc = 304.1K，Pc = 7.347MPa），且无毒、无味、不燃、价廉、易精制，这些特性对热敏性和易氧化的产物更具有吸引力。因此在食品工业、香料工业、医药工业等部门得到了广泛的应用。

2. 牡丹皮

牡丹皮含有丹皮酚、芍药苷、丹皮酚苷、丹皮酚原苷、丹皮酚新苷、苯甲酰芍药苷、氧化芍药苷、2，3 - 二羟基 - 4 - 甲氧基苯乙酮、2，5 - 二羟基 - 4 - 甲氧基苯乙酮、3 - 羟基 - 4 - 甲氧基苯乙酮、挥发油及植物甾醇等。

《药典》以丹皮酚作为牡丹皮的薄层色谱鉴别、高效液相色谱含量测定的对照品，据其他文献报道，丹皮酚和芍药苷都可作为牡丹皮制剂的质量控制指标。[5]

朱在贞[6] 通过正交试验认为，牡丹皮煎煮液含丹皮酚的量受不同炮制品和煎煮时间等因素的影响，最佳煎煮工艺应为加水量 1：20，浸泡时间为 90 分钟，煎煮时间为 10 分钟。煎煮液的丹皮酚平均相对煎出率为 54.72%。

狄留庆[7] 等对牡丹皮丹皮酚的提取方法及参数优化进行了报道，狄氏采用比较试验及正交试验法考察了乙醇回流、浸渍及水蒸汽蒸馏对丹皮酚提取得率的影响，结果表明：乙醇提取率相对较低，生产成本较高，且不能直接得出丹皮酚结晶，认为水蒸汽蒸馏法为生产用牡丹皮浸提的首选方法。工艺上以收集 10 倍量蒸馏液，析晶，母液加适量氯化钠重蒸馏，可较好地提取出丹皮酚。

孟喜成[8] 发现采用超声的方法辅助水蒸汽蒸馏提取丹皮酚，可以减少提取溶剂的用量，牡丹皮药材粗粉经过超声预处理后，水蒸汽蒸馏提取的时间可以由原来的 6 小时减少到 2 小时，明显提高工作效率。且该法提取效率为 96.15%，远高于传统的水蒸汽蒸馏法的 84.7%。

3. 知柏地黄丸的提取工艺

黄柏主含小檗碱，为黄色针状结晶，味苦。熔点 145℃，在热水中或热乙醇中溶解度比较大，难溶于苯、丙酮、氯仿、乙醚。地黄主要含 β - 谷固醇与甘露醇，甘露醇为斜方针状结晶（乙醇），熔点166℃～168℃，沸点290℃～295℃。水中溶解度 13%（14℃），在乙醇中溶解度 1.2%（15℃），不溶于乙醚。茯苓含 β - 茯苓聚糖、茯苓酸等。山药含皂甙、黏液质、胆碱、淀粉、糖蛋白和自由氨基酸等。泽泻含三萜类化合物、泽泻醇 A、泽泻醇 B 及泽泻醇 A、B、C 的醋酸酯。其中泽泻醇 A 为无定形体。知母主含皂甙。

种振采用分类提取的方法，即以酒精回流法从山茱萸中提取熊果酸，以水蒸汽蒸馏法提取牡丹皮中的丹皮酚，后以两者药渣及其他六味药物以水提醇沉法提取其余成分。采用分类提取的方法较群药混煎更有助于有效成分浸出，避免有效成分不必要的损失。水提工艺研究中，以水溶性浸出物及总提取物得率为评价指标，采用正交试验法表明：煎煮 2 次，加水量分别为药材的 11 倍、8 倍，提取时间每次 1.5 小时为最佳工艺。水提物醇沉精制中，以浸膏的量为评价指标，采用正交试验法优选，表明醇沉前药液的相对密度控制在 1.060（70℃～80℃热测），醇沉时静置 24 小时，醇沉时使药液的含醇量达 70% 为佳。

二、质量标准

由于传统中药制剂质量受原料、生产工艺、操作人员等多方面因素的影响，各批间差异有时很大，给医生指导病人服药以及中药现代化带来了不利影响，有必要建立完善的质量控制标准，使中药制剂达到质量稳定、可控的目的。

目前采用的方法，多为检测知柏地黄丸组成药物中的主要成分，如山茱萸中的熊果酸、齐墩果酸，牡丹皮中的丹皮酚，黄柏中的盐酸小檗碱，知母中的菝葜皂甙元等。同时也检测一些有毒成分如 5 - 羟甲基糠醛、马钱苷等。通常采用的方法有双波长薄层扫描法、高效液相色谱法、反相高效液相色谱法等。

1. 薄层色谱扫描法

薄层色谱法（TLC）又称"薄层层析"，属于固 - 液吸附色谱。是近年来发展起来的一种微量、快速而简单的色谱法，它兼备了柱色谱和纸色谱的优点。一方面适用于小量样品（几到几十 μg，甚至 0.01μg）的分离；另一方面若在制作薄层板时，把吸附层加厚，将样品点成一条线，则可分离多达 500mg 的样品，因此又可用来精制样品。故此法特别适用于挥发性较小或在较高温度易发生变化而不能用气相色谱分析的物质。此外，在进行化学反应时，常利用薄层色谱观察原料斑点的逐步消失来判断反应是否完成。

薄层色谱具有灵敏度及分辨率高、分离快速、操作方便、同时分离多个样品、样品预处理简单、设备简单等特点。典型的检测方法是吸收检测法，其基本测定原理为，用一束长宽可以调节的一定波长、一定强度的光照射到薄层斑点上进行整个斑点或被斑点反射的光束，根据光束被斑点吸收后强度的变化来确定组分的含量。

2. 高效液相色谱法

高效液相色谱法又称"高压液相色谱"、"高速液相色谱"、"高分离度液相色谱"等。高效液相色谱是色谱法的一个重要分支，以液体为流动相，采用高压输液系统，用高压输液泵将具有不同极性的单一溶剂或不同比例的混合溶剂、缓冲液等流动相泵入装有固定相的色谱柱，经进样阀注入待测样品，由流动相带入柱内，在柱内各成分被分离后，依次进入检测器进行检测，从而实现对测试样的分析。高效液相色谱法有以下特点：①高压：流动相为液体，流经色谱柱时，受到的阻力较大，为了能迅速通过色谱柱，必须对载液加高压。②高效：分离效能高。可选择固定相和流动相以达到最佳分离效果，比工业精馏塔和气相色谱的分离效能高出许多倍。③高灵敏度：比紫外检测器高 10 ~ 1000 倍，可达 0.01ng；μg/L 数量级。④应用范围广：70% 以上的有机化合物可用高效液相色谱分析，特别是在高沸点、大分子、强极性、热稳定性差化合物的分离分析，显示出优势。⑤分析速度快、载液流速快：较经典液体色谱法速度快得多，通常分析一个样品在 15 ~ 30 分钟，有些样品甚至在 5 分钟内即可完成，一般小于 1 小时。

3. 反相高效液相色谱法

高效液相色谱法包括正相高效液相色谱法和反相高效液相色谱法。前面介绍的就是正相高效液相色谱法。正相色谱法多采用极性固定相（如聚乙二醇、氨基与腈基键合相）；流动相为相对非极性的疏水性溶剂（烷烃类如正己烷、环己烷），常加入乙醇、异丙醇、四氢呋喃、三氯甲烷等以调节组分的保留时间。常用于分离中等极性和极性较强的化合物（如酚类、胺类、羰基类及氨基酸类等）。反相色谱法（RPC）一般用非极性固定相（如 C18、C8）；流动相为水或缓冲液，常加入甲醇、乙腈、异丙醇、丙酮、四氢呋喃等与水互溶的有机溶剂以调节保留时间。适用于分离非极性和极性较弱的化合物。RPC 在现代液相色谱中应用最为广泛，据统计，它占整个 HPLC 应用的 80% 左右。

4. 指纹定量法

指纹定量法遵循中药复方化学指纹有机加和模型原理，首先进行指纹归属的定性分析，然后进行指纹归属定量分析，两者有机综合可解决中药复方化学指纹归属的定量问题和测定中药复方药效物质收率。使用相似性比 Sb、拟合定性相似度 Ssyn 和双定性相似度及其均值判定单味药化学成分数量和分布比例；采用宏观定量相似度 R 和双定量相似度及其均值评判指纹归属度和工艺收率。这种方法采用从定性到定量的综合集成方法，遵循采用简化模型来研究复杂性科学。单味药化学成分数量和分布比例的归属度描述可用 ①归属度 pi 和逸出度 qi；②双定性相似度（SF 与 S′F）、其均值 Sm 和拟合定性相似度 Ssyn；③Jacard 相似度（相似性比）Sb 等多个指标表示，特别是各单味药指纹与复方化学指纹的相似度 Sb（Ssyn）之和等于 1，即 Sb 和 Ssyn 均具有很好的归一性。

基于上述方法，近年来开展了大量的实验研究，现简略报告如下。

《中华人民共和国药典》2000 年版采用薄层扫描法测定山茱萸药材中的熊果酸含量。徐德然[9]等实验表明，采用 HPLC（高效液相色谱法）测定山茱萸、知柏地黄丸中齐墩果酸与熊果酸含量，精密度优于薄层扫描法，勿需显色，结果稳定，方法简便。

刘义梅[10]运用薄层色谱扫描法测定样品中丹皮酚的含量，测量 3 批知柏地黄丸中丹皮酚的含量分别为 1.153mg/g，1.214mg/g，1.093mg/g，加样回收率为 97.63%，变异系数为 1.26%。认为该方法简便，重现性好，灵敏度高，适用于测定牡丹皮及其制剂中丹皮酚的含量。

张明昶[11]等用双波长薄层扫描法测定知柏地黄丸中盐酸小檗碱的含量，根据在紫外光的激发下盐酸小檗碱可产生荧光的性质，应用双波长薄层扫描法，选择 $\lambda S = 342\ nm$，$\lambda R = 262\ nm$ 测定知柏地黄丸中盐酸小檗碱。结果：测定了三个批号的产品，其含量在 0.014 86% ~ 0.019 48% 之间。结论：此法操作简便，结果可靠。加样回收率为 99.01%，RSD 为 2.2%。

知母、黄柏的主要有效成分分别为菝葜皂甙元、盐酸小檗碱。甄汉深[12]采用薄层扫描法测定了知柏地黄丸中菝葜皂甙元和盐酸小檗碱的含量，该法准确、灵敏，并能排除方中其他成分的干扰，可作为该药的质量控制手段。

杨宁莲[13]等采用反相高效液相色谱法测定知柏地黄丸中菝葜皂苷元的含量，认为该法对其有效成分的含量测定有较好的精密度和准确度。

雒翠霞[14]等采用反相高效液相色谱法测定知柏地黄丸中 5 – 羟甲基糠醛含量。熟地黄和山茱萸均含有 5 – 羟甲基糠醛（5 – HMF），此外知母和泽泻中也含少量的 5 – HMF。5 – HMF 为多数含糖药物在炮制过程中由多糖分解产生的葡萄糖等单糖化合物在高温等条件下脱水产生。若 5 – HMF 的含量过高，不仅影响药物的疗效，而且对人体具有一定的毒副作用。雒氏认为应该制定控制知柏地黄丸药物中 5 – HMF 的含量限度。反相高效液相色谱法，方法简单，重现性好，为相关药材及制剂中 5 – HMF 的含量测定提供了一种新方法。

徐桂香[15]以 HPLC 法测定知柏地黄丸浓缩丸中马钱苷的含量。该实验参照《中国药典》（2000 版，494 页）的知柏地黄丸含量测定项目马钱苷的提取方法提取马钱苷，但样品中干扰成分较多，提取效果不好，重复性差，故在取样量上进行调整。原流动相：四氢呋喃：乙腈：甲醇：0.05% 磷酸 = 1：8：4：87 分离效果不好，故调整流动相中磷酸的浓度为 0.06%，结果马钱苷峰形对称，分离完全，其他成分不干扰。在样品的测定过程中，分别测定了三批样品，结果马钱苷含量 1.6982 ~ 1.7124 mg/g，相对标准偏差 RSD < 3%。

孙国祥[16]等采取指纹定量法评估知柏地黄丸指纹归属度和药效物质工艺收率。采用归属度 pi 和逸出度 qi 评价了知柏地黄丸单味药对 S1 模拟样化学指纹成分贡献大小，结合 S6、R 和双定性双定量相似度结果，得出 S9 熟地黄对知柏地典丸化学指纹成分贡献最大，为君药，臣药是 S4 山茱萸、S2 知母和 S7 泽泻以及 S6 牡丹皮。用双定性双定量相似度及其均值，评价了 10 批市售知柏地黄丸的药效物质，含量均很低，可能是投料量减小或使用劣质药材等原因造成。证明了指纹定量法能够客观、准确地定量描述单味药对复方制剂化学指纹的贡献大小和定量评价中药复方药效物质的工艺收率，这为中药复方制剂化学指纹归属度的定量控制以及工艺优化提供了新的评价方法。

参考文献

[1] 种振. 知柏地黄胶囊制备中提取工艺及质量标准的研究. 天津：天津大学制药工程，2006.

[2] 杨志坤，王世明. 山茱萸中熊果酸的提取. 黑龙江粮油科技，1999，(4)：52.

[3] 尹小英, 欧阳栋. 高效液相色谱法测定山茱萸中熊果酸的含量. 江西中医学院学报, 2001, 13 (3): 114.

[4] 韩淑燕, 潘扬, 杨光明, 蔡宝昌. 超临界 CO_2 萃取山茱萸成分研究. 中国中药杂志, 2003, 28 (12): 1149.

[5] 张虹, 丁安伟, 张丽. 中药牡丹皮的研究进展. 江苏中医药, 2007, 39 (9): 75 - 76.

[6] 朱在贞. 牡丹皮煎煮工艺的研究. 基层中药杂志, 1996, 10 (4): 23 - 24.

[7] 狄留庆, 谢辉, 范碧亭, 等. 牡丹皮中丹皮酚提取方法及工艺参数的优化. 中药材, 1998, 21 (1): 34 - 36.

[8] 孟喜成. 牡丹皮中丹皮酚的提取工艺研究. 药学实践杂志, 2007, 25 (1): 37.

[9] 徐德然, 丁晴, 王峥涛. HPLC法测定山茱萸及知柏地黄丸中齐墩果酸、熊果酸的含量. 中草药, 2002, 33 (11): 996 - 997.

[10] 刘义梅. 薄层色谱法测定知柏地黄丸中丹皮酚的含量. 湖北中医杂志, 2005, 27 (7): 52 - 53.

[11] 张明昶, 李健, 张小勇. 双波长薄层扫描法测定知柏地黄丸中盐酸小檗碱的含量. 贵阳医学院学报, 2002, 27 (6): 511 - 513.

[12] 甄汉深. 知柏地黄丸含量测定的实验研究. 中国实验方剂学杂志, 1997, 3 (4): 4 - 6.

[13] 杨宁莲, 谭子方, 杨政红. 反相高效液相色谱法测定知柏地黄丸中菝葜皂苷元的含量. 药物分析杂志, 1998, 18 (增刊): 67 - 68.

[14] 雒翠霞, 孙国祥. 反相高效液相色谱法测定知柏地黄丸中 5 - 羟甲基糠醛含量. 中南药学, 2008, 6 (2): 188 - 190.

[15] 徐桂香, 杨婕, 陈钟文. HPLC法测定知柏地黄丸浓缩丸中马钱苷的含量. 河南中医学院学报, 2007, 22 (4): 30 - 31.

[16] 孙国祥, 宋文璟, 史香芬, 等. 指纹定量法评估知柏地黄丸指纹归属度和药效物质工艺收率. 中南药学, 2008, 6 (5): 606 - 610.

第二章

知柏地黄丸药理研究

第一节 知柏地黄丸中组成药物的药理研究

一、熟地黄

1. 对免疫系统的作用

熟地黄对免疫系统显示出增强或抑制双向作用，参与维护机体的稳定。熟地黄具有提升白细胞计数的效应，在一定程度上增强了机体的免疫功能。天津中西医研究所，应用熟地实验，结果，实验前白细胞总数 $(4.32 \pm 0.53) \times 10^9/L$，给药后白细胞总数达 $(5.10 \pm 1.44) \times 10^9/L$，白细胞计数增加了18%。此外，日本学者发现熟地黄乙醇提取物能抑制小鼠溶血空斑细胞（HPFC）作用，口服抑制率为21.8%[1]。苗明三[2]等认为怀地黄多糖对低下的免疫功能有显著的兴奋作用。怀地黄多糖大小剂量均可使吞噬百分率、吞噬指数显著升高；可显著促进溶血素和溶血空斑形成；促进淋巴细胞的转化。王林嵩[3]等实验结果表明，熟地能增加细胞免疫功能和红细胞膜的稳定性，具有促进凝血的功用。

2. 对内分泌系统的作用

侯士良[4]等实验证实对阴虚型甲亢大鼠模型血浆三碘甲腺原氨酸（T3）浓度有降低作用，对甲状腺素（T4）浓度有升高作用，并使之趋于正常，说明熟地黄能改善阴虚症状，并能调节异常的甲状腺激素状态，还对阴虚型甲亢大鼠血浆醛固酮（AD）浓度有显著升高作用，由于 AD 和肾阴密切相关，与熟地黄滋阴、补肾传统疗效一致。

3. 对心血管系统的影响

冯建明[5]等的研究发现，熟地黄具有降压作用，对收缩压、舒张压均降低，临床有效率分别为83.3%和90.7%，还能改善高血压引起的失眠头痛，头晕，手足麻木等症状，主要是通过改善高血压以及心肌供血不足。脑血流图显示对波型有部分好转，流入时间缩短，流入容积速度指标增加。武冬梅[6]实验结果表明，熟地黄水提液可显著降低心肌脂褐素（LPF）含量（$P < 0.05$），显著提高谷胱甘肽过氧化物酶（GSH –

Px)的活性（$P < 0.01$）。日本石桥博文[7]等学者认为我国产的熟地黄能够强烈抑制肝脏出血性坏死灶及单纯性坏死。对用高脂食物致纤溶机能低下的高脂血症、脂肪肝、大鼠内毒素引起的肝内静脉出血症有显著的抑制血栓形成作用。还认为有抑制血小板凝集作用，对纤维蛋白溶酶原有激活作用，故对纤溶系统有活化作用，对血管内栓的形成有治疗作用。

4. 对造血系统的影响

黄霞[8]等观察熟地水煎剂（RGD）、熟地多糖（RGP）、熟地非多糖（RGNP）对小鼠外周血象的影响。结果发现实验各组对正常小鼠外周血象无组间差异，对血虚模型小鼠各给药组与模型组比较，RGP与RGD有显著意义，RGNP仅对WBC有升高意义。RGP与RGNP均可对抗环磷酰胺所致小鼠WBC下降。但RGP作用优于RGNP。有实验证实[1]，熟地黄对小鼠多能造血干细胞（CFU—S）有一定的增殖、分化作用，内源性脾结节数与外源性脾结节数均明显优于生地黄组。对小鼠骨髓红系造血祖细胞（CFU—E）的生成有关的红系集落个数也显著高于生理盐水对照组和生地黄组，是熟地黄补益精血，滋阴填髓的传统疗效在现代药理研究中的验证，表明熟地黄的补血作用与骨髓造血系统和造血干细胞密切相关。

5. 抗衰老作用的研究

曲凤玉[9]等研究发现熟地黄氯仿提取液能显著降低小鼠脑丙二醛（MDA）含量，对脑延缓衰老作用最佳。田丽华[9]等研究表明，熟地黄水提液能显著提高小鼠红细胞膜$Na^+ - K^+ - ATPase$活性，显著降低MDA含量（$P < 0.01$）。张鹏霞[9]等研究表明熟地的氯仿及乙醇提取液均能明显提高D-半乳糖致衰老模型小鼠脑组织中一氧化氮合成酶（NOS）和超氧化物歧化酶（SOD）的活性，使一氧化氮（NO）含量增加，过氧化脂质（LPO）含量无明显降低。

6. 对益智作用的研究

崔瑛[10,11]等研究表明，熟地黄能够调节痴呆模型动物脑谷氨酸（Glu）和γ-氨基丁酸（GABA）含量，提高N-甲基-D-门冬氨酸受体（NMDR）、γ-氨基丁酸受体（GABAR）在海马的表达。通过跳台实验和Morris水迷宫实验观察熟地黄对学习记忆的影响；免疫组化法观察大鼠海马c-fos、神经生长因子（NGF）表达。结果：熟地黄能延长MSG大鼠跳台实验潜伏期、减少错误次数；缩短水迷宫实验寻台时间，提高垮台百分率；提高c-fos、NGF在海马的表达。

二、山茱萸

1. 对心功能及血流动力学的影响

胡小鹰[12]等给猫静滴山萸肉注射液 $2 \sim 8g/Kg$，观察对猫心功能、血液动力学及其心脏作功和耗 O_2 指标的影响。结果表明该注射液能增强心肌收缩性，提高心脏效率，扩张外周血管，明显增强心脏泵血功能，使血压升高。

2. 抗心律失常作用

阎润红[13]等用乌头碱和氯化钙诱导大鼠心律失常，观察山茱萸高剂量组（5.0g/Kg）和低剂量组（2.5g/Kg）预防性给药对出现心律失常潜伏期和死亡率的影响以及对心脏乳头肌收缩节律失常的预防和治疗作用。结果显示，山茱萸高低剂量组均能明显延长乌头碱诱发大鼠心律失常的潜伏期，降低氯化钙致大鼠室颤的发生率和死亡率，明显提高乌头碱诱发大鼠离体左室乳头肌节律失常的阈剂量，且对乌头碱和氯化钙诱发的大鼠左室乳头肌收缩节律失常有明显逆转作用。

3. 对免疫系统的作用

根据近年来的研究报道，山茱萸既具有抑制免疫，又具有增强免疫的功能，这可能与它所含化学成分及其含量有关。部分成分可抑制免疫，另一部分增强免疫，而且不同用量其作用也不相同。以山茱萸水煎剂给小鼠灌胃，能使小鼠胸腺明显萎缩，减慢网状内皮细胞对碳粒廓清的速率。能减轻绵羊红细胞（BC）或 2, 4 - 二硝基氯苯（DNCB）所致小鼠迟发性超敏反应和 DNCB 所致的接触性皮炎。但是，能升高小鼠血清溶血性抗体和血清抗体 IgG 含量。山茱萸中的糖类有明显促进免疫反应的作用。山茱萸总甙无论在动物体内还是在体外均能抑制淋巴细胞转化、淋巴因子激活的杀伤细胞（LAK 细胞）增殖和白细胞介素 Ⅱ（IL-2）的产生，为一种免疫抑制剂。所含熊果酸在体外有杀死培养细胞，几乎完全抑制淋巴细胞转化及白细胞介素 Ⅱ（IL-2）的产生和淋巴因子激活的杀伤细胞（LAK 细胞）增殖的作用，是一种杀伤细胞药物。同时，进一步研究了总甙对细胞免疫其他方面的作用，并与临床上广泛应用的免疫抑制剂环孢霉素 A 的作用进行了比较，发现山茱萸总甙在体内外均能抑制小鼠和人的混合淋巴细胞反应（MLR），体外能抑制细胞毒性 T 细胞（CTL）的诱导和增殖，且抑制浓度随剂量增加，还能抑制白细胞介素 - Ⅱ受体的表达。[14]

4. 抗休克作用

王浴铭[14]用山茱萸注射液静脉给药休克动物，发现能升高休克动物颈动脉血压，并且使血压心搏波振幅明显增大，与生理盐水静脉点滴对照组相比，两组有极显著性差异。同时亦有抗动物失血性休克作用，能显著延缓失血造成的血压下降，延长其存活时间，特别是在足量补液的情况下，作用更加明显。此外，山茱萸注射液还能增加心肌收缩力，提高心脏效率，扩张外周血管，增加心脏泵血功能。李士懋[15]等用水煮醇沉法将山茱萸制成静脉注射液（1g/ml），给失血性休克的家兔按36滴/分的速度颈外静脉点滴半小时或1ml/Kg耳静脉注入，隔10分钟1次，共5次，对照组以等量生理盐水同种方法注入。结果实验组血压均迅速回升，回升的幅度及血压心搏波振幅平均增值均明显高于对照组。

5. 降血糖作用

20世纪80年代初期，通过对八味丸的拆方研究发现，只有山茱萸对链佐霉素（STZ）诱发的糖尿病模型动物大鼠有降血糖作用，并进一步研究发现水提物无效，而乙醚提取物有效，其有效成分主要为熊果酸。山茱萸的醇提取物对正常大鼠的血糖无明显影响，而对由肾上腺素或四氧嘧啶诱发的糖尿病模型动物有明显降血糖的作用，并能降低高血糖动物的全血黏度和血小板聚集性，认为山茱萸可能对1型（胰岛素依赖型）糖尿病人有治疗效果。[14]舒思洁[16]等发现，用山茱萸水煎剂（16g/kg·d）给糖尿病大鼠灌胃21天后，可显著降低大鼠的高血糖和高血脂含量。

6. 抗炎作用

山茱萸水煎剂可明显抑制醋酸引起的小鼠腹腔毛细血管通透性增高、大鼠棉球肉芽组织增生、二甲苯所致的小鼠耳廓肿胀以及蛋清引起的大鼠足垫肿胀，并能降低大鼠肾上腺内抗坏血酸含量。同时，还发现山茱萸总甙不仅能抑制由角叉菜胶所致的大、小鼠非特异性足爪肿胀，对弗氏完全佐剂所致的免疫性炎症模型——大鼠佐剂性关节炎也有明显的抑制作用，这与上述总甙具有免疫抑制作用相一致。[14]

7. 抗菌作用

黄钰铃[17]等以无水乙醇对山茱萸果肉进行浸提，得到了山茱萸提取液。用山茱萸提取液对几种常见的食品微生物进行抑菌活性的测定。结果表明，山茱萸提取液对细菌和部分酵母的抑菌效果显著。最低抑菌浓度（Mic）实验表明，山茱萸提取液对大肠杆菌、枯草芽孢杆菌和假丝酵母的Mic均为5%，而对金黄色葡萄球菌的Mic为4%，对霉菌抑制效果不明显。另外，对于一些免疫性炎症反应疾病，如IgA肾炎和类风湿性关节炎，山茱萸同样显示出了良好的治疗作用[17-19]。

8. 抗骨质疏松作用

陈涛[18]研究表明，山茱萸水提液高、中剂量组能显著增加近交老年骨质疏松模型 SAM – P/6 小鼠骨皮质厚度及骨细胞数目；且高、中、低 3 个剂量组均能显著增加 SAM – P/6 小鼠的骨小梁面积。[18]

三、山药

1. 调节免疫功能

山药多糖可明显提高环磷酰胺所致免疫功能低下小鼠腹腔巨噬细胞吞噬百分率和吞噬指数，促进其溶血素和溶血空斑的形成以及淋巴细胞转化，并明显提高外周血 T 淋巴细胞比率。[19]徐增莱[20]等通过小鼠灌胃给予不同剂量（200mg/Kg，400mg/Kg 和 800mg/Kg）的淮山药多糖，1 次/天，连续 8 天，进行刀豆球蛋白 A（ConA）诱导的小鼠脾淋巴细胞转化实验（MTT 法）、血清溶血素测定（半数溶血值法）、小鼠碳廓清实验。结果显示，山药多糖具有增强小鼠淋巴细胞增殖能力的作用，促进小鼠抗体生成的作用和增强小鼠碳廓清能力的作用。因此认为淮山药多糖具有一定的免疫功能增强作用。王苏玲[21]等研究表明，山药的磷脂成分主要为磷脂酰胆碱，含量 60% 以上，其次为溶血磷脂酰胆碱，含量约为 11%，磷脂类成分具有提高免疫功能的作用。

2. 调节消化系统功能

李树英[22]等研究表明，山药能抑制正常大鼠胃排空运动和肠推进作用，也能明显对抗苦寒泻下药引起的大鼠胃肠运动亢进。胃肌电显示：山药可降低大鼠胃电慢波幅，同时能明显对抗大黄所引起的慢波波幅升高。进一步的研究还表明，山药能明显拮抗氯化乙酰胆碱及氯化钡引起的大鼠离体回肠强直性收缩，却不能对抗盐酸肾上腺素引起的离体十二指肠或回肠的抑制作用，提示山药有缓解肠管平滑肌痉挛及对抗神经介质的作用，还能增强小肠吸收功能，抑制血清淀粉酶的分泌，但对胆汁分泌及胃液分泌均无明显影响。此外，山药中所含尿囊素能修复上皮组织，促进皮肤溃疡面和伤口愈合，具有生肌作用，可用于胃及十二指肠溃疡。李爱华[23]等研究表明，广东化州山药、广东商品山药和河南产道地怀山药一样，能促进大鼠胃液分泌并增加胃液酸度，对"脾虚"模型小鼠有止泻和提高抗寒能力的作用。

3. 抗衰老作用

山药多糖具有明显的体外和体内抗氧化活性，它能降低维生素 C – NADPH 及 Fe^{2+} – 半胱氨酸诱发的微粒体过氧化脂质的含量，并对黄嘌呤 – 黄嘌呤氧化酶体系产生的超氧自由基（O_2^-）及 Fenton 反应体系产生的羟自由基有清除作用，还能明显提高衰老模型小鼠体内红细胞超氧化物歧化酶（SOD）活力及血过氧化氢酶（CAT）活力，降低衰老模型小鼠血、脑匀浆和肝匀浆过氧化脂质（LPO）水平。李献平[22]等研究表明，四大怀药煎剂能显著延长家蚕寿命，而单味怀山药也能延长家蚕龄期，但作用不显著。曹凯[22]等研究表明，四大怀药能明显抑制单胺氧化酶（MAO）活性，尤以合剂组效果显著。此外，四大怀药可增加体内谷胱苷肽过氧化物酶（GSH－PX）的活性，降低过氧化脂质（LPO）含量，具有一定的抗自由基作用。

4. 降糖降脂作用

山药历来是医家和民间治疗消渴病的要药。薯蓣属植物粗提取物对禁食大鼠和兔有降血糖作用，能控制四氧嘧啶引起的高血糖，其乙醇提取物的水溶液部分与降血糖活性有关，氯仿提取物能使饥饿的 Wistar 大鼠血糖升高。山药块茎多糖在甲醇－水 1：1 中，提取物能显著降低小鼠血糖浓度。山原条二等曾用山药粉末 2g/Kg 给链脲霉素糖尿病大鼠灌服 4 天，没有发现其降血糖作用。而郝志等用山药水煎剂 30g/Kg、60g/Kg 灌胃 7 天或 10 天，可降低正常小鼠血糖，对四氧嘧啶引起的小鼠糖尿病有预防及治疗作用，并可对抗肾上腺素或葡萄糖引起的小鼠血糖升高。国外报道以山药提纯淀粉喂食对有动脉粥样硬化的小鼠，能降低类脂浓度，同时降低主动脉和心脏的糖浓度。对已饲喂过游离胆固醇和含有胆固醇食物的小鼠，山药能降低其胆固醇的浓度。[22]

四、泽泻

1. 利尿作用

24－乙酰泽泻醇 A、23－乙酰泽泻醇 B 灌胃给药，能使大鼠尿液的钠含量增加，钾含量不变；泽泻醇 B 有增加尿量的倾向。泽泻煎剂 2g（生药）／kg 及浸膏给家兔口服时利尿效果极弱，但泽泻流浸膏腹腔注射或煎剂剂量大于前者时则呈显著利尿作用，对由硝酸铀皮下注射引起的家兔血中尿素及胆固醇的滞留有减轻作用，并能增加健康人尿量，增加尿素及氯化钠的排泄。[24]健康人口服泽泻煎剂可以见到尿量、钠及尿素的排出增加，家兔口服煎剂利尿效果极弱，但泽泻流浸膏腹腔注射则有较好的利尿作用。家兔耳静脉注射泽泻水制剂有利尿作用，而小鼠经口或皮下注射该制剂则没有利尿作用。[25]

2. 降血脂作用

泽泻提取物对兔实验性高胆固醇症具有明显的降胆固醇作用，对实验性血清高三酰甘油亦具有一定抑制作用。泽泻降胆固醇的主要活性成分为泽泻醇 A 及泽泻醇 A、B、C 的醋酸酯，尤以泽泻醇 24 - 乙酰泽泻醇 A 降脂作用最强。[24]陶晋舆[26]等认为泽泻能明显降低血清总胆固醇、甘油三酯和 LDL - CH，促进血清 HDL - CH 水平升高，明显抑制主动脉内膜斑块的生成，预先给药则显示预防作用。另外，泽泻提取物也有抗血小板聚集、抗血栓形成及增强纤溶酶活性等作用，因而能从降低血脂、抑制内皮细胞损伤、抗血栓等多方面抑制或减轻动脉粥样硬化的发生、发展。[26]

3. 对心血管的作用

泽泻乙醇提取物给兔静脉注射可使其血压迅速下降；泽泻经甲醇、苯和丙酮提取的组分可使猫和兔的血压下降。泽泻萜醇对生理盐水溶液中的兔离体胸主动脉条收缩和 $^{45}Ca^{2+}$ 滞留无影响，也不影响去甲肾上腺素引起的收缩；对高 K^+ 生理盐溶液中的收缩和 $^{45}Ca^{2+}$ 滞留则有显著抑制作用。故认为泽泻萜醇对兔胸主动脉条的影响，主要是通过抑制钙离子通道内流。泽泻萜醇可干扰神经末梢在点刺激时对去甲肾上腺素的释放；它还能抑制血管紧张素 I 所引起的动脉收缩。[24]离体兔心灌注实验表明，泽泻醇提取物的水溶性部分能显著增加冠脉流量，对心率无明显影响，对心肌收缩力呈轻度抑制作用。[25]

4. 对免疫系统的影响及抗炎作用

小鼠灌胃给予泽泻煎剂能抑制小鼠碳粒廓清速率，对免疫器官重量和血清抗体 IgG 含量无影响；对绵羊红细胞所致小鼠迟发型超敏反应也无影响；能明显抑制由 DNCB 所致小鼠接触性皮炎。20g/Kg 能减轻二甲苯引起的小鼠耳廓肿，抑制大鼠棉球肉芽组织增生。[24]

5. 降血糖作用

杨新波[27]等用泽泻水醇提取物（REA）对链脲佐菌素（STZ）糖尿病小鼠的治疗和保护作用进行了研究。给链脲佐菌素糖尿病小鼠（腹腔注射 STZ 180mg/Kg）静脉点滴 REA 1.5g/Kg 和 3.0g/Kg，分别于给药后 1.5 小时测血糖，观察药物的治疗作用；静脉点滴 REA 3 天，再腹腔注射 STZ 105mg/Kg，并继续治疗 3 天，以观察药物对一线的保护作用。结果：REA 治疗给药可明显降低糖尿病小鼠血糖，预防性给药可明显对抗 STZ 诱发的血糖升高及胰岛组织学改变。

6. 其他[28]

（1）抑菌作用：泽泻对金黄色葡萄球菌、肺炎双球菌和结核杆菌都有抑制作用。

（2）抑制肿瘤转移作用：10g/kg·d、20g/kg·d 连续给药 20 天可显著抑制 Lewis 肺癌的自发性转移，转移抑制率分别为 56.92% 和

88.82%，提示泽泻具有较强的抗恶性肿瘤转移作用。

（3）腹膜孔调控作用：泽泻具有良好的腹膜孔调控作用。能使小鼠腹膜孔开放数目增加，分布密度增大，孔径扩大，使腹膜孔对腹水吸收作用加强，腹水经腹膜孔吸收进入脉管系，达到清除腹水的作用。

五、牡丹皮

1. 抗病原微生物作用

体外试验表明，牡丹皮煎剂对金黄色葡萄球菌、溶血性链球菌、大肠杆菌、痢疾杆菌、伤寒杆菌、副伤寒杆菌、变形杆菌、肺炎双球菌、霍乱弧菌等均有较强的抑制作用。煎剂抗菌的主要有效成分为没食子酸。牡丹酚对金黄色葡萄球菌、枯草杆菌和大肠杆菌的最低抑菌浓度（MIC）分别为1：2000和1：5000。在试管内牡丹皮浸剂对铁锈色小芽孢等10种皮肤真菌有一定的抑制作用。鸡胚试验证明牡丹皮还有一定的抗流感病毒作用。[29]研究者通过比较3种不同牡丹皮挥发性成分的抗菌作用，显示丹皮酚对金黄色葡萄球菌、表皮葡萄球菌、铜绿假单胞菌、阴沟肠杆菌、肺炎克雷伯杆菌、大肠杆菌、白色念珠菌、热带念珠菌、光滑球拟酵母菌，均有很强的抗菌活性，尤其是对致病性真菌效果更好。[30]

2. 抗炎作用

牡丹皮水煎剂能抑制炎症组织的通透性和前列腺素（PG）的生物合成，从而对多种急性炎症反应具有抑制作用，并且它不抑制特异性抗体的产生，不影响补体旁路途径的溶血活性，故在发挥抗炎作用的同时不影响正常的体液免疫功能。[31]

3. 降血糖作用

洪浩[32]等观察丹皮多糖-2b（PSM2b）对2型糖尿病大鼠（T2DM）的作用，结果发现丹皮多糖-2b能显著降低T2DM大鼠食物和水摄取量、空腹血糖、总胆固醇及甘油三酯水平，改善葡萄糖耐量，提高肝细胞膜低亲和力胰岛素受体最大结合容量及胰岛素敏感性指数，提示丹皮多糖-2b可能对T2DM及其并发症有一定的治疗作用。刘超[33]等发现PSM2b粗品100～200mg/Kg，每日1次灌胃给药，可使正常小鼠的血糖显著降低；200～400mg/Kg，每日1次灌胃给药，对葡萄糖诱发的小鼠高血糖有显著降低作用。

4. 对心血管系统的作用

丹皮酚可抑制动脉粥样硬化（AS）的发生发展。药理学研究显示，丹皮酚具有抑制主动脉平滑肌细胞增殖及抗自由基作用，并通过抑制血小板聚集和释放而显著减轻食饵性 AS 模型主动脉内膜病变肉眼定级及病理分级，抑制粥样硬化斑块形成。[30]戴敏[34]等对高脂模型大鼠以丹皮酚灌胃给药，证明丹皮酚可减轻高脂血症大鼠血清、主动脉及肝脏脂质过氧化反应，降低血浆氧化 LDL 的生成量，抑制 LDL 的体外氧化反应，从而保护血管内皮细胞，达到抗 AS 的作用。唐景荣[30]等报道丹皮酚对乳鼠心肌细胞的 Ca^{2+} 摄取有显著抑制作用，且能明显减慢心肌细胞的搏动频率，其作用类似于慢通道阻断剂，对氧化作用亦有拮抗作用，因而推测丹皮酚抗心律失常作用可能与拮抗再灌注引起的细胞内 Ca^{2+} 超载有关。张卫国[35]等研究发现丹皮酚能显著降低心肌缺血组织 MDA 的含量及血中肌酸磷酸激酶（CPK）浓度，并能保护心肌组织 SOD 的活性和心肌细胞超微结构。提示丹皮酚保护心肌作用与抗膜脂质过氧化作用有关。

5. 免疫调节作用

李逢春[36]等观察到低浓度丹皮酚可以增加 T 淋巴细胞在血液循环中的比例，还能使 T 淋巴细胞发挥更强的淋巴因子分离功能，即低浓度丹皮酚有促进细胞免疫的作用。戴玲[37]等应用牡丹皮提取的丹皮多糖（PSM2b）在体外进行试验，结果显示其能直接促进小鼠脾细胞增殖，并能协同刀豆素 A（ConA）诱导的脾细胞增殖；对小鼠腹腔巨噬细胞亦有激活作用，并可增强小鼠腹腔巨噬细胞吞噬中性红细胞，诱导巨噬细胞合成一氧化氮。

6. 抗肿瘤作用

李丽萍[38]等采用具抗噬菌体作用的牡丹皮进行小鼠体内抑瘤试验和体外杀瘤细胞试验，结果牡丹皮提取物 953.54mg/L 体外的杀瘤细胞率可达到 97.26%，体内的抑瘤率为 56.49%。孙国平[39]等通过药理实验证明丹皮酚在体外有细胞毒作用，灌胃给药有抗肿瘤作用。

六、茯苓

1. 抗衰老作用

西医学研究发现，不少中枢神经系统疾病与胞浆内钙离子稳态失衡有密切关系（如老年痴呆、血管性痴呆），尤其是胞浆内钙离子超载，可以导致细胞的结构和功能破坏。谷氨酸是兴奋性神经递质，但谷氨酸分泌过度，可以引起神经细胞结构改变，甚至引起神经细胞死亡。实验研究表明，$31 \sim 1000 \mu mol/L$ 的谷氨酸可刺激胞浆内钙离子浓度的增大，细胞内钙离子的浓度也随着增大。茯苓水提液在 $31 \sim 250mg/L$ 时，可诱导细胞内钙离子浓度升高 $9.9\% \sim 33.7\%$，随着给药浓度的增大而增强；当浓度大于或等于 500mg/L 时，无明显升高胞浆内钙离子浓度的作用。31~2000mg/L 茯苓水提液对 500μmol/L 谷氨酸诱导细胞内钙离子浓度的升高有明显的作用。当茯苓水提液浓度大于 500mg/L 时，其抑制作用趋于平稳，保持较强水平，500μmol/L 谷氨酸升高胞浆内钙离子浓度的能力由 76.2% 降至 23.2%。[40]

2. 对免疫功能的影响

茯苓多糖体具有增强免疫功能的作用。它具有抗胸腺萎缩及抗脾脏增大和抑瘤生长的功能。羧甲基茯苓多糖还有免疫调节、保肝降酶、间接抗病毒、诱生和促诱生干扰素、减轻放射副反应、诱生和促诱生白细胞调节素等多种生理活性，无不良毒副作用。有实验证明，茯苓多糖确可针对性地保护免疫器官，增加细胞免疫功能，从而改善机体状况，增加抗感染能力，尤其对老年人免疫功能有较强作用。[41]茯苓素体内可诱导小鼠腹腔巨噬细胞进入激活状态。激活的巨噬细胞体积增大，与外界接触面积增加，茯苓素诱导的小鼠腹腔巨噬细胞在体外抗病毒作用也增强。茯苓素对小鼠细胞免疫和体液免疫有很强的抑制作用。茯苓素在 5~80mg/L 浓度时对植物血凝素（PHA），脂多糖（LPS）和 ConA 诱导的淋巴细胞转化均有显著的抑制作用，对小鼠血清抗体及脾脏细胞抗体产生能力均有显著的抑制作用，且茯苓素达到一定剂量后其抑制作用不再加强。[42]

3. 抗肿瘤作用

茯苓多糖能抑制小鼠 S180 实体瘤的生长，延长艾氏腹水癌小鼠生存时间，使腹水量减少。主要通过 4 个途径来起到抗肿瘤作用：①依赖宿主的免疫系统激活机体对肿瘤免疫监视系统（包括特异性和非特异性免疫），从而抑制肿瘤细胞的增殖和杀伤肿瘤细胞。②通过抑制肿瘤细胞 DNA、RNA 的合成而实现其对肿瘤细胞的直接杀伤作用。③升高肿瘤细胞膜上的唾液酸（SA）含量。④能增强肝脏 SOD 活性而清除氧自由基。[43]国产茯苓菌核提取的茯苓素（Poriatin，三萜类混合物）体外对小鼠白血病 L1210 细胞的 DNA 有明显的不可逆的抑制作用，抑制作用随着剂量的增大而增强；对艾氏腹水癌、肉瘤 S180 有显著的抑制作用，对小鼠 Lewis 肺癌的转移也有一定的抑制作用。[44]

4. 对消化系统的作用

茯苓三萜及其衍生物可抑制蛙口服 $CuSO_4 \cdot 5H_2O$ 引起的呕吐。实验证明，侧链上 C-24 位具有末端双键基团的三萜对蛙有止吐作用。[41]尹镭[45]等采用四氯化碳、高脂低蛋白膳食、饮酒等复合病因刺激复制肝硬化动物模型，在肝硬化形成后，经茯苓醇治疗 3 周，结果表明对照组动物仍有肝硬化，而给药组动物肝硬化明显减轻，肝内胶原蛋白含量低于对照组，而尿羟脯氨酸排出量高于对照组，表明药物可以使动物肝脏胶原蛋白降解，使肝内纤维组织重吸收。

5. 利尿作用

茯苓素能激活细胞膜上的 $Na^+ - K^+ - ATP$ 酶，而 ATP 与利尿有关。茯苓素作为茯苓的主要活性成分，体外可竞争醛固酮受体，体内逆转醛固酮效应，不影响醛固酮的合成。这些都说明茯苓素是新的醛固酮受体拮抗剂，有利于尿液排出，恢复肾功能，消除蛋白质。[46]茯苓素对 $Na^+ - K^+ - ATP$ 酶和细胞中总 ATP 酶的激活作用，说明它也可能具有改进心肌运动和促进机体水盐代谢的功能。[47]

6. 预防结石的作用

陈焱[48]等给雄性大鼠喂成石药乙二醇的同时，分别给茯苓、消石素、五淋化石丹等。结果表明，给药组的肾内草酸钙结晶面积均显著小于成石对照组，而茯苓组的治疗效果更为显著。茯苓多糖能有效抑制大鼠肾内草酸钙结晶的形成和沉积，具有较好的防石作用。Roberton 等认为，尿液中主要抑制结石形成的物质是酸性黏多糖。但茯苓多糖的防石作用机制是否与酸性黏多糖一致，有待进一步研究证实。[41]

7. 抗菌、抗炎、抗病毒的作用

100%茯苓浸出液滤纸片对金黄色葡萄球菌、白色葡萄球菌、绿脓杆菌、炭疽杆菌、大肠杆菌、甲型链球菌、乙型链球菌均有抑制作用。茯苓提取物对二甲苯棉球所致大鼠皮下肉芽肿形成有抑制作用。同时也能抑制其所致小鼠耳肿。另据报道，茯苓三萜类化合物 13、5、11、13、15、16、17、2、4、26、27、28、31 等和茯苓提取物对 TPA（12 - 氧 - 14 - 酰佛波醇 - 13 - 乙酸）引起的雌鼠炎症有抑制作用；三萜类化合物 1 和 12 作为蛇毒液的磷脂酶 A2（PL A2）的抑制剂，是天然的潜在抗炎剂。羧甲基茯苓多糖（CMP）钠注射液体外抗单纯疱疹病毒Ⅰ型（HSV - Ⅰ）及因感染 HSV - Ⅰ而引起的猪肾传代细胞病毒的实验表明，在感染 10 ~ 100TCID50 病毒情况下，2.0g/L 的 CMP 钠对 HSV - Ⅰ致猪肾传代细胞的细胞病变具有抑制作用，表明 CMP 在体外有抗 HSV - Ⅰ的作用。[40]

8. 增白作用

酪氨酸酶为黑色素生成过程的关键酶，控制其活力即可控制黑色素的生成量。尚靖[49]等发现白茯苓对酪氨酸酶有显著的抑制作用且为竞争性抑制。通过抑制酪氨酸酶活性来减少黑色素生成量，可能是增白中药的作用机制之一。

9. 减轻卡那霉素中毒性耳损害

侯建平[50]报道了茯苓对豚鼠卡那霉素耳中毒的影响。实验结果显示，对照组 2 kHz 耳廓反射阈（PR）升高了（23.4 ±3.5）dB，而茯苓组 2kHz PR 阈仅上升（16.2 ±3.1）dB（$P < 0.05$）。对照组 80dB 短声诱发的微音器电位和听神经动作电位为（336.2 ±35.1）μV 和（454.2 ±35.6）μV，而茯苓组为（464.2 ±35.5）μV 和（575.4 ±46.3）μV（$P < 0.05$）。耳蜗铺片显示，单用卡那霉素动物外毛细胞损伤较严重，耳蜗底回外毛细胞缺失率为 57.5%，而茯苓组动物耳蜗底回外毛细胞缺失率为 39.6%（$P < 0.05$），结果说明，茯苓可减轻卡那霉素中毒性耳损害。

11. 抑制丝裂霉素 C（MMC）诱导的精子畸变

刘冰[51]等报道用茯苓不同剂量组（2.2g/Kg，5，10g/Kg）诱发的精子畸形率与阴性对照组相比，未见增高；对 MMC 引起的精子畸形均有明显抑制作用（与阳性对照组相比，$P < 0.01$）。

七、黄柏

1. 抗病原微生物作用

南云生[52]等对黄柏及其 6 种不同温度、辅料炒制品的水煎液对金黄色葡萄球菌、甲链型球菌等 5 种细菌的抑菌作用比较，得出结果：对不同菌种，最低抑菌浓度不同，各样品的抑菌强度对不同菌种无规律性变化。考察巴豆油所致小鼠耳壳肿胀影响及醋酸所致小鼠腹腔毛细血管通透性增高影响进行急性抗炎实验，发现生品的抗炎作用最强。对于酵母所致的大鼠体温升高的作用可看出黄柏及其炮制品的清热作用较弱且缓慢。郭志坚[53]等抑菌实验表明，黄柏叶的 3 种黄酮苷化合物黄柏贰A、B 和山奈酚 - 3 - O - a - D - 甘露糖对金黄色葡萄球菌、柠檬色葡萄球菌及枯草杆菌有抑菌作用，尤其对枯草杆菌的抑菌作用最强，最低抑菌质量浓度为 0.12 mg/L，无抑菌作用。产美英[54]等选用 16 种抗感染中草药，对阴道加德纳菌以管碟法进行体外抑菌实验，结果表明阴道加德纳菌对黄柏中度敏感。黄通旺[55]等应用分光光度法测定了多种中药对青霉素耐药菌株产生的 β - 内酰胺酶的抑制作用，发现黄柏等 4 种中药对 β - 内酰胺酶有不同程度的抑制作用，为发现新的 β - 内酰胺酶抑制剂提供了依据。宫锡坤[56]等对黄连、黄芩、大黄、黄柏、苦参等中药水煎液，用打孔法和琼脂平板连续稀释法，进行了抑菌效果测定。5 种中药对奇异变形杆菌、表皮葡萄球菌、大肠杆菌、绿脓杆菌与金黄色葡萄球菌皆有抑菌作用。其水煎浓缩液经乙醇提取处理后，所剩物质的抑菌作用减弱。陈锦英[57]等利用平皿打孔法测定不同稀释度的黄柏对药敏质控菌株大肠杆菌 ATCC29522 及临床分离菌株大肠杆菌 132、136 等 3 种细菌的抑菌实验，均无抑菌圈出现。而黄柏对致肾盂肾炎的临床分离菌株大肠杆菌 132、136 的血凝实验结果表明，黄柏对二者的血凝皆有抑制作用。

2. 抗炎作用

郭鸣放[58]等采用兔背部伤口疮疡模型，观察用药后伤口红、肿、分泌物及坏死组织情况；利用二甲苯所致小鼠耳廓肿胀实验和碳粒廓清实验，探讨药物的抗炎作用和对免疫机能的影响。结果：复方黄柏液 20% 和 10% 分别于给二甲苯后 4 天和 7 天，感染伤口得分显著低于对照组（$P < 0.01$，$P < 0.05$），红肿面积亦显著缩小（$P < 0.01$）；复方黄柏液皮下注射 3g/（kg·d），对二甲苯诱发的小鼠耳廓炎症有明显的抑制作用（$P < 0.05$）；复方黄柏液皮下注射 3g/（kg·d），连续 10 天，可显著提高吞噬细胞的吞噬功能（$P < 0.05$）。

3. 对心血管系统的作用

黄柏所含成分小檗碱、黄柏碱及巴马亭都有不同程度的降压作用。[59]王德全[60]等报道，黄柏胶囊中的小檗碱用于犬的静脉注射后，血压显著降低，且不产生快速耐受现象，降压作用可持续 2 小时以上。黄柏的水浸出液有降低麻醉动物血压的作用[61]。

4. 对消化系统的作用

荻田善一[62]等报道，不含小檗碱类生物碱的黄柏水溶性组分能抑制胃液分泌，对正常状态小鼠胃黏膜 SOD 活性及大鼠胃黏膜血流量无影响，但可抑制水浸捆束应激小鼠 SOD 活性的降低，以及给予吲哚美辛所致大鼠胃黏膜 PGE2 的减少，并使正常小鼠胃黏膜 PGE2 增加。说明其对胃溃疡有抑制作用。上川浩[63]等报道，除去小檗碱类生物碱的黄柏水溶性成分对正常小鼠胃黏膜 SOD 活性未见影响，但对水浸捆束应激负荷时的小鼠明显抑制胃黏膜 SOD 活性降低；可明显抑制消炎痛引起的大鼠胃黏膜 PGE2 量减少；对水浸捆束应激负荷时的小鼠，可使水浸前 PGE2 量显著增加，并有抑制水浸后 PGE2 量减少的趋势。认为其抗溃疡作用有胃黏膜 PGE2 的机制与参与。

5. 对免疫系统的作用

吕燕宁[64]等以二硝基氟苯（DNFB）小鼠模型观察黄柏对小鼠迟发性变态反应（DTH）及其体内几种重要细胞因子的影响。采用 1% DN-FB 腹部致敏、耳廓肿胀的方法建立 DTH 小鼠模型，以巨噬细胞（Mφ）亚硝基（NO）释放法测定血清 γ 干扰素（IFN-γ）水平，胸腺细胞法检测白细胞介素 1（IL‑1）水平，丝裂原激活的淋巴母细胞法检测白细胞介素 2（IL‑2）水平，L929 细胞结晶紫染色法测定肿瘤坏死因子α（TNF‑α）水平。结果发现黄柏可抑制 DNFB 诱导的小鼠 DTH，降低其血清 IFN‑γ 水平，抑制其腹腔 Mφ 产生 IL‑1 及 TNF‑α，抑制其脾细胞产生 IL‑2。这表明黄柏有抑制小鼠 DTH 的作用，从而抑制免疫反应，减轻炎症损伤。宋智琦[65]等以小鼠 2、4‑二硝基氟苯（ACD）为迟发型超敏反应（DHR）的实验模型，分别以黄柏的高、中、低剂量于致敏期及诱发期给药，观察鼠耳肿胀、耳部组织块重量。结果显示黄柏能明显抑制 DHR，且呈现一定的量‑效关系，这对临床应用中药治疗以 DHR 为主要发病机理的疾病有指导作用。邱全瑛[66]等观察黄柏水煎剂及其主要生物碱——小檗碱对小鼠免疫功能的影响，结果表明黄柏可明显抑制小鼠对绵羊红细胞（SRBC）所致迟发型超敏反应和 IgM 的生成；抑制脾细胞在 LPS 和 ConA 刺激下的增殖反应；可使血清溶菌酶减少；有降低腹腔 Mφ 吞噬中性粒细胞的作用。说明黄柏有较强的免疫抑制作用。

7. 降糖作用

黄柏皮中含小檗碱，有明显的降血糖作用。李宗友[67]报道了黄柏提取物（P55A）对 ERK2 及 PI3‑激酶活性及对糖原合成的影响，结果：P55A 的丁醇提取物对细胞核及细胞质中的 ERK2 活性皆有刺激作用，而水提物则无上述作用，且 HepG2 细胞经与 P55A 的丁醇提取物（10μg/ml）培养 1 小时后，可使糖原的含量比对照组增加 1.8 倍。说明 P55A 的丁醇提取物通过激活 ERK2 及 PI3‑激酶，促进肝糖原合成，调节血糖浓度。

8. 抗癌作用

廖静[68]等以 BGC823 人胃癌细胞为实验材料，研究黄柏在 480nm 和 650nm 光照下对癌细胞的光敏作用。发现黄柏光照组对癌细胞生长、癌细胞噻唑蓝代谢活力均有光敏抑制效应。同时，黄柏实验组癌细胞酸性磷酸酶含量明显减少（$P < 0.01$），癌细胞质 ^{3}HTdR 掺入量显著降低（$P < 0.01$），100ml/L 黄柏对染色体并无光敏致粘连畸变作用，但能延缓 S 期细胞周期过程（$P < 0.01$）。透射电镜发现：10ml/L 和 100ml/L 黄柏使实验组细胞线粒体、内质网广泛肿胀、扩张，细胞核糖体明显减少。提示黄柏对 BGC823 人胃癌细胞的确具有光敏抑制效应。

9. 对前列腺的渗透作用

王飞[69]等采用高效液相色谱法测定加味三妙胶囊主要有效成分小檗碱在实验大鼠前列腺组织和血清的含量。加味三妙胶囊高剂量各时点组、黄柏30分钟组的血清和前列腺组织以及正常30分钟组血清供试液，均与小檗碱对照品在相同保留时间处相应出现一个形状与小檗碱色谱图相似的较小峰。其中黄柏30分钟组测得的血清小檗碱色谱图峰值明显高于小檗碱对照峰值。说明黄柏对实验大鼠前列腺有一定的渗透趋势。

10. 对中枢及周围神经系统的作用

对家兔的肠管作离体后实验发现肠管张力及振幅均增强，松弛、收缩增强，这分别为黄柏的化学成分黄柏酮、柠檬苦素、小檗碱作用的结果。[70]

11. 抗氧化作用

孔令东[71]等采用体外氧自由基生成系统和羟自由基诱导的小鼠肝匀浆脂质过氧化反应方法，评价炮制对黄柏抗氧化作用的影响。结果：黄柏生品、清炒品、盐炙品和酒炙品水提取物和醇提取物可清除次黄嘌呤 – 黄嘌呤氧化酶系统产生超氧阴离子（$O_2 \cdot$）和 Fenton 反应生成的羟自由基（$\cdot OH$），并能抑制羟自由基诱导的小鼠肝匀浆上清液脂质过氧化作用，它们之间抗氧化作用存在一定的差异性。炒炭品则无抗氧化作用。

12. 抗痛风作用

杨澄[72]等以小鼠血清尿酸水平和肝脏黄嘌呤氧化酶活性为指标，评价黄柏生品和盐制品抗痛风作用。黄柏生品和盐制品低剂量和高剂量均可降低高尿酸血症小鼠血清尿酸水平，抑制小鼠肝脏黄嘌呤氧化酶活性，具有抗痛风作用。二者高剂量组对正常动物血清尿酸水平仅有降低的趋势，但无显著性差异。

八、知母

1. 抗衰老作用

人和动物衰老时常出现脑功能障碍，这种障碍和大脑 M 胆碱系统的功能低下有密切关系，包括 M 胆碱受体密度降低。知母水提取物长期口服能同时促进脑 M 受体的合成和降解，对合成的加快作用更强，其提高衰老时脑 M 受体密度的机制主要在促进受体分子的生成，从而纠正生成和降解的失衡。研究结果表明，知母皂甙元（ZMS）能使培养9～15天的原代大鼠神经细胞的 M 受体密度上调，但并非 ZMS 直接作用于 M 受体结合位点所引起的，而是由于 ZMS 能促进 M 受体的生成。[73]

2. 对内分泌系统的影响

以放射免疫分析法和放射配基结合分析法观察到知母对甲亢模型 β

肾上腺素受体－cAMP 系统对 β 受体激动剂异丙肾上腺素的反应性显著增强，肾脏 β 受体最大结合容量也显著增加，知母能使两者降至正常水平，但对 β 受体的亲和力无影响。此外，知母尚可降低甲亢模型的耗氧率，但不影响其血清 T3 和 T4 的水平。知母多糖可使小鼠的血糖原含量明显降低，而含脂量几乎没有变化。[73]

3. 其他作用

观察知母对急性常压低氧肺动脉高压 SD 大鼠模型平均动脉压（MPa）、血浆丙二醛（MDA）水平及肺组织磷脂酶 A2（PLA2）活力的影响，并以内皮素－1（ET－1）和血小板活化因子（PAF）为指标分别进一步对其作用机制进行探讨。结果表明知母的确有降低缺氧性肺动脉高压的作用，其机制可能与拮抗 ET－1 和 PAF 的作用有关。此外，知母有与肾上腺糖皮质激素相似的预防哮喘发作的作用。知母皂甙 D 具有保护心肌 I/R 损伤的作用，这一作用可能与其抗 PAF、抗血小板聚集和清除自由基等机制有关。知母水提物及总多糖能显著抑制二甲苯致小鼠耳廓肿胀和醋酸致腹腔毛细血管通透性，且知母水提物的抑制作用具有剂量相关性。知母皂甙对黏膜无明显刺激性，其口服易致呕吐，是其所含的烟酸引起的。[73]

第二节　知柏地黄丸的药理研究

1. 对免疫系统的调节作用

知柏地黄丸能增强肾上腺皮质激素所致肾阴虚幼龄大鼠的免疫功能。史正刚[74]等将 75 只幼龄大鼠依体重顺序查随机数字表分为空白对照组 22 只、空白模型组 13 只、知柏地黄丸高剂量组（高剂量组）13 只、知柏地黄丸低剂量组（低剂量组）13 只、六味地黄丸组（对照组）14 只。采用氢化泼尼松每日腹腔注射法造成幼龄大鼠肾阴虚模型。结果：模型组 IL－2 和 IL－6 水平较空白对照组显著下降（$P < 0.05$，$P < 0.01$）。与空白模型组比较，高、低剂最组及对照组均可提高 IL－2、IL－6 的水平，高剂量组和对照组可提高 IL－2 水平，但高剂量组的疗效明显优于低剂量组及对照组，有非常显著性差异（$P < 0.01$）。表明知柏地黄丸尤其是高剂量有使幼龄大鼠 IL－2、IL－6 恢复正常的作用，且高剂量效果优于六味地黄丸。对于 IgG 水平，模型组较空白对照组显著下降（$P < 0.01$），高、低剂量组及对照组均可提高 IgG 的水平，且高剂量组明显优于对照组（$P < 0.01$）。高、低剂量组均可提高幼龄大鼠的脾指数，高剂量组疗效亦优于对照组（$P < 0.05$）。结果表明，知柏地黄丸可提高血清 IgG 和脾脏指数，且高剂量疗效优于六味地黄丸。

此外、知柏地黄丸还可引起脾脏组织结构的改变，光镜下可见红髓染色较浅，白髓、红髓中淋巴小结、淋巴细胞数量明显减少，细胞排列紊乱。巨噬细胞数量减少，出现较多的吞噬颗粒。动脉周围淋巴鞘变薄。可见，知柏地黄丸可不同程度地提高其体内的 IL－2、IL－6、IgG 水平和脾指数；减轻氢化泼尼松引起的脾脏组织结构的改变。结果提示，知柏地黄丸可从多个环节拮抗氢化泼尼松的免疫抑制作用，可以作为临床上使用糖皮质激素患者的辅助用药，以降低糖皮质激素的副作用。

李祥兴[75]等采用同种异体主动免疫法建立了抗精子抗体（AsAb）阳性动物模型，同时建立了检测大鼠血清 AsAb 的酶联免疫吸附法（ELISA）。用知柏地黄煎剂治疗 AsAb 阳性的大鼠，经 2 个月灌药治疗，其转阴率达 78.3%，与对照组相比，有非常显著性的差异（$P < 0.01$）。表明此方对治疗抗精子抗体阳性所致的免疫不育症具有一定疗效。

2. 对内分泌系统的调节作用

知柏地黄丸能显著提高激素性肾阴虚幼龄大鼠血浆血浆皮质醇（CORT）、促肾上腺皮质激素（ACTH）、促肾上腺皮质激素释放激素（CRH）及肾上腺指数。史正刚[76]等将 75 只大鼠适应性喂养 1 周后，依据数字随机表法分为 5 组，分别为：空白对照组（空白组）22 只，空白模型组（模型组）13 只，知柏地黄丸高剂量组（高剂量组）13 只，知柏地黄丸低剂量组（低剂量组）13 只，六味地黄丸组（六味组）14 只。用氢化泼尼松每日腹腔注射法造成肾阴虚模型。结果：经过统计学分析，知柏地黄丸高、低剂量和六味地黄丸均可使幼龄大鼠血浆 CORT、ACTH、CRH 及肾上腺指数较模型组显著升高（$P < 0.05$，$P < 0.01$），而知柏高剂量组对各指标的升高较六味组更加明显（$P < 0.05$）。光镜下，各治疗组动物肾上腺组织的病理改变较激素组减轻，而知柏高剂量组动物肾上腺形态和功能恢复更加明显，表现为皮质各层厚度明显增厚，基本恢复正常水平，退行性变细胞减少，胞浆内类脂质空泡较多，核固缩现象少见。这说明在本实验中知柏地黄丸能显著提高激素型肾阴虚大鼠血浆 CORT、ACTH、CRH 水平及肾上腺指数，有效恢复肾上腺组织形态和细胞正常分泌功能，其疗效明显优于六味地黄丸。知柏地黄丸还可拮抗外源性糖皮质激素对机体下丘脑－垂体－肾上腺轴（HPA 轴）的负反馈抑制作用。知柏地黄丸对外源性激素造成肾阴虚的治疗作用，是通过有效的拮抗外源性糖皮质激素对 HPA 轴的负反馈抑制作用，调节肾上腺功能，恢复 HPA 轴正常分泌功能这一途径实现的。

英国 Miura 用血糖在 16.8mmol/L 以上的 12 周龄 KK－Ay 糖尿病模

型小鼠为研究对象，用知柏地黄丸喷雾干燥的水提取物口服，按照825mg/Kg 及 1650mg/Kg 两个剂量组分别给药。阳性对照组给予胰岛素（5U/Kg）。结果，口服知柏地黄丸后 2、4、7、10 小时的血糖水平与空白对照组比较，未见任何差异。阳性对照组药后 2～10 小时正常小鼠血糖值一直处于较低水平。将知柏地黄丸混合在小鼠饲料中，制成含药量为 2% 的饲料喂饲小鼠，服药 7～10 周后，糖尿病小鼠血糖明显下降。该结果表明，知柏地黄丸可能是通过降低胰岛素抵抗而发挥其改善糖代谢的作用，因此知柏地黄丸可能有益于非胰岛素依赖型糖尿病的治疗。[77]

吴艳华[78]等通过临床观察发现，用知柏地黄丸治疗女性寻常痤疮患者后，血清睾酮水平下降，与治疗前及口服四环素、维生素 B 6 组有显著差异。认为其作用机制可能与调节患者血清睾酮水平及抗菌消炎有关。

3. 对生殖系统的作用

郑毅春[79]等将解脲脲原体（UU）感染动物模型随机分成知柏地黄汤治疗组、西药治疗组、模型对照组以及正常空白对照组。连续灌胃 20 天后，观察睾丸重量变化情况及检测 UU 培养情况，精子计数、精子活率、精子畸形率及精子活力。结果：模型组精子计数明显减少，精子活率降低，精子畸形率增高，精子活力减弱，与正常对照组、西药治疗组、中药治疗组比较，有显著差异（$P < 0.05$），且中药治疗组精子活率明显升高，精子畸形率显著降低，精子活力明显改善，与西药治疗组比较均有显著差异（$P < 0.05$）。结论：知柏地黄汤能有效抑制 UU 生长、繁殖，促进受损组织的修复，降低精子畸形率，提高精子活率和精子活力，改善精子质量。

4. 对骨的影响

魏义勇[80]等通过实验发现知柏地黄丸可下调 VDR 和 Cbfα1 蛋白表达，与补阴中药抑制成骨细胞增殖有关，从而抑制了 VDR 和 Cbfα1 蛋白表达。

5. 其他

叶琴[81]等运用 Fura－2 显微荧光测量技术，在单个大鼠肾上腺嗜铬细胞上，测量中药知柏地黄丸浸液对胞内游离钙浓度（$[Ca^{2+}]i$）的作用。实验发现，知柏地黄丸浸液作用于大鼠嗜铬细胞，数秒内即可导致 $[Ca2+]i$ 的升高；而将标准胞外液换为无钙胞外液或加入 L－型钙通道抑制剂均可抑制知柏地黄丸浸液对 $[Ca^{2+}]i$ 的作用。这表明知柏地黄丸浸液可以引起细胞外 Ca^{2+} 内流，而该内流主要通过 L－型钙通道的开放。

按: 知柏地黄丸的复方药理作用研究,远不如六味地黄丸开展得广泛。但不论是六味地黄丸,还是知柏地黄丸,对于中药复方的药理作用研究尚有很多需要提高的地方。比如复方制剂的药理作用是否能够简单地用其组成药物的药理作用叠加来解释?复方制剂各个药物组合之后产生的综合药理作用是什么?对于复方制剂中的个别药物调整,是否会影响到其综合的药理作用?传统上,知柏地黄丸是作为丸剂服用的,现今临床当中很多时候是作为汤剂给予患者服用的,按照中医的观点,丸者缓也,汤者荡也,两者的作用当然是不相同的,因而在补虚的时候要用丸剂。但是丸剂与汤剂在药理作用上是否有实质的差异?上面这些问题有些似乎是可以回答的,比如复方制剂的药理作用当然不是简单的药物叠加,但是不是叠加又究竟是什么?这些都是需要进一步探索的。

参考文献

[1] 李兰青. 地黄药理研究进展. 中成药, 1994, 16 (9): 47.

[2] 苗明三, 方晓艳. 怀地黄多糖免疫兴奋作用的实验研究. 中国中医药科技, 2002, 9 (3): 159.

[3] 王林嵩, 侯进怀, 田建伟, 等. 熟地和杜仲对猕猴细胞免疫功能的影响. 河南医学研究, 1994, 3 (1): 40.

[4] 侯士良, 盛经纬. 怀庆熟地黄滋阴作用的初步研究. 中国中药杂志, 1992, 17 (5): 301 - 303.

[5] 冯建明, 赵仁. 三种地黄炮制品现代研究进展. 云南中医学院学报, 2000, 23 (4): 40 - 42.

[6] 武冬梅, 付正宗, 楚振升, 等. 熟地黄水提液对小鼠心肌 LPF、GSH - Px 的影响. 黑龙江医药科学, 2000, (1): 37.

[7] 石桥博文. 地黄对血栓症的药理病理学研究. 国外医学·中医中药分册, 1983, 5 (3): 52.

[8] 黄霞, 庆慧, 王惠森, 等. 熟地水剂煎剂及其提取物对小鼠外周血象影响的比较研究. 中成药, 2002, (2): 111.

[9] 黄霞. 熟地黄现代研究进展. 内蒙古中医药, 2004 (5): 25.

[10] 崔瑛, 颜正华, 侯士良, 等. 熟地黄对动物学习记忆障碍及中枢氨基酸递质、受体的影响. 中国中药杂志, 2003, (3): 263.

[11] 崔瑛, 侯士良, 颜正华, 等. 熟地黄对毁损下丘脑弓状核大鼠学习记忆及海马 c - fos, NGF 表达的影响. 中国中药杂志, 2003, (4): 362.

[12] 胡小鹰, 马允慰, 陈汝炎, 等. 萸肉注射液对猫心功能和血液动力学的影响. 南京中医学院学报, 1988, 4 (3): 28 - 29.

[13] 阎润红，任晋斌，刘必旺，等．山茱萸抗心律失常作用的实验研究．山西中医，2001，17（5）：52－54．

[14] 王浴铭，杨云，刘翠萍．山茱萸临床应用与药理作用．河南中医药学刊，1999，14（1）：61－62．

[15] 李士懋，田淑霄，杨永，等．山茱萸对家兔失血性休克实验研究．中医急症通讯，1988，（2－3）：26．

[16] 舒思洁，庞鸿志，明章银，等．山茱萸抗糖尿病作用的实验研究．咸宁医学院学报，1997，11（4）：148－150．

[17] 黄钰铃，呼世斌，刘音．山茱萸果实提取物抑菌作用研究．食品工业科技，2002（10）：31－32．

[18] 陈涛．山茱萸水提液对骨质疏松模型小鼠骨形态学影响．天津药学，2003，15（4）：5．

[19] 苗明三．怀山药多糖对小鼠免疫功能的增强作用．中药药理与临床，1997，13（3）：25．

[20] 徐增莱，汪琼，赵猛，等．淮山药多糖的免疫调节作用研究．时珍国医国药，2007，18（5）：1040－1041．

[21] 王苏玲．炮制对山药磷脂成分的影响．中国中药杂志，1993，18（6）：340．

[22] 赵彦青，王爱凤．山药的药理研究进展．中医研究，2000，13（5）：49－51．

[23] 李爱华，陈小娟，陈再智．化州产山药的药理作用．中药材，1999，22（11）：587－588．

[24] 谢一辉，余无双，邓鹏．泽泻现代研究概况．亚太传统医药，2008，4（1）：57－59．

[25] 郑虎占，董泽宏，佘靖．中药现代研究与应用．北京：学苑出版社，1998．

[26] 陶晋舆，吕环，张秋菊，等．泽泻抗动脉粥样硬化作用系列研究（二）．北京中医学院学报，1991，14（6）：51．

[27] 杨新波，黄正明，曹文斌，等．泽泻水醇提取物对链脲佐菌素诱发小鼠糖尿病的保护作用．北京军医学院学报，2000，9（2）：36－37．

[28] 徐晖．泽泻药理作用研究进展．湖南中医杂志，2004，20（3）：77－78．

[29] 严永清．中药辞海（第二卷）．北京：中国医药科技出版社，1996：282－285．

[30] 张虹，丁安伟，张丽．中药牡丹皮的研究进展．江苏中医药，2007，39（9）：75－76．

[31] 龙世林，陈雅．牡丹皮药理作用及临床应用进展．中国药业，2007，16（3）：63－64．

[32] 洪浩，王钦茂，赵帜平，等．丹皮多糖－2b对2型糖尿病大鼠的抗糖尿病作用．药学学报，2003，38（4）：255．

[33] 刘超，陈光亮，赵帜平，等．丹皮多糖对正常及高血糖小鼠的降血糖作用．安徽中医学院学报，1998，17（6）：45－47．

[34] 戴敏，刘青云，顾承刚，等．丹皮酚对脂质过氧化反应及低密度脂蛋白氧化修饰的抑制作用．中国中药杂志，2000，25（10）：625－627．

[35] 张卫国，张志善．丹皮酚抗大鼠心肌缺血再灌注损伤与抗脂质过氧化作用．药学学报，1994，29（2）：145．

[36] 李逢春，周晓玲，磨红玲，等．丹皮酚注射液增强免疫功能的实验研究．中国中西医结合杂志，1994，14（1）：37．

[37] 戴玲，赵帜平，沈业，等．丹皮多糖 PSM2b 体外对小鼠免疫细胞功能的影响．激光生物学报，2001，10（1）：48－50．

[38] 李丽萍，王海江，董竞亚．牡丹皮、忍冬藤及泽兰抗肿瘤作用的实验研究．中药新药与临床药理，2000，11（5）：274－276．

[39] 孙国平，沈玉先，张玲玲，等．丹皮酚的体内外抗肿瘤作用．安徽医科大学学报，2002，37（3）：183－185．

[40] 张敏，高晓红，孙晓萌，等．茯苓的药理作用及研究进展．北华大学学报（自然科学版），2008，9（1）：63－68．

[41] 付玲，于淼．茯苓研究的新进展．新疆中医药，2005，23（3）：79－83．

[42] 王国军，李嗣英，许津，等．茯苓素对小鼠免疫系统功能的影响．中国抗生素杂志，1992，17（1）：42－47．

[43] 张文女，黄金龙．茯苓多糖的抗肿瘤作用．中草药，1999，30（7）：附3．

[44] 许津，吕丁，钟启平，等．茯苓素对小鼠 L1210 细胞的抑制作用．中国医学科学院学报，1988，10（1）：45－49．

[45] 尹镭，赵元昌，许瑞龄，等．茯苓对实验性肝硬变的治疗作用．山西医学院学报，1992，23（2）：101－103．

[46] 金琦，曹静，王淑华．大剂量茯苓的药理作用及临床应用概况．浙江中医杂志，2003，38（9）：410－411．

[47] 钟兆金，刘浚．茯苓有效成份三萜的研究进展．中成药，2001，23（1）：58－62．

[48] 陈焱，刘春晓，张积红，等．茯苓多糖防石作用的实验研究．中华泌尿外科杂志，1999，20（2）：114－115．

[49] 尚靖，敖秉臣，刘文丽，等．七种增白中药在体外对酪氨酸酶的影响．中国药学杂志，1995，30（11）：653－655．

[50] 侯建平．茯苓与豚鼠卡那霉素耳毒性的研究．中医药研究，1997，13（1）：45－46．

[51] 刘冰，刘耀斌．茯苓对丝裂霉素 C 诱发小鼠精子畸形的抑制作用．癌变·畸变·突变，1998，10（1）：50～52．

[52] 南云生，毕晨蕾．炮制对黄柏部分药理作用的影响．中药材，1995，18（2）：81．

[53] 郭志坚，郭书好，何康明，等．黄柏叶中黄酮醇甙含量测定及其抑菌实验．暨南大学学报（自然科学版），2002，23（5）：64．

[54] 产美英，程惠娟，乐红霞，等. 黄芩等 16 种中药对阴道加德纳菌的抗菌作用. 蚌埠医学院学报，1995，20 (4)：222.

[55] 黄通旺，杨灏强，庞珊，等. 抑制 β - 内酰胺酶的中草药的筛选研究. 汕头大学学报，2000，15 (2)：46.

[56] 宫锡坤，陈星灿，张蓬，等. 5 种中药抑菌效果的测定. 中国消毒学杂志，1998，15 (2)：106.

[57] 陈锦英，何建民，何庆，等. 中草药对致肾盂肾炎大肠杆菌粘附特性的抑制作用. 天津医药，1994，22 (10)：579.

[58] 郭鸣放，宋建徽，谢彦华，等. 复方黄柏液促进伤口愈合的实验研究. 河北医科大学学报，2001，22 (1)：11.

[59] 都日娜，乌日娜. 黄柏的研究进展. 中国民族医药杂志，2008 (3)：75 - 76.

[60] 王德全，胡俊英. 黄柏胶囊抗炎疗效临床分析. 中华实用中西杂志，2004，4 (17)：839.

[61] 李峰，贾彦竹. 黄柏的临床药理作用. 中医药临床杂志，2004，16 (2)：191.

[62] 同心. 消化系统疾病的汉方治疗：黄柏提取物的抗溃疡效果. 国外医学·中医中药分册，1996，18 (5)：34.

[63] 张志军. 黄柏提取物的抗溃疡效果. 国外医学·中医中药分册，1994，16 (1)：29.

[64] 吕燕宁，邱全瑛. 黄柏对小鼠 DTH 及其体内几种细胞因子的影响. 北京中医药大学学报，1999，22 (6)：48.

[65] 宋智琦，林熙然. 中药黄柏、茯苓及栀子抗迟发型超敏反应作用的实验研究. 中国皮肤性病学杂志，1997，11 (3)：341.

[66] 邱全瑛，谭允育，赵岩松，等. 黄柏和小檗碱对小鼠免疫功能的影响. 中国病理生理杂志，1996，(6)：664.

[67] 李宗友. 黄柏和辽宁楤木的丁醇提取物刺激 PI3 - 激酶和 ERK2 引起的 HepH2 细胞中糖原含量的增加. 国外医学·中医中药分册，1999，21 (3)：44.

[68] 廖静，鄂征，宁涛，等. 中药黄柏的光敏抗癌作用研究. 首都医科大学学报，1999，20 (3)：153.

[69] 王飞，郭力，杨奎，等. 加味三妙胶囊及黄柏对前列腺渗透作用的实验观察. 成都医药，2003，29 (1)：42.

[70] 李峰，贾彦竹. 黄柏的临床药理作用. 中医药临床杂志，2004，16 (2)：191.

[71] 孔令东，杨澄，仇熙，等. 黄柏炮制品清除氧自由基和抗脂质过氧化作用. 中国中药杂志，2001，26 (4)：245.

[72] 杨澄，朱继孝，王颖，等. 盐制对黄柏抗痛风作用的影响. 中国中药杂志，2005，30 (2)：145.

[73] 白世庆，刘艳红. 知母的药理研究与临床应用. 中国现代药物应用，2007，1

（4）：66－67.

[74] 史正刚，于霞，张士卿. 知柏地黄丸对肾上腺皮质激素致肾阴虚幼龄大鼠免疫功能的影响. 中国实验方剂学杂志，2006，12，（1）：62－64.

[75] 李祥兴，虞小霞，刘键，等. 知柏地黄煎剂治疗免疫性不育的实验研究. 中药新药与临床药理，1997，8，（2）：83－84.

[76] 史正刚，潘翠翠，张士卿. 知柏地黄丸对肾上腺皮质激素型肾阴虚大鼠血浆CORT、ACTH、CRH及肾上腺指数和组织学结构的影响. 中国中医基础医学杂志，2006，12（3）：167－171.

[77] 武桂兰摘译. 知柏地黄丸对KK－Ay小鼠的抗糖尿病作用. 国外医学·中医中药分册，1998，20（6）：28－29.

[78] 吴艳华，李其林. 知柏地黄汤加减对女性寻常痤疮血清睾酮的影响及疗效分析. 岭南皮肤性病科杂志，2003，10（2）：87－89.

[79] 郑毅春，刘朝圣. 知柏地黄汤对解脲脲原体感染大鼠精子活力的影响. 辽宁中医药大学学报，2007，9（3）：205－206.

[80] 魏义勇，石印玉，詹红生. 补肾中药对成骨细胞维生素D受体与核心结合因子α1蛋白表达的影响. 上海中医药杂志，2005，39（11）：46－49.

[81] 叶琴，陈良怡，张春光，等. 知柏地黄丸浸液对大鼠嗜铬细胞内钙的作用. 华中理工大学学报，2000，28（6）：108－109.

编 后 记

余习医数载，每以方剂为小道。腹中汤头数百，临证信手拈来，或有效验，则沾沾自喜，或无效验，则谓辨证有失。医道深邃，辨证无误尚有立法不当者，立法无误尚有遣方有失者，遣方无误尚有用药不精者，得此一端，何谈效验？

古人皓首穷经，每感叹之！今积数月之功，欲究一方之要，而尤有未备，实易学而难精者。盖读书贵精不贵多，习方亦如是。昔仲景以一桂枝汤，加减权变而治病五十余；《伤寒论》全书不过113方。兵家云："运用之妙，存乎一心。"可知用方之精，贵在变通；古方今用，亦在变通。知柏地黄丸实由六味变通而来，临证运用，亦由变通而去。

今辑是书，望能示以变通之法。知柏地黄原为阴虚火旺者立法，故运用极广。书中列举临床各科病证数百，病候虽杂，其要则一，不拘何病，必有阴虚火旺之象而能用之，知此则可提纲挈领；然病状无常，欲收桴鼓之效，必于精细处求之，当细考各病加减之要，知常而能达变。若能得此二者，可谓"虽不中，不远矣！"

2009 年 7 月 25 日
北京